只要按圖索驥，新手也能自己練

健身新手重訓攻略 完全圖解版

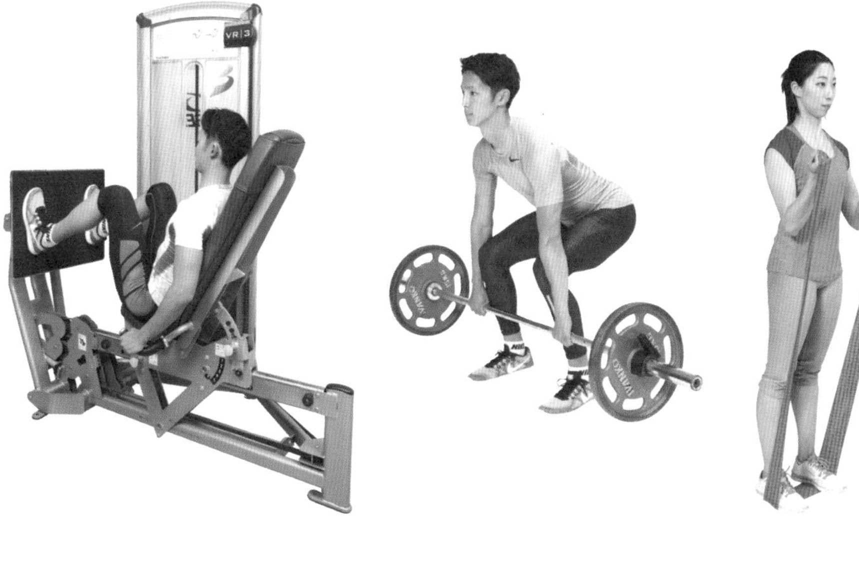

荒川裕志——著
黃筱涵——譯

Contents

重量訓練完全圖解

找到最適合你的項目

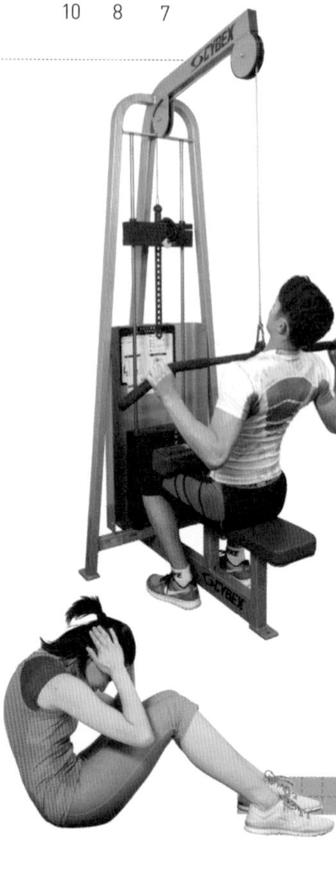

第1章 鍛鍊胸部

第2章 鍛鍊背部（闊背肌、斜方肌）

第3章

鍛鍊肩膀、手臂

第4章 鍛鍊臀部、腿部

第5章 鍛鍊體幹

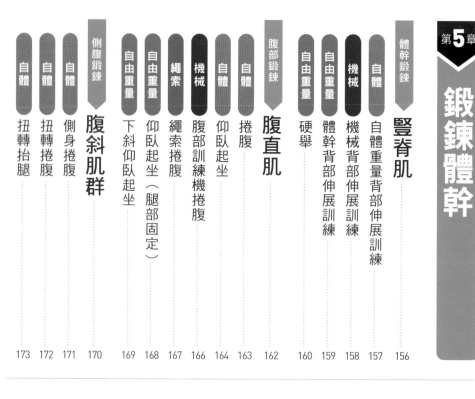

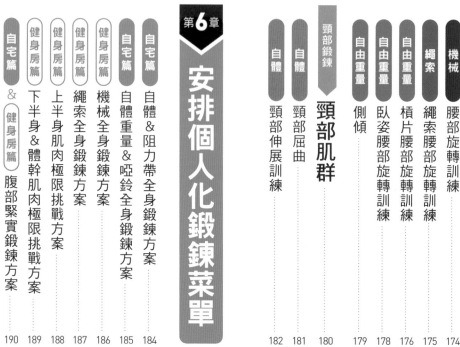

第6章 安排個人化鍛鍊菜單

作者的話

書店的實用書專區陳列著許多重訓書，其中有許多書籍就像「重訓項目全集」，列出了豐富的訓練方法。我自己也曾撰寫過這樣的重訓書籍（當然每一本都各有特色）。

對於想知道有效重訓作法的讀者來說，這種目錄似的「全集」相當受用。但是不可否認的，這類書籍琳瑯滿目，也有人認為「初學者會不知道該選哪個才好」。因此我便以「找出適合自己的重訓項目」為主題，寫下了本書。

重訓的目標因人而異，包括雕塑身形、強化健康，或是提升運動競技能力等。就算是同一種項目也有不同的版本，更何況光是鍛鍊同一部位，就分成自體訓練、阻力帶訓練、機械訓練、繩索訓練，還有使用槓鈴與啞鈴等的自由重量訓練，非常多元化。此外這些項目也各有優缺點，產生效果的機制也不盡相同。

因此本篇將依目標部位介紹多種重訓項目，並彙整出個別的優缺點。如果本書能夠成為選擇項目的方針，幫助各位依目標與體力等級從「重訓項目全集」中找出適合自己的類型，我將深感榮幸。

國際武道大學　體育系準教授　**荒川裕志**

重訓鍛鍊目標 全身各處肌肉

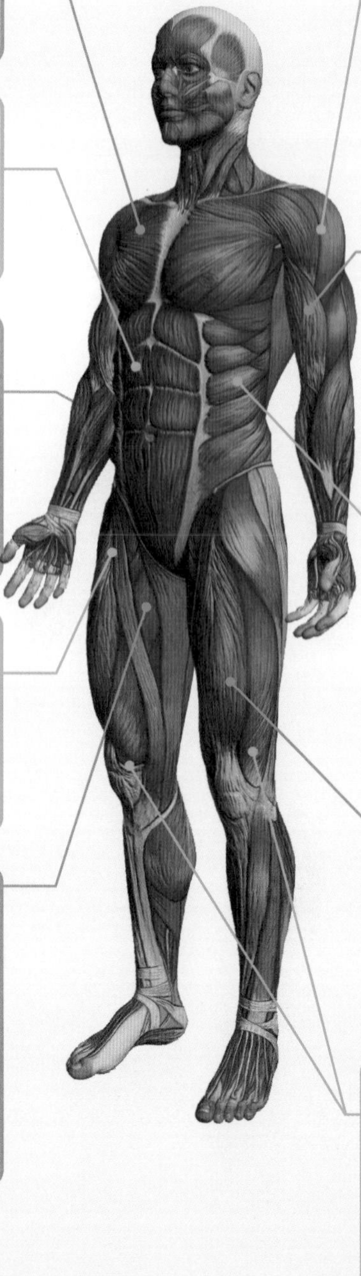

胸大肌 ➡ p.36
胸部的肌肉。橫跨肩關節連接著鎖骨、胸骨、肋骨（肋軟骨）與肱骨，是手臂往前方水平擺動（肩關節水平內收）時的主動肌。

腹直肌 ➡ p.162
腹部前方分成數塊的肌肉，連接著肋骨、胸骨與骨盆（恥骨）。是脊椎往前方拱狀運動（體幹屈曲）時的主動肌。

前臂屈肌群 ➡ p.108
手腕朝手掌側彎曲運動（手關節屈曲）時，會動到的前臂前側肌群。前臂屈肌群的屈指淺肌與屈指深肌，則是在彎曲大拇指以外四指，做出抓握動作時的主動肌。

髂腰肌（※深部）➡ p.126
髖關節深部前側的腰大肌與髂肌總稱。跨越髖關節連接著脊椎、骨盆與股骨。是腿部往前方擺動（髖關節屈曲）的主動肌。

內收長肌（內收肌群）➡ p.146
大腿內側的肌肉。跨越髖關節連接骨盆與股骨，與同屬內收肌群的內收大肌一起作為腿部往內側運動（髖關節內轉）的主動肌。此外髖關節屈曲動作也會用到內收肌群的前側（內收長肌、恥骨肌等）。

三角肌 ➡ p.74、82
覆蓋肩膀的肌肉。跨越肩關節連接著肩胛骨、鎖骨與肱骨。手臂往前揮動（肩關節屈曲）時會用三角肌前側、往側邊抬起時（肩關節外展）會用到中間、往後方揮動時（肩關節伸展）則會用到後側。

肱二頭肌 ➡ p.88
用力時會隆起的上臂前側肌肉。是跨越肩關節與肘關節的雙關節肌肉，也是彎曲手肘（肘關節屈曲）時的主動肌。手臂往前方揮動（肩關節屈曲）、前臂往外轉動（前臂旋後）時產生作用。

腹外斜肌（腹斜肌群）➡ p.170
覆蓋在左右側腹的肌肉，連接著肋骨與骨盆。與腹外斜肌深處的腹內斜肌，同為脊椎橫向彎曲（體幹側屈）或是往反方向扭動（體幹回旋）時的主動肌。（※左腹外斜肌用在往右的回旋動作）。

股直肌（大腿四頭肌）➡ p.132
大腿前側中央的肌肉，是跨越膝關節與髖關節的大腿四頭肌中，唯一的雙關節肌。與大腿四頭肌的股肌群同為伸展膝蓋（膝關節伸展）的主動肌。亦會在腿部往前擺動（髖關節屈曲）時產生作用。

股肌群（大腿四頭肌）➡ p.132
大腿前方外側的股外肌、內側的股內肌、股直肌深處的股中肌，共稱為股肌群。全部都是僅與膝關節相關的單關節肌，會和同屬大腿四頭肌的股直肌一起作為膝蓋伸展動作（膝關節伸展）時的主動肌發揮功能。

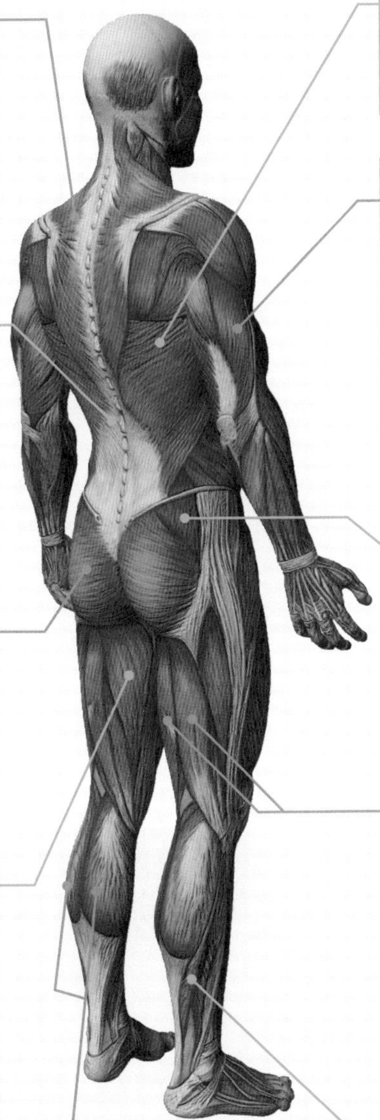

斜方肌 ➡ p.54、68
範圍從背部中央至上背的肌肉，連接著肩胛骨、脊椎、鎖骨與頭部的後頭骨。上部主掌肩胛骨上提的動作，中部與下部主掌肩胛骨往內縮的內收動作，下部則是肩胛骨向下的下壓動作。而整體斜方肌則是肩胛骨往內收時的上旋動作主動肌。

豎脊肌 ➡ p.156
成對覆蓋在脊椎左右，是沿著脊椎發展的細長肌群總稱，包括最長肌群、髂肋肌群、棘肌群等，是脊椎往後方彎曲做出拗背動作（體幹伸展）時的主動肌。部分肌肉也會用在體幹側屈、體幹回旋與頸部動作。

臀大肌 ➡ p.112
人體中體積最大的肌肉，是臀部的主要肌肉，跨越髖關節連接骨盆與股骨，是腿部往後方擺動（髖關節伸展）時的主動肌。從腿根往外轉動（髖關節外旋）時，主動肌同樣是臀大肌。此外，腿部往內側運動的髖關節內轉，或是腿部往側邊運動的髖關節外轉，也都會用到臀大肌。

內收大肌（內收肌群）
➡ p.146

內收大肌是內收肌群中最大塊的肌肉，跨越髖關節連接著骨盆與股骨，是大腿往內側運動（髖關節內轉）時的主動肌。由於內收大肌位在膕繩肌附近，所以也會在髖關節伸展時派上用場。

腓腸肌 ➡ p.152
形成小腿隆起形狀的肌肉，是跨越膝關節與踝關節（腳踝）的雙關節肌。與比目魚肌同屬伸直腳踝將腳尖往下運動（踝關節蹠曲）時的主動肌，並與膝蓋彎曲（膝關節屈曲）有關。

闊背肌 ➡ p.54、62
背部下部至腋下的肌肉，跨過肩關節連接著脊椎、骨盆與肱骨，是手臂向後方揮動（肩關節伸展）、朝內側揮動（肩關節內收）、水平朝後方揮動（肩關節水平外展）時的主動肌。

肱三頭肌 ➡ p.96
上臂後側的肌肉。外側頭與內側頭都是僅連接肘關節的單關節肌，僅長頭是跨越肩關節與肘關節的雙關節肌。肱三頭肌是伸開手肘（肘關節伸展）時的主動肌，屬於雙關節肌的長頭還會在手臂往後方擺動（肩關節伸展）時派上用場。

臀中肌 ➡ p.120
臀部側面的肌肉，跨越髖關節連接骨盆與股骨。是腿部朝側邊打開擺動（髖關節外轉）、腿根往內扭轉（髖關節內轉）時的主動肌。

膕繩肌 ➡ p.138
大腿深處的肌肉群，由外側股二頭肌、內側的半膜肌與半腱肌組成，這三個肌肉都是跨越膝關節與髖關節的雙關節肌（股二頭肌的短頭除外）。膕繩肌是彎曲膝蓋（膝關節屈曲）時，以及腿部往後擺動（髖關節伸展）時的主動肌。

比目魚肌 ➡ p.152
幾乎受到腓腸肌覆蓋的扁平肌肉，是僅跨過踝關節（腳踝）的單關節肌。與腓腸肌同屬伸直腳踝將腳尖向下擺動（踝關節蹠曲）時的主動肌。

本書使用方法

按照重訓目標、體力等級與訓練環境，選擇適合的項目，並藉由正確的實踐方式，獲得理想的效果。

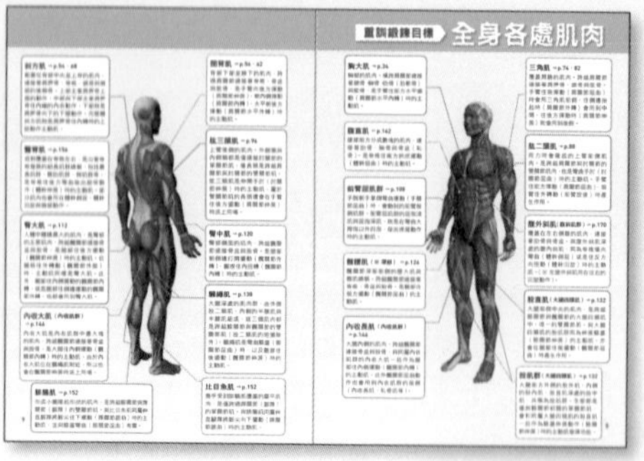

請藉目錄（➡ p.2～6）或重訓鍛鍊目標——全身各處肌肉(➡ p.8～9)，確認自己想鍛鍊的肌肉或部位後，翻開相應的解說頁面。

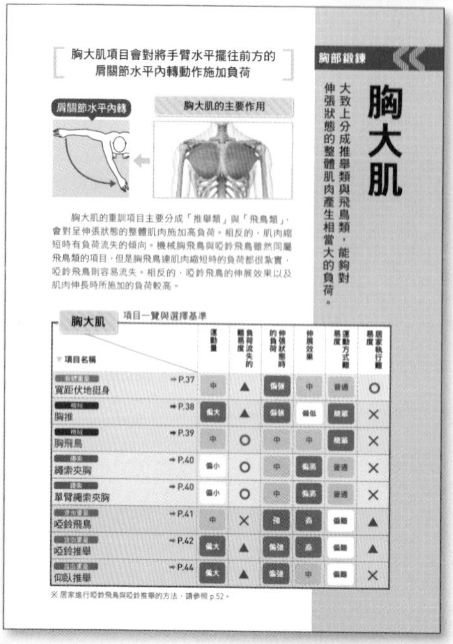

胸部鍛鍊

胸大肌

大致上分成推舉類與飛鳥類，能夠對伸張狀態的整體肌肉產生相當大的負荷。

胸大肌項目會對將手臂水平擺往前方的肩關節水平內轉動作施加負荷

肩關節水平內轉

胸大肌的主要作用

胸大肌的重訓項目主要分成「推舉類」與「飛鳥類」，會對呈伸張狀態的整體肌肉施加高負荷。相反的，肌肉縮短時有負荷流失的傾向。機械胸飛鳥與啞鈴飛鳥雖然同屬飛鳥類的項目，但是胸飛鳥連肌肉縮短時的負荷都很紮實，啞鈴飛鳥則容易流失。相反的，啞鈴飛鳥的伸展效果以及肌肉伸長時所施加的負荷較高。

胸大肌 項目一覽與選擇基準

項目名稱		運動量	負荷流失的難易度	伸張狀態時的負荷	伸展效果	運動方式難易度	居家執行難易度
寬距伏地挺身	→P.37	中	▲	偏強	中	普通	○
胸推	→P.38	偏大	▲	偏強	偏低	簡單	×
胸飛鳥	→P.39	中	○	中	中	簡單	×
繩索夾胸	→P.40	偏小	○	中	偏高	普通	×
單臂繩索夾胸	→P.40	偏小	○	中	偏高	普通	×
啞鈴飛鳥	→P.41	中	×	強	高	偏難	▲
啞鈴推舉	→P.42	偏大	▲	偏強	高	偏難	▲
仰臥推舉	→P.44	偏大	▲	偏強	中	偏難	×

※居家進行啞鈴飛鳥與啞鈴推舉的方法，請參照 p.52。

針對想鍛鍊的肌肉、部位翻開後閱讀解說。該頁同時列有「**項目一覽與選擇基準**」，比較了各項目的特徵與優缺點，這時可以依自己想法，選擇有助於實現目標、符合自己體力等級，或是看起來較能夠持之以恆的項目。

選好項目後就翻到相應的解說頁面。

※項目選擇基準、各類重訓項目的特徵，請參照序章（➡ p.12～34）。

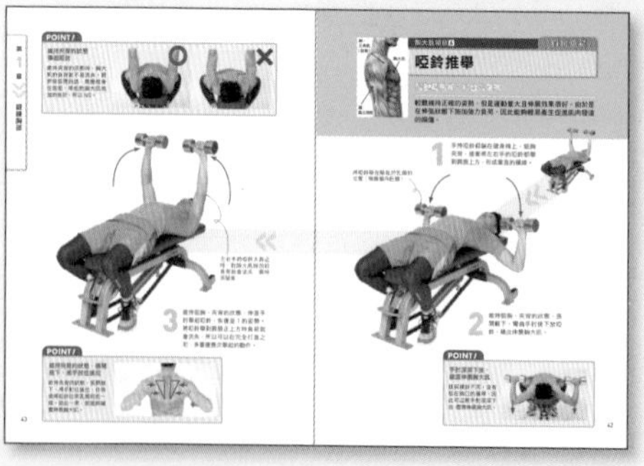

翻到適合的項目後閱讀解說，理解項目特徵、效果、會運動到的肌肉、正確運動方式、能夠實際獲得效果的「**POINT**」等後，就可以開始實作了。

序　章

選擇適合自己的重訓項目

重訓依使用的項目，分成許多種類，就算是鍛鍊同處肌肉的項目，特徵也會隨著種類有所差異。想要持之以恆地鍛鍊並獲得效果，就必須按照自己的目標、體力與生活環境等，正確選擇適當的項目。

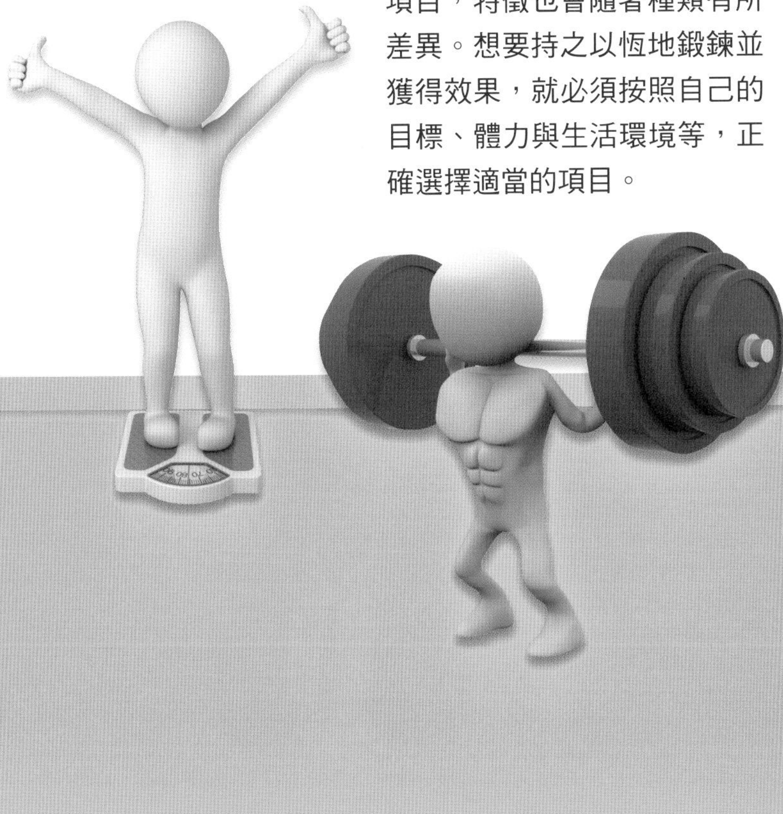

重量訓練的優點

一組動作就能夠同時練出肌肥大與肌力強化

肌力鍛鍊，也就是所謂的「重訓」，是透過對肌肉施加負擔的訓練方式，促進肌肉成長（肌肥大），肌肉成長後出力也會隨著提高（肌力強化）。

對肌肉施加負擔的方法五花八門，包括運用自己體重、運用槓鈴或啞鈴、運用阻力帶等等。原則上就是**發揮出的肌力要與肌肉粗度（肌肉橫斷面積）呈等比**，因此重訓帶來的「肌肥大」會與「肌力強化」有著密切關係。

肌肥大的附帶效果養成不易胖體質

透過「肌肥大」增加身體的肌肉量後，就可能轉變成吃不胖的體質。

人體就算不運動，也會為了維持生命不斷消耗熱量，這時消耗的熱量就稱為「基礎代謝」。以運動量落在平均數值的成年人來說，一天的總消耗熱量中有60%左右都屬於基礎代謝。而目前已有研究報告顯示，重量訓練有助於提升基礎代謝量。

雖然也有研究認為重訓幾乎影響不到基礎代謝量，但是這並不代表重訓無助於打造不易胖體質，對吧？

此外肌肉量增加後身體線條更明顯，能夠讓男性看起來更陽剛，女性看起來更優美。

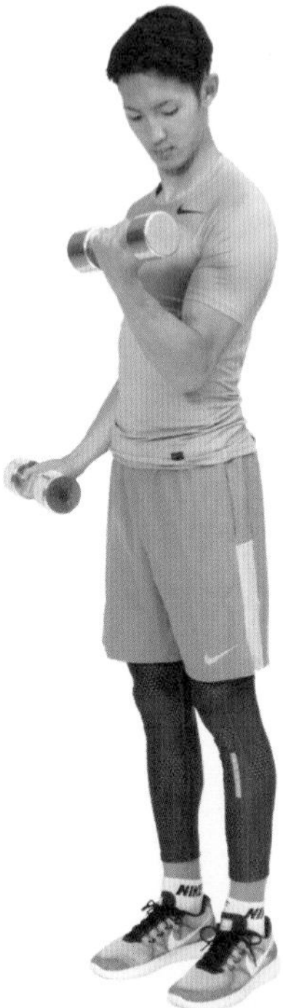

有許多針對重訓與基礎代謝量關係的研究，其中有報告認為「在維持三個月的重訓下，平均每天會增加100Kcal 的基礎代謝量」。

肌力強化可以同時提升力量與速度

在運動競技場上，「肌力」是很重要的基礎體力要素之一。

肌肉的出力可以說是身體運動時的引擎，出力大小依「肌肉粗細」而異。在選手間技術相當的情況下，理論上較細的肌肉是無法產生較高的出力。因此必須透過肌肥大訓練，才能夠大幅提升力量。

此外肌肥大與肌力強化訓練，也與速度息息相關。一般認為肌肉愈強壯的話，身體各方面的速度就愈慢，但是這其實是謬誤。藉由肌肥大訓練提升肌肉出力的話，曾經覺得沉重的負荷就會變得輕盈，在負荷不變的情況下，執行速度就會更勝以往。

有助於抑制年齡增長造成的體力衰減

人類的體力會隨著年齡增長衰減，體力衰減就會減少運動量，進而陷入體力變得更差的惡性循環。

但是藉由重訓維持或是提升肌力的話，就能夠對抗年齡增長造成的體力衰退，維持充滿活力的健康生活。

重訓也有助於促進生長激素與睪丸酮等重要賀爾蒙分泌，而這些賀爾蒙也有助於讓身體保持年輕。由此可知，就算不從事其他運動，也能夠藉由重訓獲得莫大的效果。

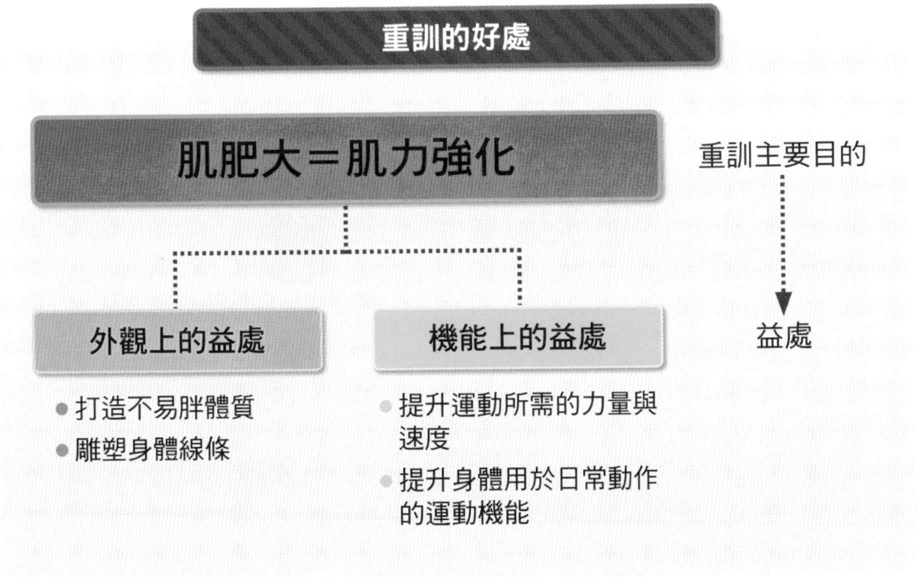
重訓的好處
肌肥大＝肌力強化
重訓主要目的
外觀上的益處
機能上的益處
益處
打造不易胖體質
雕塑身體線條
提升運動所需的力量與速度
提升身體用於日常動作的運動機能

肌肉發達的過程

對肌肉施加壓力
可促進賀爾蒙分泌

人體具有適應能力，承受壓力時就會慢慢調整至承受得住的狀態。因此**肌肉反覆承受沉重壓力（負荷）時，就會變得粗壯以承受這些壓力**。肌肉變粗後肌力就會跟著強化，所以能夠承受較大的負荷。重訓就是運用如此機制，對肌肉施加壓力。

引發肌肉發達的壓力主要分成下列四大類。

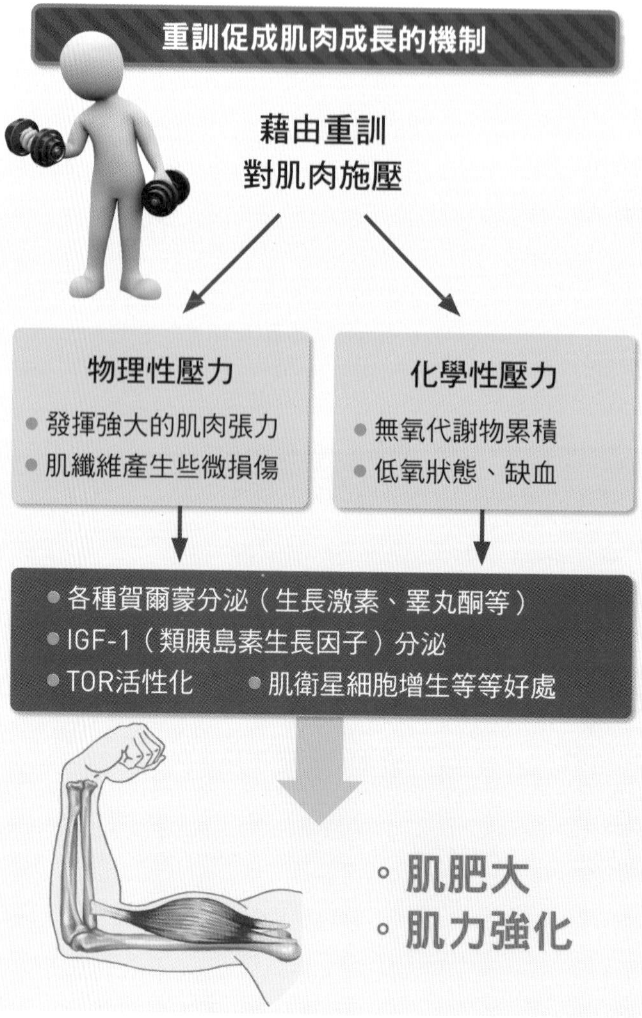
重訓促成肌肉成長的機制
藉由重訓
對肌肉施壓
物理性壓力
發揮強大的肌肉張力
肌纖維產生些微損傷
化學性壓力
無氧代謝物累積
低氧狀態、缺血
各種賀爾蒙分泌（生長激素、睪丸酮等）
IGF-1（類胰島素生長因子）分泌
TOR活性化
肌衛星細胞增生等等好處
肌肥大
肌力強化

❶ 發揮強大的肌肉張力

肌肉發揮強大的張力（由收縮肌肉發揮的力量），光是出力本身就會對肌肉施加壓力，成為促進肌肉發達的訊號。相反的，肌肉長時間沒有承受肌肉張力造成的壓力時，就會逐漸衰退變細。生活在外太空的太空人會肌肉萎縮，也是基於相同的原因。

發揮強大張力之所以能夠促進肌肉發達與肥大，一大關鍵是運動到「快縮肌」。

組成肌肉的肌纖維分成瞬間爆發型的快縮肌，以及持久型的慢縮肌，其中**快縮肌比較容易肥大**。人體在發揮肌肉張力時，會先用到慢縮肌，想要**連快縮肌都用到的話，必須使出非常強的力量才行**。

因此想要透過重訓促進肌肉發達與肌肉肥大，關鍵就在於必須對肌肉施加極大負荷，才能夠刺激到快縮肌。

發揮張力本身就會對肌肉造成壓力

肌肉承受負荷時會發揮張力，而發揮張力本身就是一種促進肌肉發達的壓力，形同要求肌肉肥大的訊號。

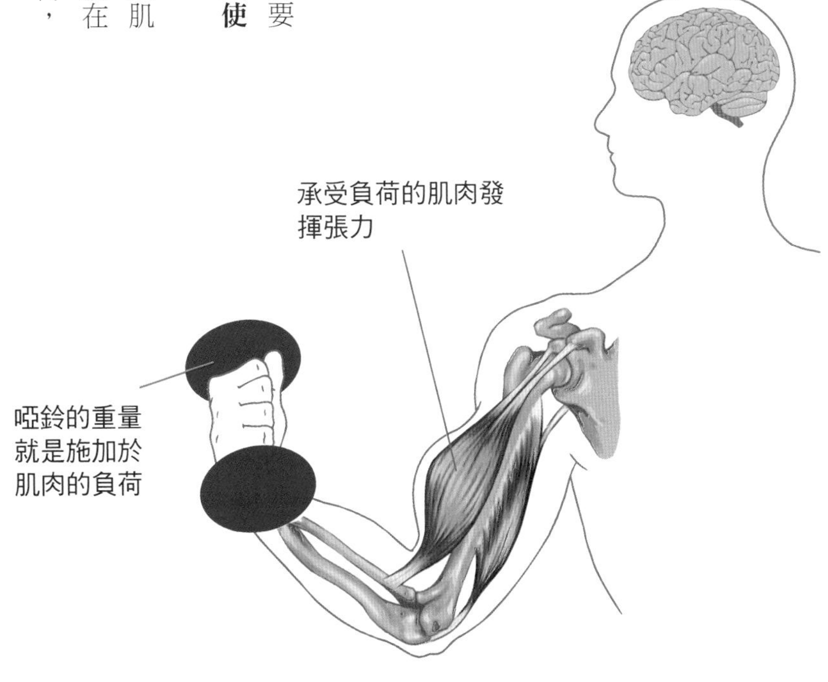
承受負荷的肌肉發揮張力
啞鈴的重量就是施加於肌肉的負荷

❷ 肌纖維產生些微損傷

肌肉收縮時會產生強大的肌張力，進而使肌纖維（肌細胞）產生些微損傷。這種微型等級的肌肉損傷，同樣是促進肌肉發達與肌肥大的訊號。

這是為了藉細胞損傷引發免疫反應等，進而要求肌纖維的源頭——肌衛星細胞增生。肌衛星細胞的增生會帶來肌纖維增大，從結果來看肌肉會變得更粗壯強大。

目前已知**肌纖維的細微損傷源自於「離心收縮（肌肉活動）」**，離心收縮意指肌肉收縮產生肌肉張力的同時，又承受強勁的外力使肌肉呈現在「伸展開」的狀態。

以重訓來說，**肌肉會在下放槓鈴或啞鈴時呈現離心收縮的狀態**。重訓時不能只重視舉起的動作，下放也同樣重要。

重訓時也必須重視下放的動作（離心收縮）

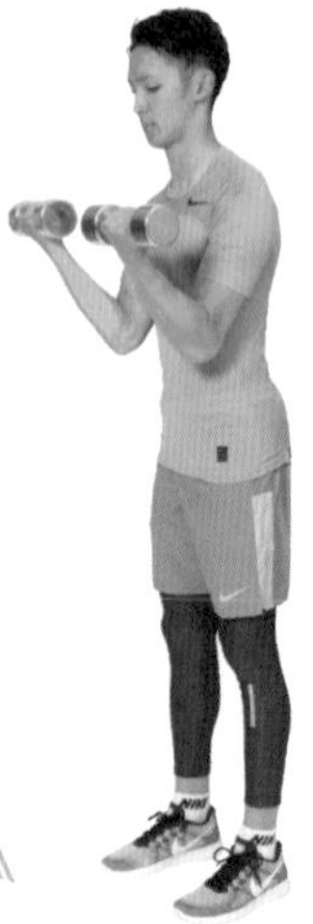

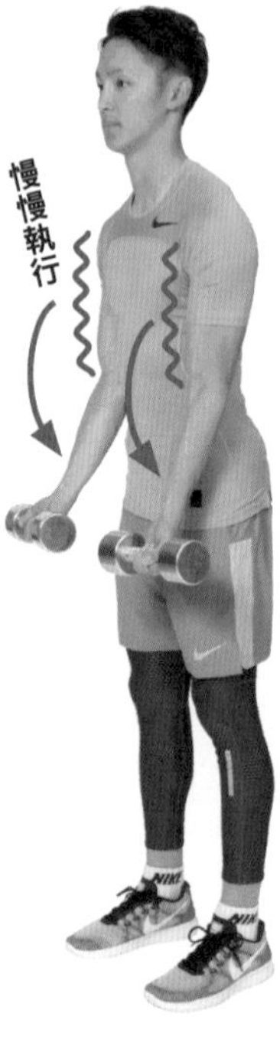

執行啞鈴彎舉時，在下放時也會承受啞鈴的重量，因此肌肉會慢慢產生離心收縮，使肌纖維產生些微損傷。如果一下子就下放啞鈴，就算產生離心收縮，承受的負荷也完全不夠。

MEMO

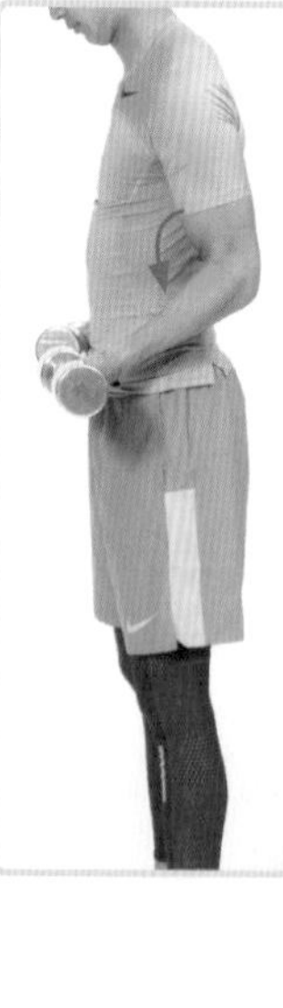

重訓的基本是寬闊的可動範圍

重訓時的基本條件，就是盡量運用到寬廣的可動範圍。可動範圍愈寬，運動量就愈大。雖然如此一來就必須減低使用的重量，但是並不代表實際上對肌肉造成的負荷也跟著縮小。

❸ 無氧代謝物累積

肌肉收縮時，隨著乳酸、一氧化氮、氫離子等無氧能量供給產生的代謝物會積蓄在體內，對肌肉造成壓力，促進生長激素、睪丸酮等誘發肌肥大的賀爾蒙分泌。重訓後肌肉的暫時性膨脹也是無氧代謝物積蓄造成的，能夠當作重訓是否有效的推測基準。

即使負荷沒有很大，只要選擇可動範圍所有肌肉都會承受紮實負荷的項目，或是間歇時間較短的訓練，就能夠輕易造成無氧代謝物的積蓄。

❹ 使肌肉呈現在低氧狀態

肌肉維持在用力的緊繃狀態時，血管受到壓迫會減緩血流速度，對肌肉的供氧量就不足，使肌肉呈現在低氧狀態。由於慢縮肌主要透過氧氣進行代謝，因此在肌肉缺氧狀態下就不易產生作用，只好優先動用有助於肌肥大的快縮肌。血流阻斷訓練法，就是藉束帶限制血流，抑制對肌肉供氧。

想讓肌肉維持在低氧狀態，就要在鍛鍊時讓身體持續承受負荷。選擇在反覆動作中持續讓肌肉出力，且負荷不太會在途中流失的鍛鍊項目，就可以獲得不錯的效果。

負荷會流失的項目與負荷不易流失的項目

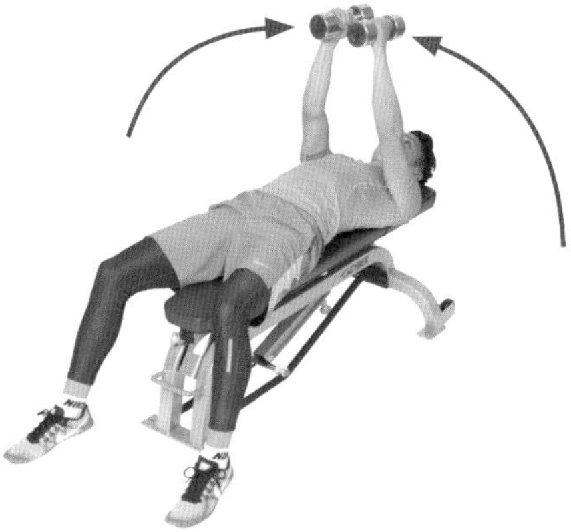

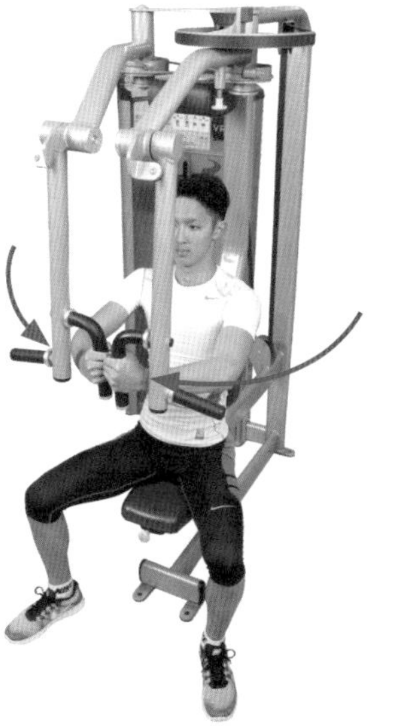

啞鈴飛鳥（上圖）與機械式飛鳥（右圖）乍看相似，實際上對肌肉施加負荷的方式差異相當大。啞鈴飛鳥的負荷在雙臂併攏的結束動作時會流失，機械式飛鳥則會持續對整個可動範圍施加一定程度以上的負荷，所以能夠輕易對胸大肌造成「③無氧代謝物累積」與「④使肌肉呈現在低氧狀態」的壓力。

負荷（重量）、次數的設定

反覆8～10次即達極限的負荷

重訓時的訓練變數（負荷強度、反覆次數與每組動作間的間隔）設定，會大幅影響執行時的效果。

從數項研究結果來看，目標為促進肌肉發達時，最有效的設定就是執行8～10次後即達極限的負荷（8～10RM）。

這種負荷強度約為反覆一次時可達最大重量（負荷）的75～80%左右。按照這項數值設定重量訓練時的負荷等級，能夠以最佳效率獲得肌肉發達效果。

以3組動作為目標徹底出力至極限

重訓中無論哪一個項目，都是反覆做數組動作所得到的效果，高於單做一組時。但是我們不可能把時間都花在重訓上，因此**初學者每一項目可以先做3組就好**。

熟悉後每一個項目再增加到4～5組，或針對同一處肌肉或部位增加其他項目，在能

有效的重訓設定

（執行1種項目時的設定範例）

第1組 ＝8～10RM

↓ 間隔3分鐘以內

第2組 ＝8～10RM

↓ 間隔3分鐘以內

第3組 ＝8～10RM

※第3組結束後還有餘力時，可以提升設定重量（負荷）。

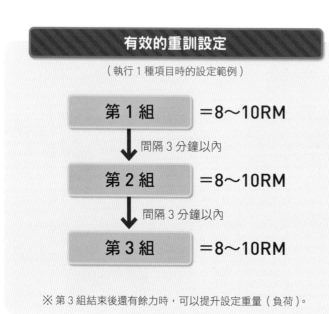

力所及範圍內增加訓練量。

每組間距控制在偏短的1～3分鐘

每組間距控制在偏短的1～3分鐘是最有效的，如此一來，促進肌肥大的無氧代謝物的積蓄與賀爾蒙分泌量也會更大。曾有過針對間隔時間與賀爾蒙分泌量的實驗，結果顯示重訓時的間隔為1分鐘時，賀爾蒙分泌量會比3分鐘還要多。

但是有些項目運動量較大，休息時間太短的話，第2組的訓練強度會因疲勞而降低，建議安排較長的間隔。

負荷強度與RM、重訓效果的關係

負荷強度（%1RM）	RM（數字為次數）	主要效果	特徵
100	1	肌力強化（※非常考驗舉起技術等神經系統的適應能力）	反覆次數較少，運動量就較小，因此難以獲得肌肥大的效果。
95	2		
93	3		
90	4		
87	5	肌肥大與肌力強化	能夠以極佳的效率獲得肌肥大效果，其中尤以「8～10RM」等級獲得的肌肥大效果最佳。
85	6		
80	8		
77	9		
75	10－12		
70	12－15		
67	15－18		
65	18－20	肌肉持久力的提升	負荷強度較弱，因此較難獲得肌肥大效果。
60	20－25		
50	30－		

※「%1RM」是以反覆1次時的極限負荷為基準，表現負荷強度百分比的數值單位。

資料出處：改編自「Fleck與Kraemer，1987」

重訓項目的選擇方法

每一塊肌肉都有多種項目可以運用

每一個重訓項目都各有目標肌肉，換句話說，各處肌肉也都有相當豐富的鍛鍊方法（項目），施加負荷的姿勢、運動方式（動作的姿勢）、運用的器材等都不同。

即使目標肌肉相同，各項目仍各有優缺點，所以選擇時建議理解各項目的特徵後，再選擇適合自己的類型。

本章將選擇重訓項目時的基準分成五大項：「運動量」、「負荷流失的難易度」、「伸張狀態時的負荷」、「伸展效果」、「運動方式難易度」，並加以詳細解說，只要將這五項放在一起比較，就能夠看出各項目的特徵（※「居家執行難易度」是提供給自宅鍛鍊者的附加資訊）。

重訓應著眼的重點隨著目標而異，例如：藉重訓減肥、藉高負荷促進肌肥大、藉適度負荷打造緊實身體等。唯有按照目標與體力等級選擇適當的項目，才能夠持之以恆並獲得確實的效果。

重訓項目選擇基準

項目選擇基準	各選擇基準的重點
運動量 ➡ p.21	運動量愈大的項目，會動用到的肌肉就愈多，消耗熱量也愈大。
負荷流失的難易度 ➡ p.22	愈難找到放鬆空檔的項目，肌肉內的代謝環境就愈嚴苛，因此會產生更強的化學性壓力。
伸張狀態時的負荷 ➡ p.23	肌纖維相對長的狀態（伸長時的狀態）下，施以負荷愈強的項目，就愈容易引發肌纖維的細微損傷，進而促進肌肉發達。
伸展效果 ➡ p.24	有些重訓項目光是實行動作，就有助於提升身體柔軟性（關節可動範圍的寬度），達到伸展效果。
運動方式難易度 ➡ p.25	重訓各項目的難易度不同，若使用錯誤的運動方式進行，就無法獲得目標效果。
居家執行難易度	能夠在居家進行的項目通用性較高，像這種不去健身房也能夠進行的項目，有助於長期持續。

重訓項目的選擇基準❶

運動量

意指每一重訓動作所消耗的熱量

這裡的「運動量」是指**重訓時每反覆1次動作所消耗的熱量**，可以當成是**會運動到全身多少肌肉的指標**。

運動時消耗的熱量原則上與作功量(力×距離)呈等比。因此使用重量愈大的項目，或是在重量相同的情況下，移動距離愈長的項目消耗的熱量(運動量)就愈大。

一般來說，會動到複數關節的多關節項目，作功量會比單關節項目還要大，運動量當然也比較大。同樣的道理，由於下半身聚集了許多體積大的肌肉，因此下半身項目的運動量也有比上半身大的傾向。

運動量較大的項目，會強力刺激各種賀爾蒙的分泌，包括與肌肉發達相關的類型。缺點是容易感受到全身性的疲憊，也會連精神上都備感煎熬。所以在設計重訓菜單時，也要顧及各項目間的均衡。

鍛鍊大腿前方股四頭肌的腿部伸展訓練（右圖）與槓鈴深蹲（左圖）。腿部伸展訓練只有伸展膝關節，屬於單關節項目；深蹲則會同時運用到膝關節與髖關節，屬於多關節項目，運動到的肌肉部位較多，因此運動量也較大。

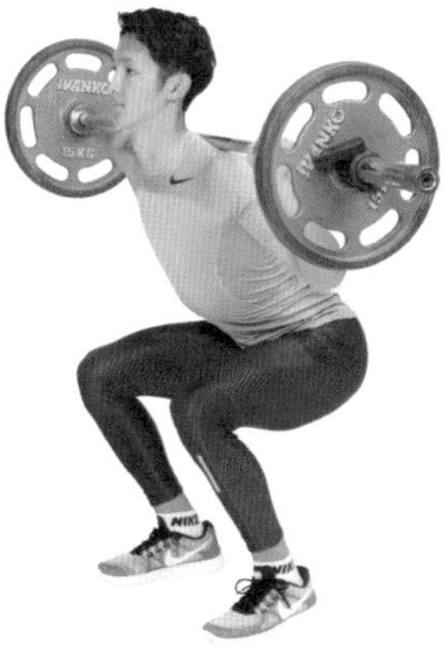

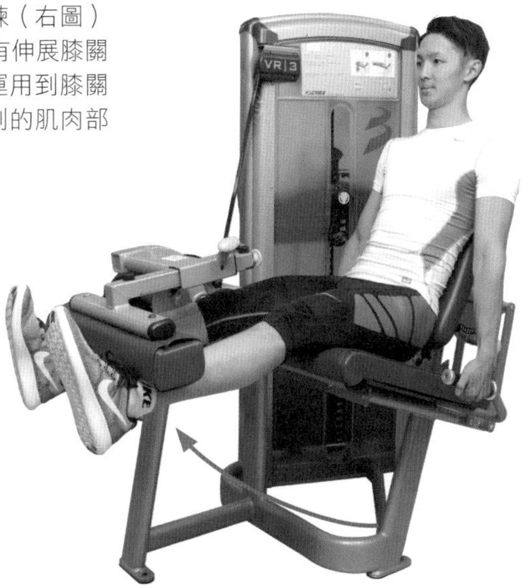

重訓項目的選擇基準②

負荷流失的難易度

持續對肌肉施加負荷，以打造化學性壓力

肌纖維在重訓動作中，從伸最長到縮最短之間，不見得整塊肌肉都會持續承受負荷。有些項目在運動的過程中，會有部分關節可動範圍是沒有承受負荷的。

以深蹲來說就是起立時，以側平舉來說就是放下手臂時，會沒辦法對目標肌肉施加負荷。

但是有些項目在關節可動範圍內，幾乎每一秒都會對目標肌肉施加負荷。其中最具代表性的就是繩索夾胸，這個項目從雙手將繩索拉到胸前的整個過程，都會持續對胸大肌施加一定程度以上的負荷。

整組動作做完都很少負荷流失的話，就有助於產生第14～17頁解說的肌肉化學性壓力——無氧代謝物的積蓄與低氧狀態。從生理學的角度來看，持續出力會使肌肉內部環境惡劣。**因此想藉化學性壓力的刺激促進肌肉發達時，可以首重「負荷流失的難易度」**。

鍛鍊胸大肌的繩索夾胸，手臂是橫向移動而非上下，因此胸大肌會一直保持在特定狀態，所以負荷不會在某一瞬間大量流失。

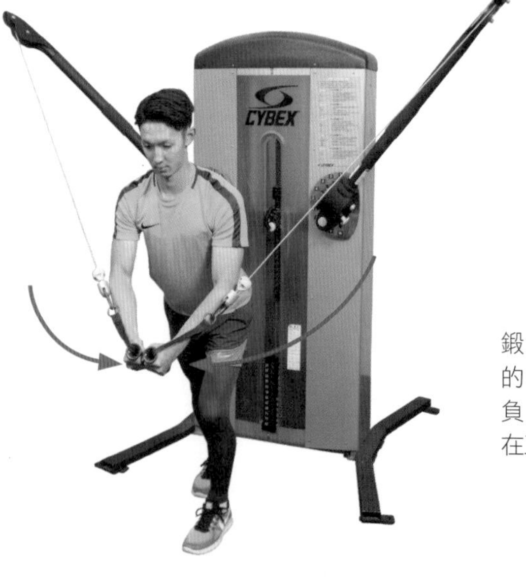

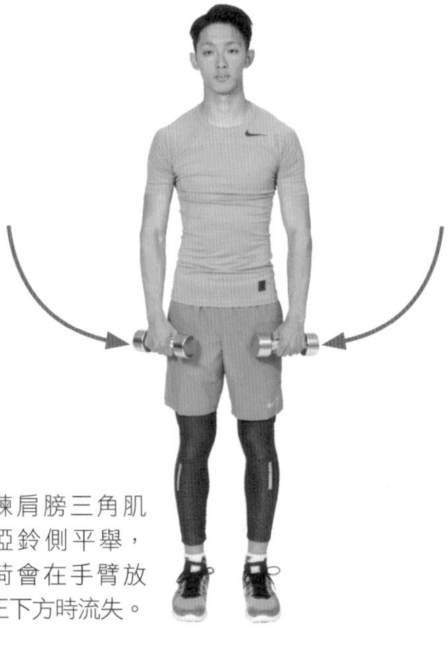

鍛鍊肩膀三角肌的啞鈴側平舉，負荷會在手臂放在正下方時流失。

重訓項目的選擇基準③

伸張狀態時的負荷

對伸展的肌肉施加負荷，以引發肌肉損傷

如前所述，重訓時未必在關節可動範圍內，都能夠對肌肉施加負荷。

反過來說，這些琳瑯滿目的項目對目標肌肉施加的負荷強度，也會隨著動作變化而異。同樣的，各項目產生負荷巔峰的動作也各不相同，主要分成「肌纖維伸較長時承受最大負荷的項目」、「肌纖維較短時承受最大負荷的項目」與「中間型的項目」這三種。

本書在分類時著眼於項目選擇基準中特別重要的「肌纖維較長（伸張狀態）時的相對負荷大小」。因為肌肉在伸長狀態下時發揮肌肉張力的話，就愈容易引發細微的損傷（Nosaka等，2000）。

如第16頁解說的「肌纖維產生些微損傷」，這是促進肌肥大的壓力之一，**選擇能夠在目標肌肉伸展的狀態下施加強大負荷的項目，就能夠透過肌肉損傷帶來的壓力，促進肌肉發達**。

但是因為有肌肉損傷的關係，也會造成重訓隔天的肌肉疼痛。想避免這種煎熬後果的人，則應刻意避開會在肌肉伸展時賦予強大負荷的項目。

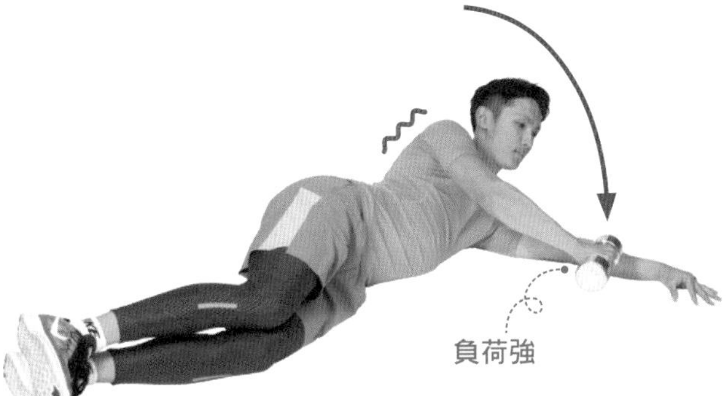

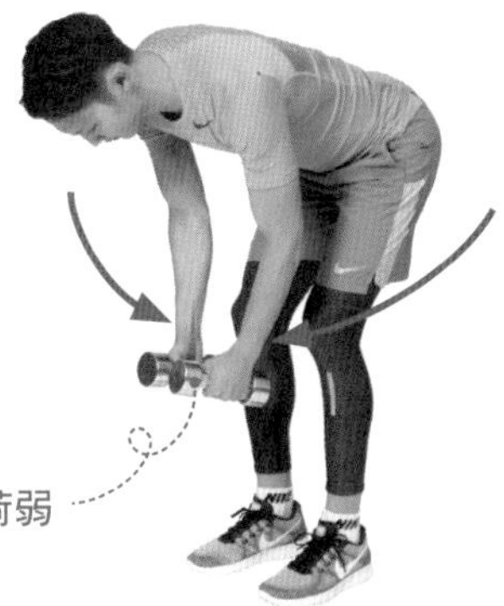

鍛鍊三角肌後束的啞鈴後舉，站立執行的話，每次下放啞鈴時，就會減弱肌肉伸張狀態時的負荷。但是側躺進行的話，就連下放時負荷也不易流失，能夠維持伸張狀態時的強勁負荷。

重訓項目的選擇基準④

伸展效果

藉由重訓的負荷伸展肌肉

重訓的基本目標是讓肌肉更發達的肌肥大，以及隨之而來的肌力強化。但是有部分的項目還具備「伸展效果」的附加價值。

這裡的伸展效果是指靜態伸展動作的主要目的——提升身體柔軟度，也就是關節的可動範圍。或許重訓給人一種「身體會變硬」的感覺，但是**有些項目與伸展操一樣能夠提升身體柔軟度**。

期望獲得明顯的伸展效果時，應選擇會大幅運動關節，且幾乎達到肌肉伸展到極限的狀態。其中最具代表性的，就是會強力伸展大腿後側膕繩肌的羅馬尼亞硬舉。

靜態伸展運動主要是藉由拮抗肌（反方向作用的肌肉）的出力，伸展目標肌肉，但是**重訓能夠藉自身體重、啞鈴重量與機械負荷等伸展肌肉**。

因此重訓帶來的伸展效率，比必須自行拉開肌肉的靜態伸展運動還要好。

鍛鍊膕繩肌之餘提升身體柔軟度的羅馬尼亞硬舉（右圖）。在稍微彎曲膝蓋、上半身前傾的起始姿勢下，大腿後側就會開始強力伸展。伸直膝蓋讓上半身前傾的直腿硬舉（左圖），則能夠進一步伸展膕繩肌。

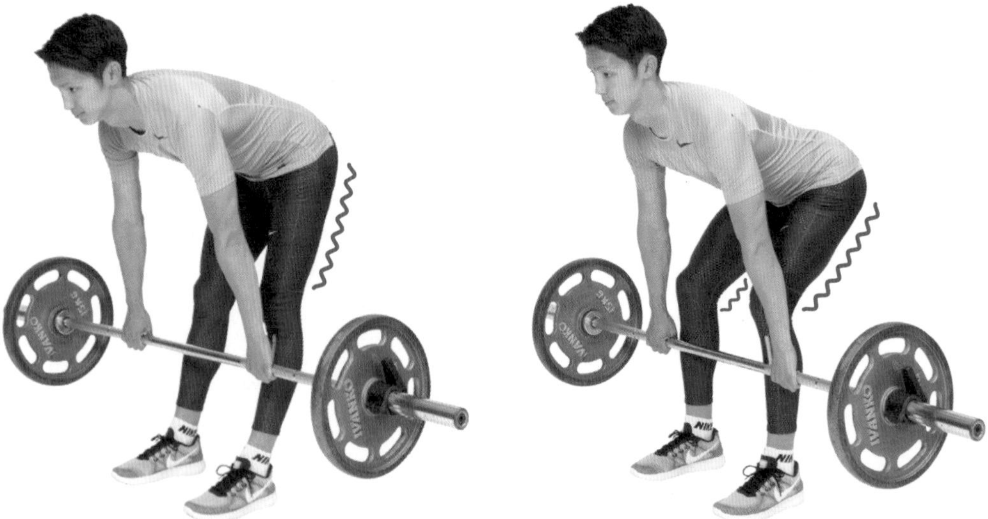

重訓項目的選擇基準5

運動方式難易度

做起來簡單的項目，最適合重訓新手

藉由重訓鍛鍊特定肌肉時，首要條件就是必須使用正確的運動方式，但是每個項目的「運動方式難易度」不同。

完全使用機械的項目較其他項目簡單，因為機械都已經設定好手臂、雙腿與上半身的運動軌道，就算沒特別留意，運動方式也具備一定正確度。

但是機械訓練也有許多注意事項，本書將會在介紹各項目時進一步說明。

另一方面，使用阻力帶或繩索訓練器的項目、使用啞鈴或槓鈴的自由重量訓練項目等，在動作方面的自由度較高，所以難度也比機械訓練還要高。

尤其是站著執行的自由重量訓練，還要同時保持身體平衡，難度又更上一層樓。

此外鍛鍊部位為肩胛骨、體幹或髖關節一帶時，較難注意目標肌肉與部位的動作，因此正確執行的困難度高於其他部位。

重訓新手選擇能輕易學好的項目，目標肌肉才能夠產生明顯效果。此外這類項目較易維持穩定的姿勢，因此有助於安全挑戰肌肉極限。

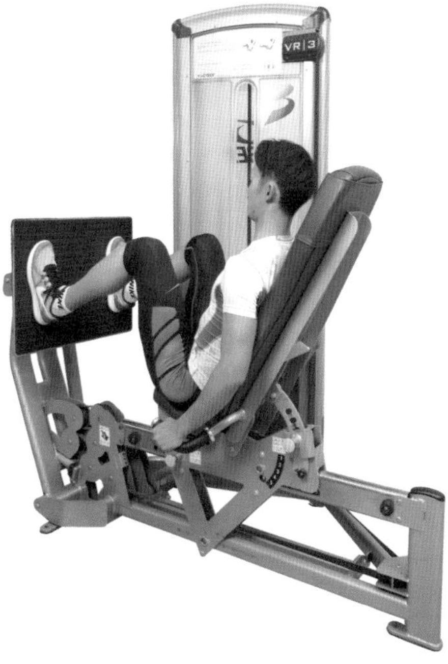

大腿推蹬訓練時會藉由與深蹲幾乎相同的動作，鍛鍊大腿的股四頭肌、內收肌群與臀部的臀大肌。實現與槓鈴深蹲相同的高負荷之餘，還能夠維持穩定的姿勢，有助於安全挑戰肌肉極限。

重訓種類與特徵

五類重量訓練方式

多得數不清的重訓項目，可以按照使用的器材分門別類。此外**每一類訓練方式各有優缺點**，所以必須先了解各重訓種類的特徵，才能夠選擇適合自己的項目。

重訓種類基本上可分成不使用器材，完全仰賴自己體重的「自體訓練」、使用阻力帶的「阻力帶訓練」、使用訓練機械的「機械訓練」、使用繩索的「繩索訓練」，以及使用啞鈴或槓鈴的「自由重量訓練」這五類。

基本上每一類訓練方式，都涵蓋了基本鍛鍊的肌肉。舉例來說，用「自體訓練」與「機械訓練」鍛鍊同一處肌肉時，效果會隨著執行難易度與使用重量而異，所以按照目標肌肉調整訓練方式的類別，或是用多種類別的方式鍛鍊同一處肌肉，都能夠獲得不錯的效果。

主要重訓種類與特徵

基準	基準	基準
自體訓練 ➡ p.27	• 不必去健身房也能訓練 • 能夠安全挑戰肌肉極限	• 難以調節負荷 • 有些部位很難鍛鍊到
阻力帶訓練 ➡ p.28	• 不必去健身房也能訓練 • 負荷不易流失	• 肌肉呈伸張狀態時，負荷較弱 • 伸展效果差
機械訓練 ➡ p.29	• 運動方式難度較低 • 能夠安全追求高重量	• 磨擦會使離心收縮時的負荷變弱 • 不去健身房就無法訓練
繩索訓練 ➡ p.30	• 負荷不易流失 • 能夠從各個方向施加負荷	• 磨擦會使離心收縮時的負荷變弱 • 不去健身房就無法訓練
自由重量訓練 ➡ p.31	• 運動量大 • 能夠追求高重量	• 較難學會正確的運動方式 • 一不注意容易受傷 • 不去健身房就無法訓練

※家裡備有啞鈴的話，也可以在家進行自由重量訓練的啞鈴項目

重訓種類❶

自體訓練

不必使用器材，在自宅就能夠安全增肌

伏地挺身或是藉自己的體重鍛鍊腹肌等重訓方式，稱為「自體訓練」。

自體訓練最大的優點是不必使用任何器材，沒空或沒預算去健身房的人，也能夠在不花半毛錢的情況下，在自宅進行自體訓練。

自體訓練的另一大優點，就是**連重訓新手都能夠安全挑戰肌肉極限**，不必擔心槓鈴或啞鈴掉下來的問題。

自體訓練與使用器材或機械進行的重訓不同，沒辦法精細調節負荷的大小。負荷過輕就沒有充足的效果，負荷過重又無法正確做完適當的次數，而且將肌力強化到一定程度後，就無法繼續增加負荷了。這時須另外花費工夫，才能夠視需求調整出相對大的負荷。

本書將針對自體訓練解說幾個調節負荷的方法，例如：用單腳進行本應雙腳進行的項目、搭配一些輔助工具等等，各位不妨參考看看。

進行伏地挺身類的項目時，可以透過膝蓋著地的方式降低負荷。

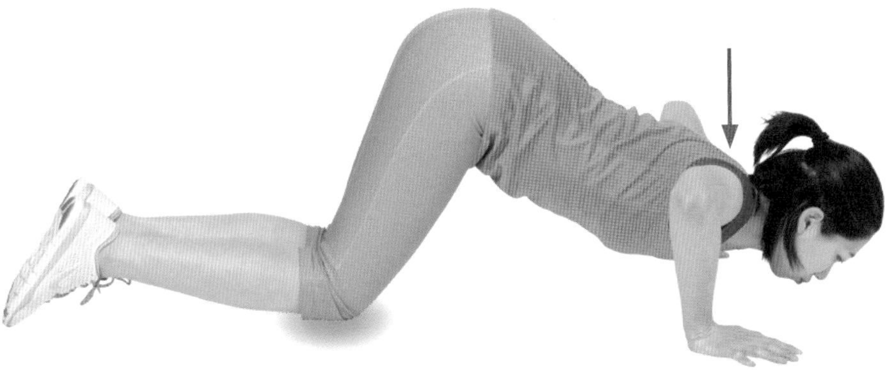

重訓種類❷

阻力帶訓練

可以調節負荷的居家訓練工具

「阻力帶訓練」雖然必須準備工具，但是和自體訓練一樣，都能夠在自家執行，就算是出差或是旅行也能夠輕鬆帶上。

此外，光是改變抓住阻力帶的位置，**調節長度就能夠輕易增減負荷**，**一條阻力帶還能夠變化出多種項目**，可以說是通用性極高的訓練方式。

從訓練效果的角度來看，阻力帶訓練受慣性影響很小，幾乎整個可動範圍內都不會有負荷流失，能夠輕易引發「無氧代謝物的積蓄」與「低氧狀態」這兩種化學性壓力，以達到肌肉發達的效果。

另一方面，阻力帶的張力會隨著長度出現極大變動，因此在阻力帶仍又鬆又短的起始姿勢下，肌肉所承受的負荷也較小。

由於使用阻力帶時，在肌肉用力時的伸張狀態下，承受的負荷也比較小，比較難引起肌纖維的細微損傷，所以難以從這方面促進肌肉增長。

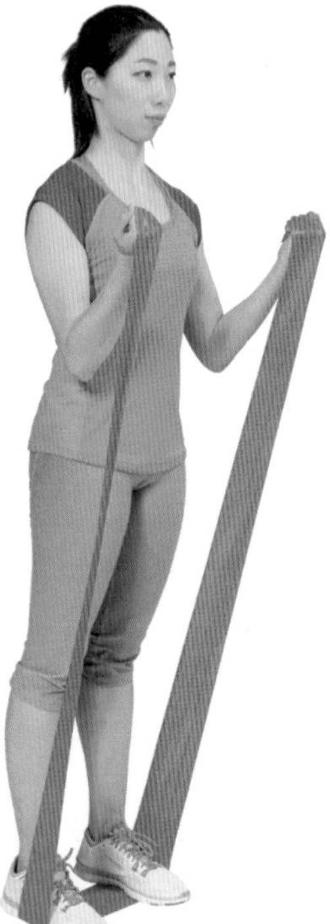

阻力帶手臂屈曲，主要訓練上臂前側的肱二頭肌，連手肘彎曲時也不易產生負荷流失。只要選擇2公尺長的阻力帶，就能夠同時訓練雙臂。

重訓種類❸

機械訓練

高重量也很安全，能夠盡情挑戰極限

「機械訓練」的特徵，是與使用槓鈴訓練**相同的高度重量時，安全性比較高**。

此外，動作軌道受到機械結構限制，因此從運動姿勢的學習難度來看，比其他訓練方式還要**簡單，且更容易對目標肌肉產生效果**。

大部分的重訓機械都是使用配重鉛塊，只要調整插銷就可以輕易調節重量，因此鍛鍊時會同時調整一整套項目的重量時，就不必太費工夫了。

雖然機械的動作軌道穩定，但是把手銜接處、配重鉛塊與軌道的摩擦力，卻會對下放（離心收縮）產生影響，降低肌肉的負荷。雖然摩擦力造成的影響會依機械而異，不過離心收縮時確實對肌肉施加負荷，是促使肌肉發達的關鍵，所以在實施機械訓練時必須特別留意這一點。

整體來說，機械訓練是種優點相當多的訓練方式。

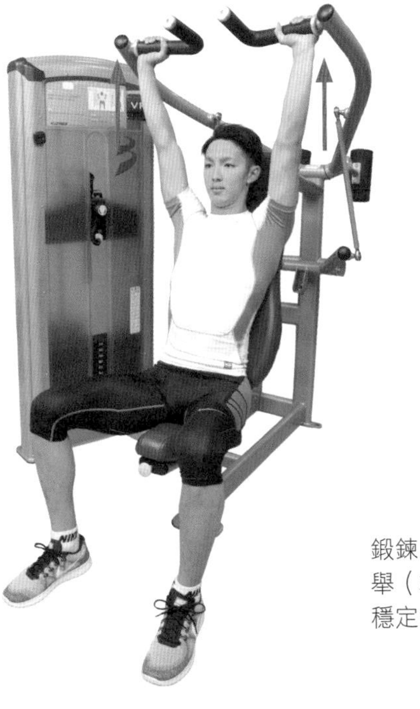

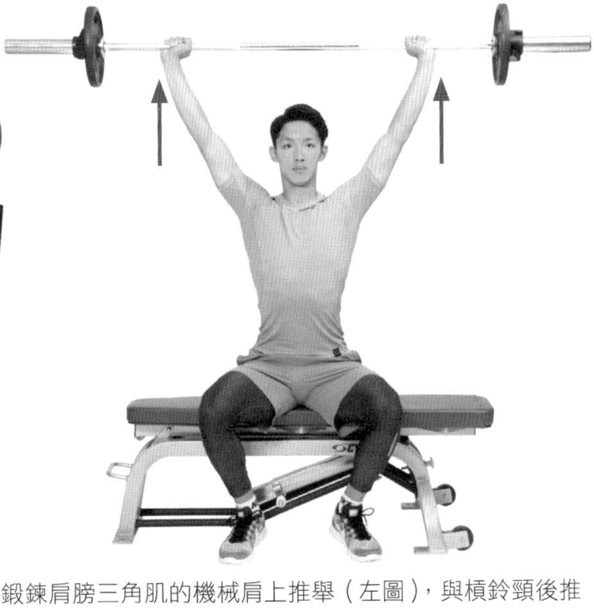

鍛鍊肩膀三角肌的機械肩上推舉（左圖），與槓鈴頸後推舉（右圖）。使用相等的高重量時，選擇機械較能夠維持穩定的動作，安全地挑戰肌肉極限。

重訓種類❹

繩索訓練

能夠持續從四面八方施加負荷

「繩索訓練」也屬於機械訓練的一種，但是本書將使用繩索的機械訓練項目都獨立出來，另闢章節介紹。

繩索訓練與機械訓練一樣能夠輕易調整重量，有助於安全地挑戰肌肉極限。一般繩索機械都能夠變更繩索的起點位置，能夠不受重力的作用方向影響，從四面八方對肌肉持續施加負荷。連自由重量訓練與自體訓練等難以鍛鍊到的部分，都能夠輕易施加負荷。

選擇繩索訓練時，重力對負荷產生的影響力較小，因此**關節可動範圍全區都不容易發生負荷流失的狀況，是非常適合想藉由化學性壓力促進肌肉發達的訓練方式**。

但是反過來說，繩索訓練的動作軌道相當自由，訓練過程中就比較難一直維持正確的姿勢。此外繩索機械也與一般重訓機械一樣，在摩擦力的影響下會使離心收縮時的負荷流失，所以訓練過程若覺得摩擦力較大時，就必須特別留意。

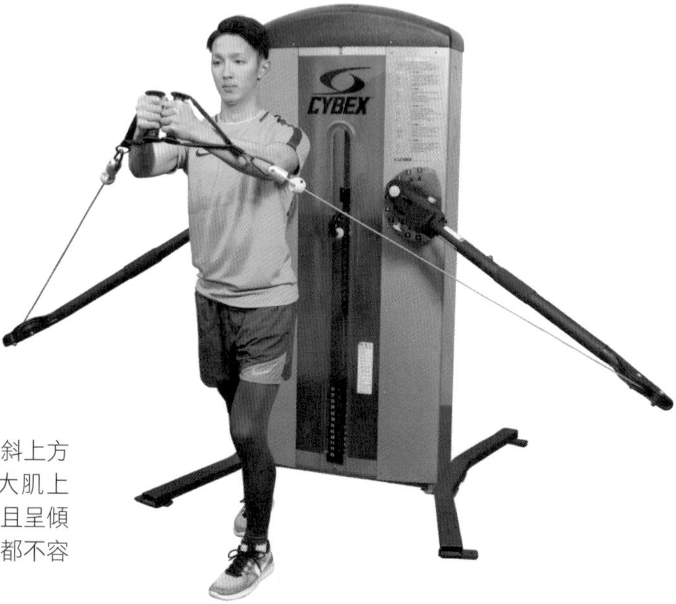

繩索夾胸，將繩索調成往斜上方出力的狀態，以鍛鍊胸大肌上側。由於繩索的起點很遠且呈傾斜，所以一直到最後一步都不容易出現負荷流失。

重訓種類5

自由重量訓練

能夠高重量鍛鍊，增加運動到的肌群

使用槓鈴或啞鈴的「自由重量訓練」堪稱重訓的王道。

熟練之後不僅可以挑戰高重量，也不會像使用機械一樣，在離心收縮時的負荷因摩擦力而流失。

此外自由重量訓練的項**目通常會動用到很多肌群，容易達成相當大的運動量。自由重量訓練會對全身施加大量壓力，有助於刺激賀爾蒙分泌以促進肌肉發達。**

會去健身房前追求高度訓練效果的人，不妨搭配一些自由重量訓練的項目。

但是自由重量訓練的項目沒有固定的動作軌道，較難在訓練過程中維持正確的運動姿勢，所以因為姿勢不正確而效果不彰的情況並不罕見。訓練過程中稍不留意就可能受傷。

一般認為自由重量訓練的項目「適合重訓老手」，但是只要不設定超出能力的重量就不會有危險，女性與重訓新手都可以勇敢嘗試。

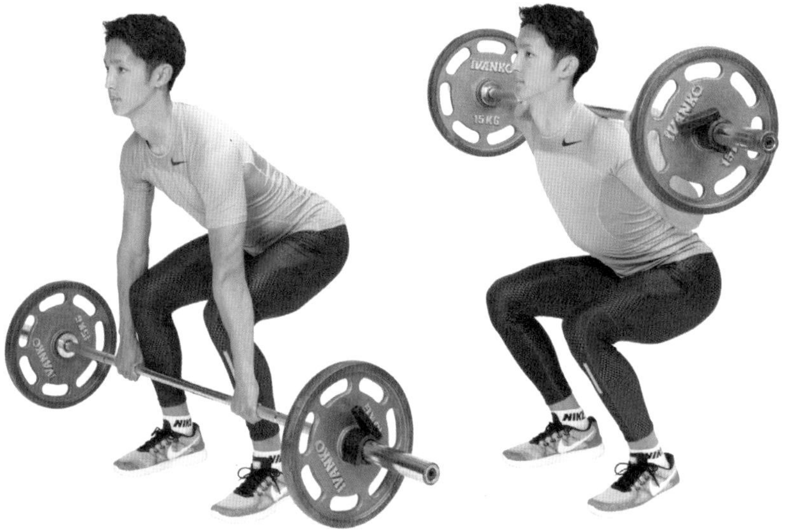

硬舉（左圖）與槓鈴深蹲（右圖）等在站姿下操作高重量的自由重量項目，由於動作軌道相當自由，因此連非目標肌肉群都能夠大量動用。

提高重訓效果的技巧

❶ 區分髖關節動作與體幹動作

「髖關節」位在雙腿的根部，髖關節的動作是指大腿與骨盆間的動態。

「體幹」是指四肢與頭部以外的部分，體幹的動作是指骨盆以上的脊椎部分動態。包括身體往前後左右彎曲或扭轉等等。

髖關節與體幹的動作機制與主動肌完全不同。人體執行各種動作時，多半是由各部位動作混合而成，但是重訓

❷ 控制肩胛骨動作

「肩胛骨」是手臂根部——肩關節的基底，會在肋骨後方以滑動的方式運動。也就是說，能夠驅動手臂的不僅有肩膀，連基底的肩胛骨也能夠獨立驅動手臂。

肩胛骨的動作主要分成「上下」、「左右」與「迴轉」這三種，擺動手臂時的肩關節動作與肩胛骨的動作息息相關，因此**針對肩膀一帶的肌肉進行重訓時，按照目的適度控**

❷ 理解雙關節肌的特性後分頭鍛鍊

肌肉具有「伸展後更容易動用」的性質。要鍛鍊橫跨兩個關節的雙關節肌時，關鍵就在於能否確實運用這個性質。

舉例來說，肱二頭肌就屬於雙關節肌，在彎曲手肘、將手臂往前方擺動（肩關節屈曲）時都會派上用場。因此在執行手臂會擺動至身後的「上斜式啞鈴二頭肌彎舉」時，肱二頭肌會伸得更長，承受的負

時，仍必須依目標仔細確實區分兩者。

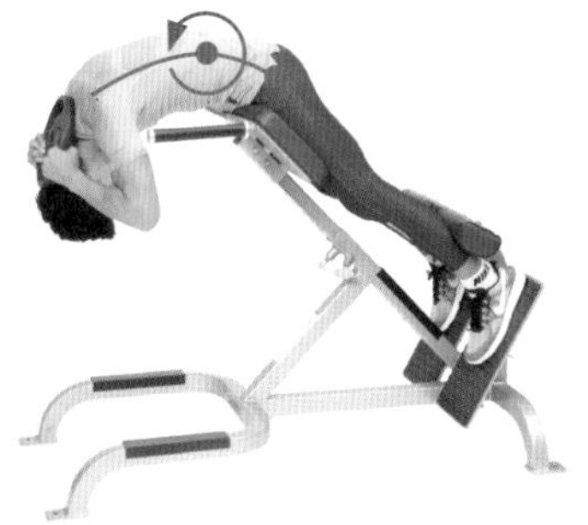

「體幹背部伸展訓練」，藉由拱起脊椎的動作鍛鍊豎脊肌。先固定髖關節後，拱起脊椎將頭部朝下。

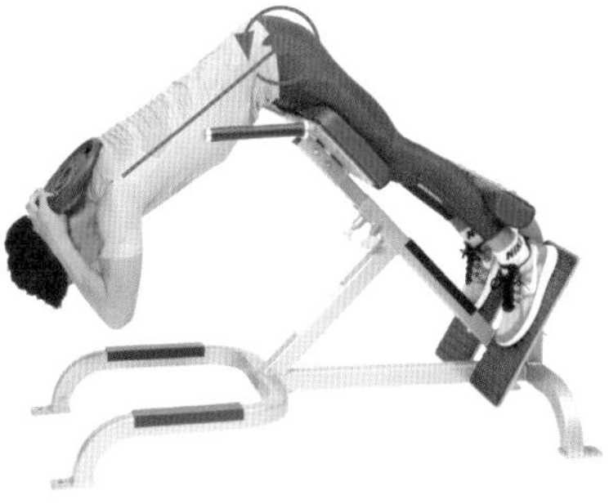

「髖關節背部伸展訓練」，透過髖關節以上的上半身動作，鍛鍊臀大肌與膕繩肌。一開始會先屈曲髖關節後，使上半身朝下。

制肩胛骨的動作（刻意動用或固定肩胛骨），是能夠確實動到所有目標肌肉的重要關鍵。

肩胛骨的動作

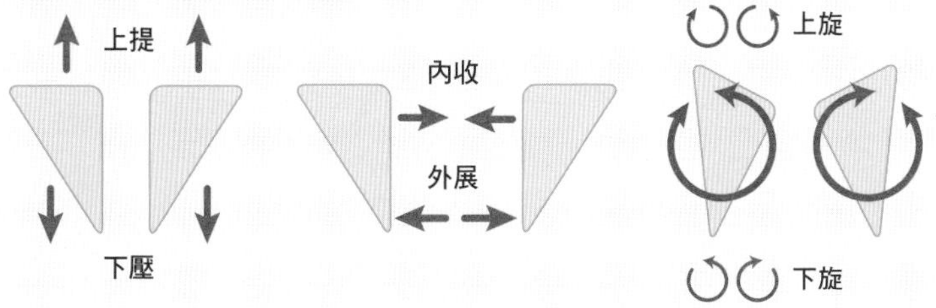

荷大於屬於單關節肌的肱肌與肱橈肌了。

相反的，將手臂往前方運動的「二頭肌機械彎舉」，雖然很難動到肱二頭肌，卻能夠對肱肌與肱橈肌產生相當大的作用。只要像這樣理解雙關節肌的特性，就能夠分頭訓練雙關節肌與單關節肌了。

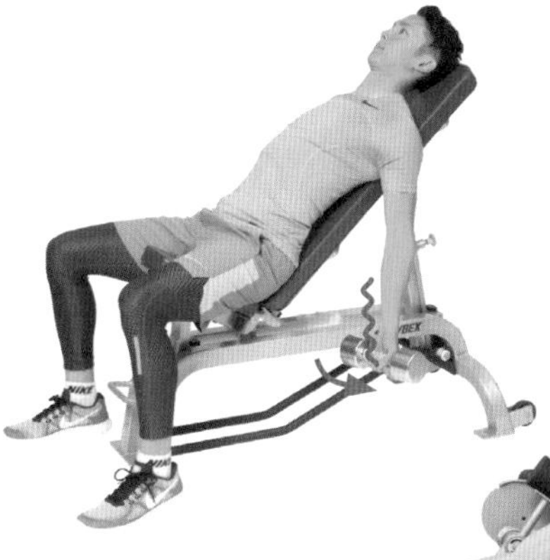

上斜式啞鈴二頭肌彎舉，將手臂往後方擺動，在肱二頭肌伸長的狀態下彎曲手肘，能夠大幅鍛鍊肱二頭肌。

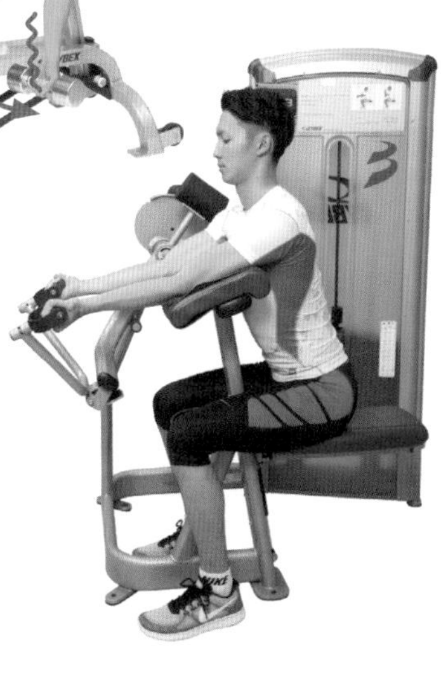

二頭肌機械彎舉，將手臂擺在身前彎曲手肘，能夠大幅鍛鍊屬於單關節肌的肱肌與肱橈肌。

改變對肌肉的刺激

肌肉習慣同樣的刺激後，鍛鍊效果就會變差

本章介紹了各重訓項目的挑選基準，以及各類別的特徵，但是不建議選擇特定的項目後，就長時間專心鍛練這個項目。

持續使用單一項目訓練，就算成功促進肌肉發達，效果也不見得能夠長久。

用單一項目持續給予肌肉相同的刺激，會使肌肉習慣這種刺激，導致肌肉發達的速度逐漸變慢。此外長期執行相同的動作容易厭煩，讓人覺得重訓無趣，所以**為每一處肌肉選擇多種不同的項目，給予不同的刺激會比較有效**。

舉例來說，想藉由自由重量項目鍛鍊胸大肌時，每個月可以改執行一次負荷較不易流失的繩索項目，或是覺得疲勞的日子就改成機械訓練，藉此兼顧安全與刺激的多樣化。

此外每週鍛鍊兩次胸大肌的人，也可以挑選兩種項目交替使用。想要每週一次藉多種項目鍛鍊胸大肌的人，也可以定期調整重訓菜單或實施順序，同樣有助於避免肌肉習慣相同的刺激。

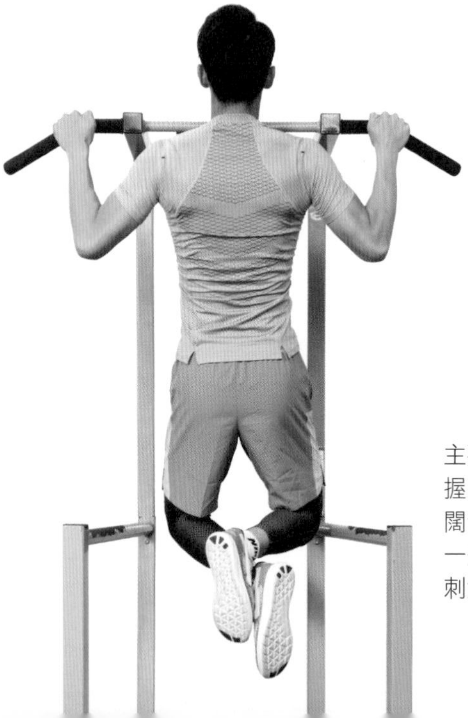

主要鍛鍊闊背肌側邊的寬握引體向上。同樣是鍛鍊闊背肌側邊的項目，但是一般機械與繩索機帶來的刺激並不相同。

第 1 章

鍛鍊
胸部

鍛鍊胸部時，可以將形成厚實胸膛的胸大肌，分成整體與上部來進行。各類別都有豐富的胸部鍛鍊項目，所以請選擇適合自己的項目吧。

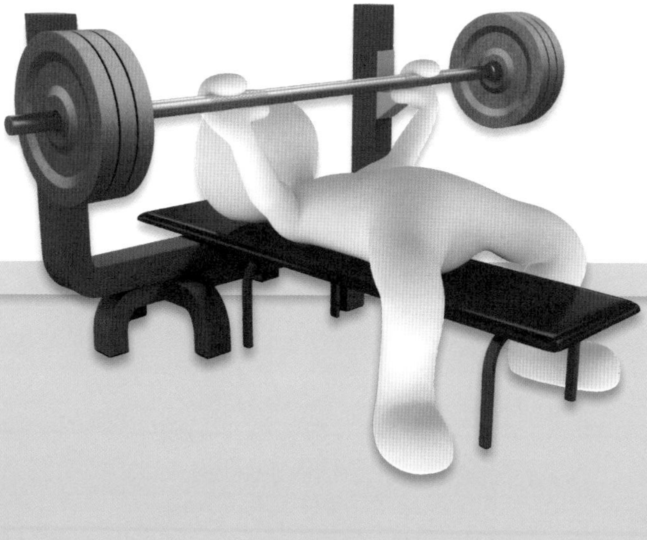

胸大肌

大致上分成推舉類與飛鳥類，能夠對伸張狀態的整體肌肉產生相當大的負荷

胸大肌項目會對將手臂水平擺往前方的肩關節水平內收動作施加負荷

肩關節水平內收

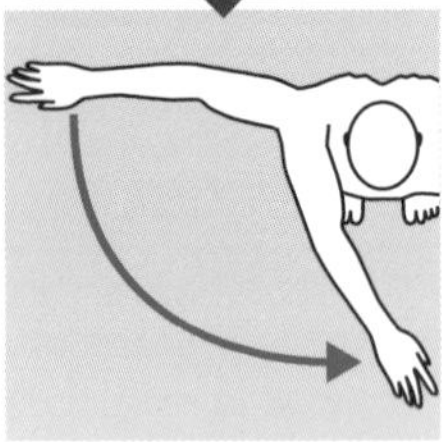

胸大肌的主要作用

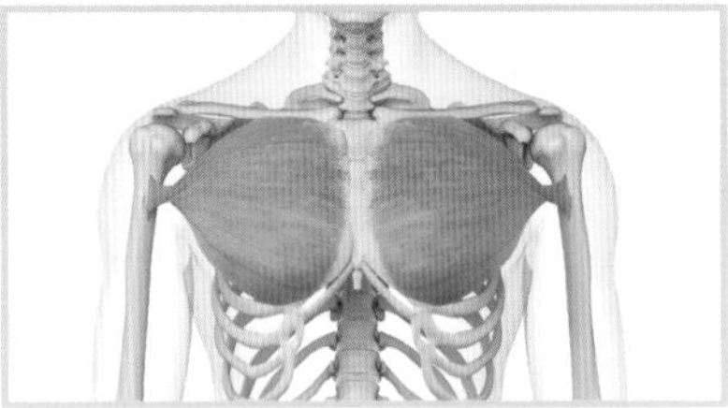

胸大肌的重訓項目主要分成「推舉類」與「飛鳥類」，會對呈伸張狀態的整體肌肉施加高負荷。相反的，肌肉縮短時有負荷流失的傾向。機械胸飛鳥與啞鈴飛鳥雖然同屬飛鳥類的項目，但是胸飛鳥連肌肉縮短時的負荷都很紮實，啞鈴飛鳥則容易流失。相反的，啞鈴飛鳥的伸展效果以及肌肉伸長時所施加的負荷較高。

胸大肌 項目一覽與選擇基準

▼項目名稱 ▶選擇基準	運動量	負荷流失的難易度	伸張狀態時的負荷	伸展效果	運動方式難易度	居家執行難易度
自體重量 寬距伏地挺身 ➡p.37	中	▲	偏強	中	普通	○
機械 胸推 ➡p.38	偏大	▲	偏強	偏低	簡單	×
機械 胸飛鳥 ➡p.39	中	○	中	中	簡單	×
繩索 繩索夾胸 ➡p.40	偏小	○	中	偏高	普通	×
繩索 單臂繩索夾胸 ➡p.40	偏小	○	中	偏高	普通	×
自由重量 啞鈴飛鳥 ➡p.41	中	×	強	高	偏難	▲
自由重量 啞鈴推舉 ➡p.42	偏大	▲	偏強	高	偏難	▲
自由重量 仰臥推舉 ➡p.44	偏大	▲	偏強	中	偏難	×

※居家進行啞鈴飛鳥與啞鈴推舉的方法，請參照 p.52。

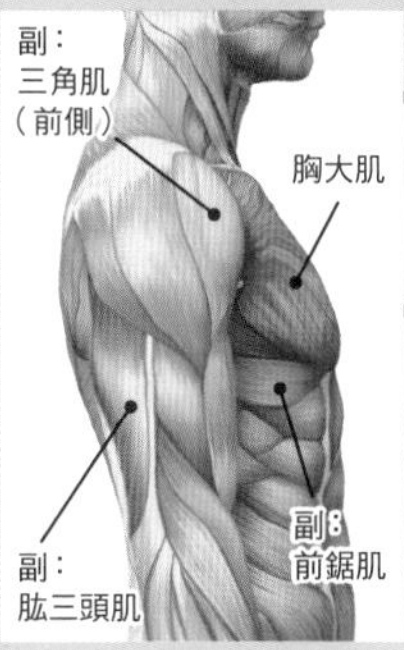
副：
三角肌
（前側）
胸大肌
副：
前鋸肌
副：
肱三頭肌

胸大肌項目 1

自體訓練

寬距伏地挺身

加寬雙手間距以增加胸大肌負荷的伏地挺身

以較寬的雙臂間距，針對胸大肌鍛鍊的自體重量訓練。搭配伏地挺身器的話，能夠在更寬的可動範圍下，挑戰胸大肌極限。

EASY

雙膝著地進行

覺得此項目很困難的人，可以雙膝著地降低負荷。

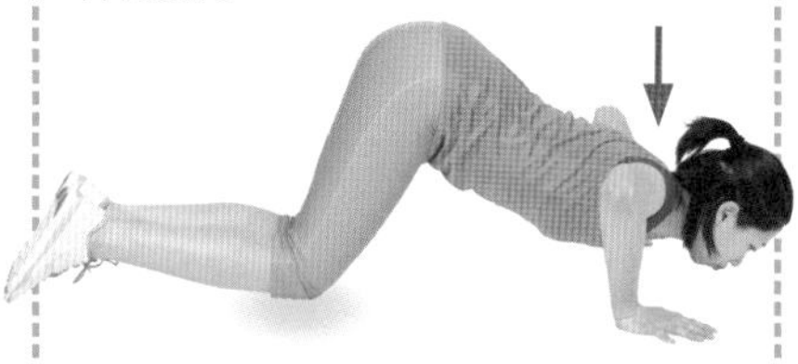

1 做出伏地挺身的姿勢，雙臂間距要大於肩寬。這時全身要保持一直線。

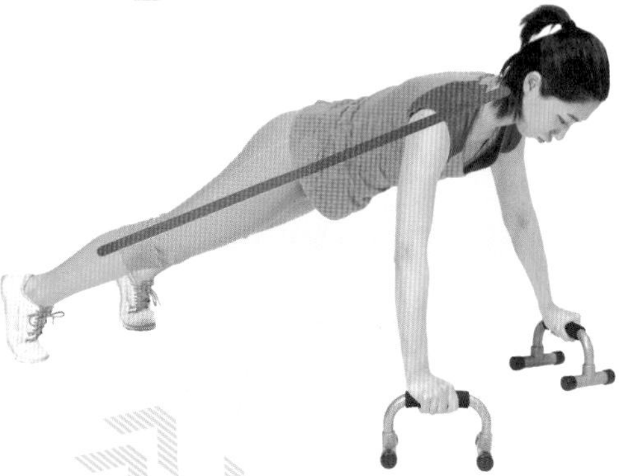

2 挺胸夾背，彎起手肘讓上半身往下沉，接著重新伸直手肘恢復 1 的姿勢。全程身體要保持一直線。

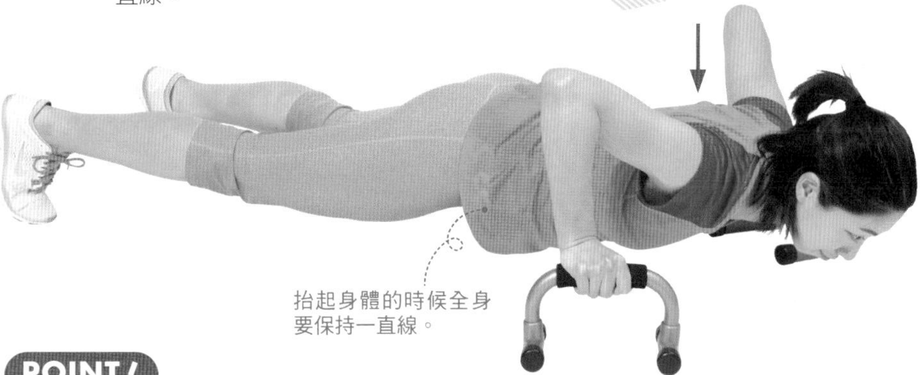

抬起身體的時候全身要保持一直線。

POINT!

挺胸，讓上半身下沉

挺胸讓上半身下沉時，胸大肌會伸展開。搭配伏地挺身器的話，肩關節水平內收的可動範圍就更寬，能夠對胸大肌施加更重的負荷。

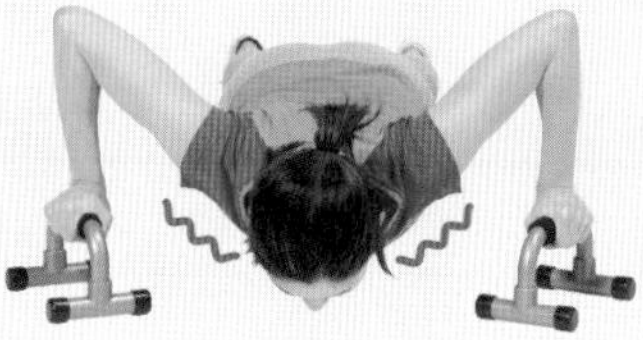

胸大肌項目 2　　機械

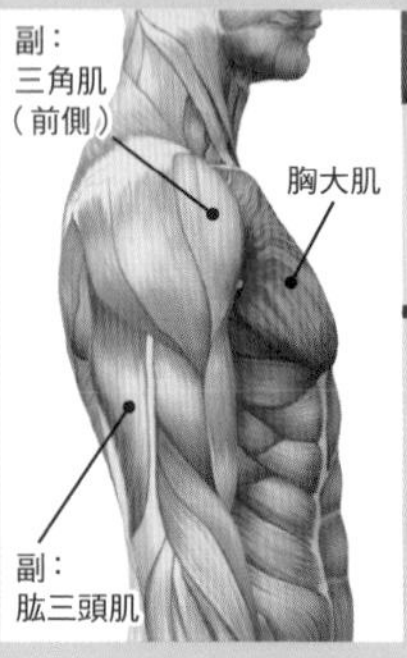

胸推

手臂軌道穩定，能夠輕易對胸大肌產生效果

運動量與伸張狀態時的負荷都很大，有助於促進肌肉發達。
連重訓新手也能夠安全追求高負荷的優良胸大肌訓練項目。

1 握住把手的外側，挺胸將手肘往後拉，使胸大肌伸展開來。這裡的關鍵在於把手的位置，必須設定在就算手肘向後拉，負荷也不會流失的位置。

2 挺胸夾背，並維持這個狀態將把手往前推。把手的軌道固定，因此能夠順利地將手臂往前擺動（肩關節水平內收），直接運動到胸大肌。

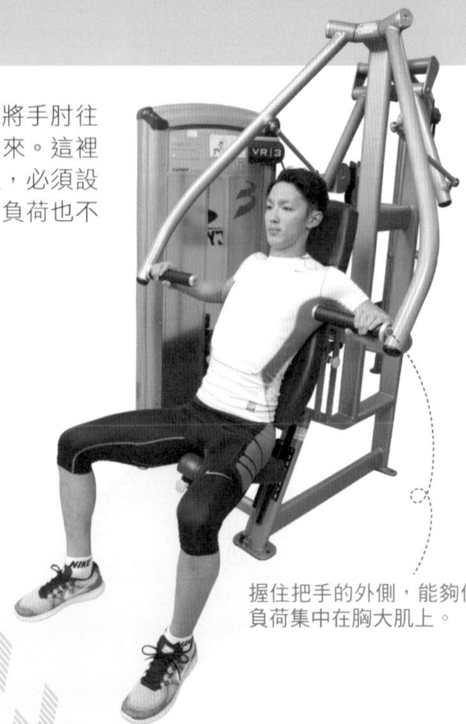

握住把手的外側，能夠使負荷集中在胸大肌上。

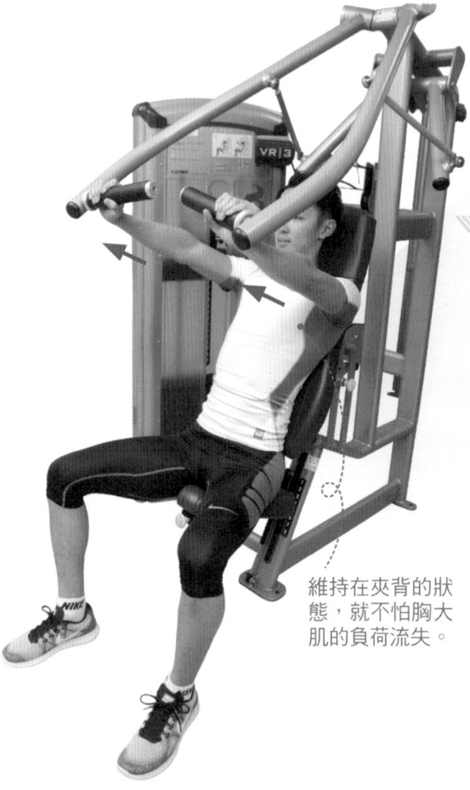

維持在夾背的狀態，就不怕胸大肌的負荷流失。

POINT!

調整座椅高度，使手臂稍微低於肩膀

握著把手的手臂稍微低於肩膀的話，手臂從側邊往前方擺動時，運動到的肌肉就以胸大肌為主。

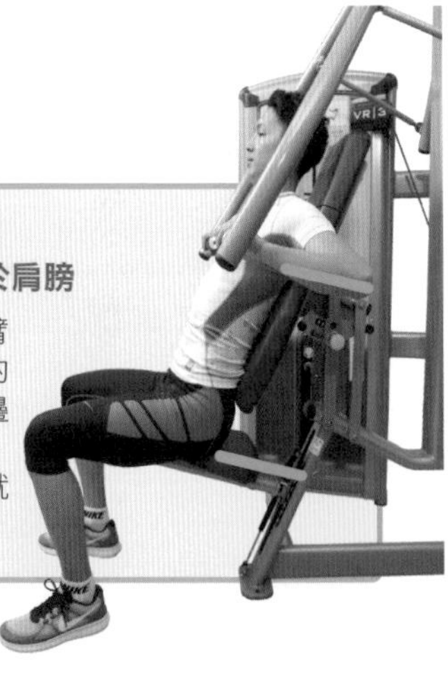

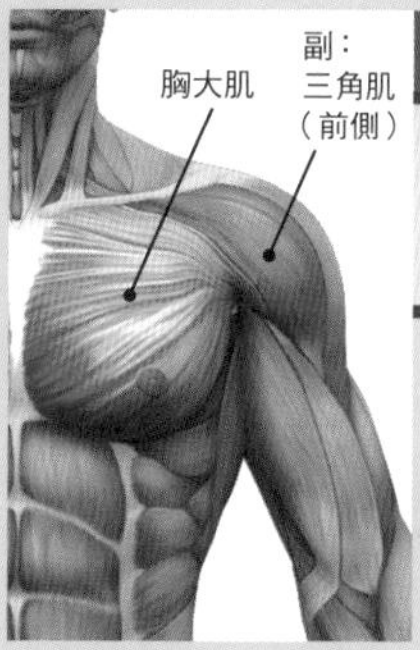

胸大肌項目3

機械

胸飛鳥

從頭到尾都不怕負荷流失，能夠持續刺激胸大肌

就連雙臂內夾的結束動作，都不容易發生負荷流失。
這些刺激主要帶來化學性壓力，有助於促進肌肉發達。

1 握住把手，挺胸夾背，接著雙臂左右張開伸展胸大肌。這裡的關鍵在於，要將把手設定在張開雙臂時，負荷不會流失的位置。

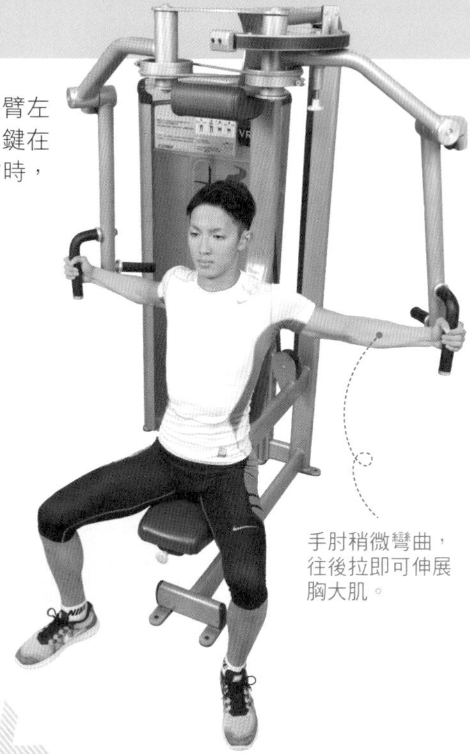

手肘稍微彎曲，往後拉即可伸展胸大肌。

2 維持在稍微彎曲手肘的狀態，將左右側的把手往內拉。這時手肘過彎會使肩膀可動範圍變窄，對胸大肌施加的負荷也會降低。

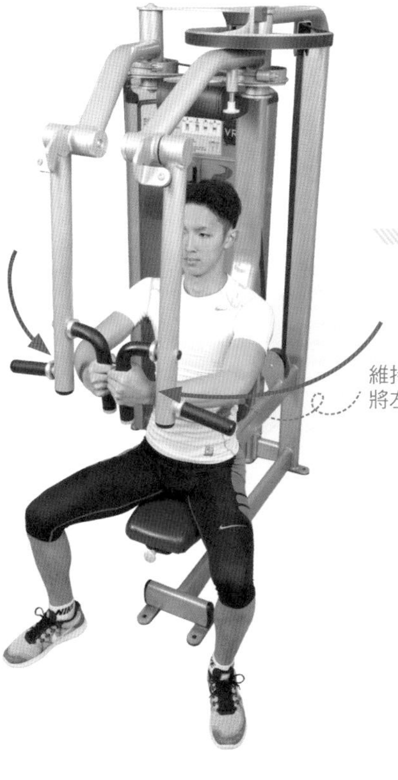

維持手肘稍微彎曲的狀態，將左右把手往內側拉。

POINT!

維持雙手合起的狀態 1～2 秒

此項目的負荷不易流失，雙手合起的結束狀態要維持 1～2 秒，才能徹底運用這個優勢，對胸大肌施加負荷。

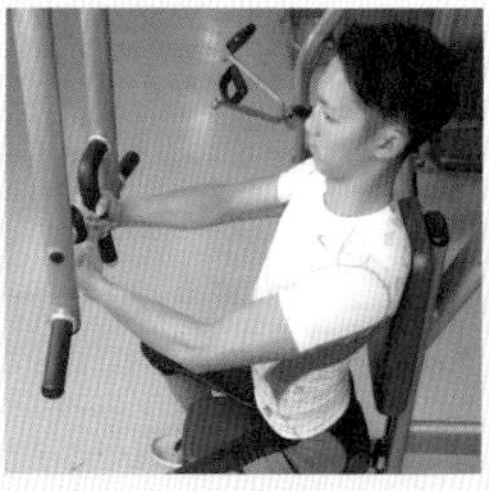

胸大肌項目 4

繩索

繩索夾胸

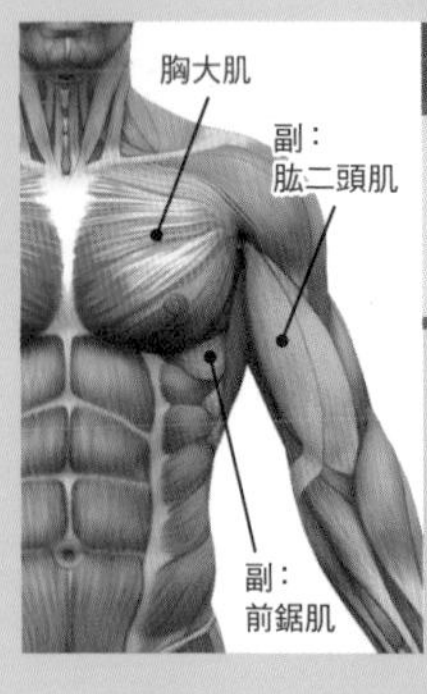

負荷不易流失，伸展效果佳

肩胛骨的動作很自由，讓肩關節的可動範圍更廣。
雖然能夠操作的重量較低，但是從頭到尾負荷都不易流失。

1

將繩索起點設在左右相離甚遠的高處，握住把手後，挺胸夾背，同時以手肘微彎的狀態往身後拉，藉此將胸大肌伸展開。這裡的關鍵在於站位，請站在將手肘大幅往後拉時，負荷也不易流失的位置。

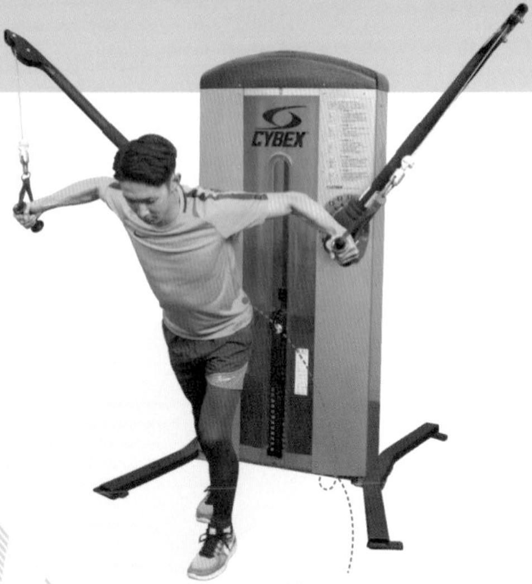

雙腿一前一後，上半身往前傾。

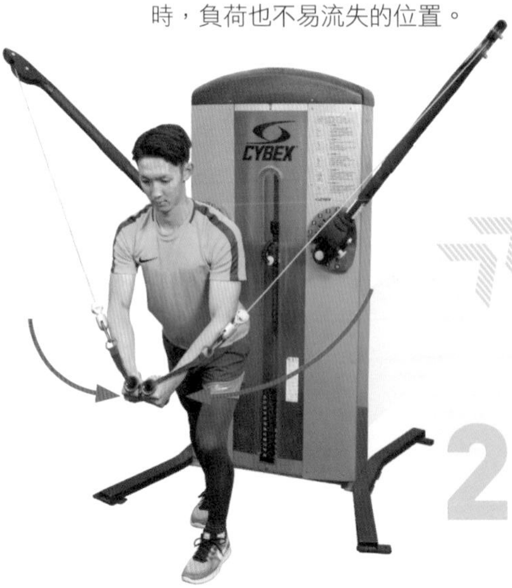

2

維持在稍微彎曲手肘的狀態，將左右手往胸前拉動，並在結束動作時維持 1 ～ 2 秒，如此一來，就能夠徹底活用此項目負荷不易流失的優點，進一步刺激胸大肌。

延伸版本

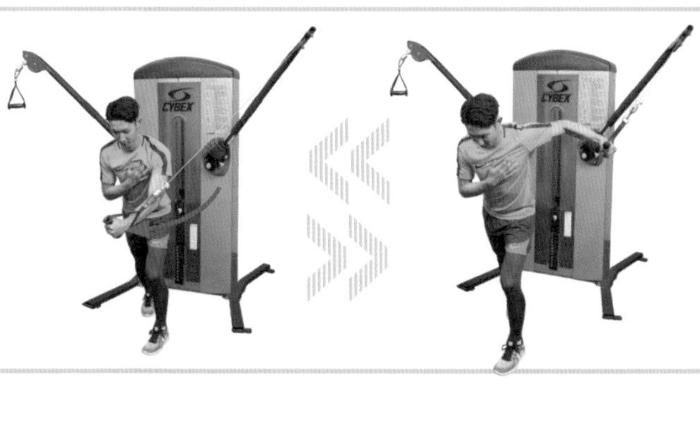

單臂繩索夾胸

單手進行時，手臂能夠擺動至比雙手時更遠的位置，使胸大肌呈現更強力的收縮。操作時可以將空下來的這手擺在胸前，邊確認胸大肌的收縮狀態。

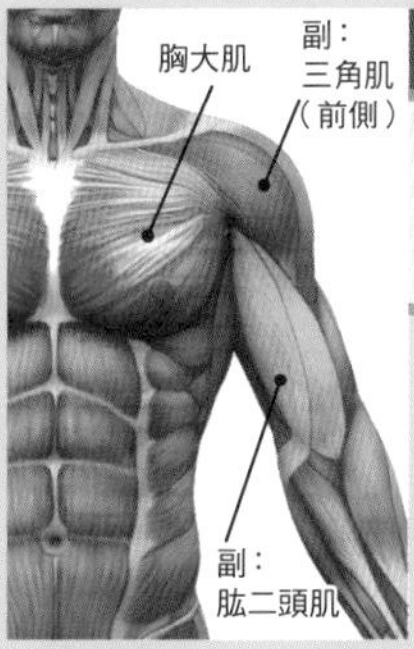

胸大肌項目5

自由重量

啞鈴飛鳥

伸張狀態時的負荷，與伸展效果都很好

在胸大肌伸展開時的起始動作，就開始施加高負荷的項目。雖然有著負荷容易流失的缺點，但是伸展效果很好。

NG

手肘過度彎曲

雙臂張開時，手肘過度彎曲的話，就會變成推舉類的動作。如果想要挑戰肌肉極限，可以維持手肘微彎的狀態並增加次數。

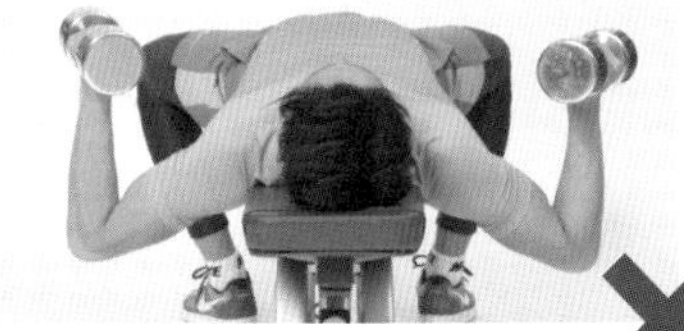

3

保持夾背，在手肘微彎的狀態下合起雙臂，恢復1的姿勢。左右手的啞鈴不要碰在一起，避免負荷流失。

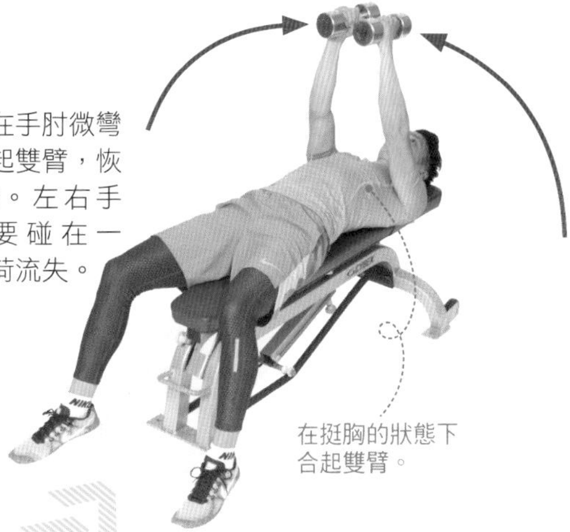

在挺胸的狀態下合起雙臂。

2

保持夾背，在手肘微彎的狀態下將雙臂展開至身體正側邊，徹底伸展胸大肌。這個姿勢就是所謂的伸張狀態。

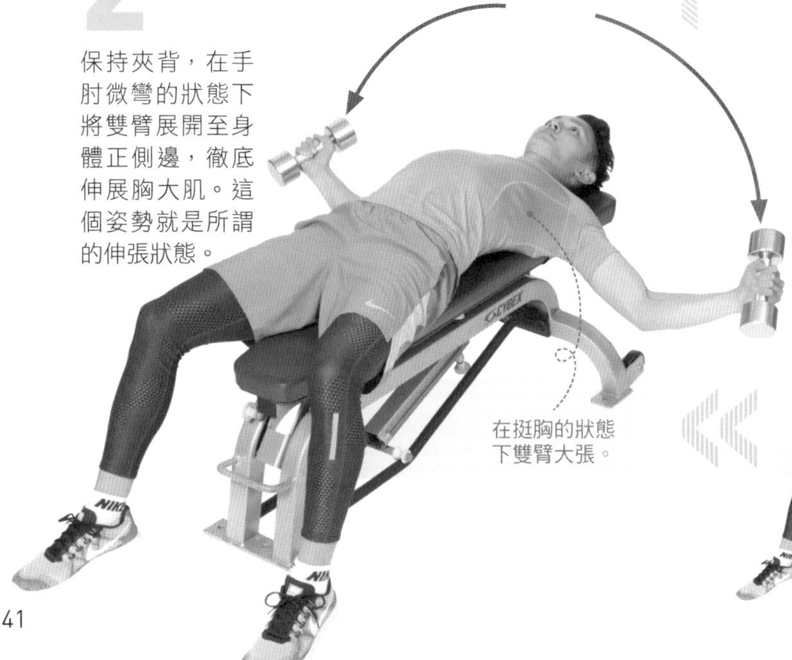

在挺胸的狀態下雙臂大張。

1

持著啞鈴仰躺在健身椅上，挺胸夾背，將左右手的啞鈴都舉到肩膀上方。

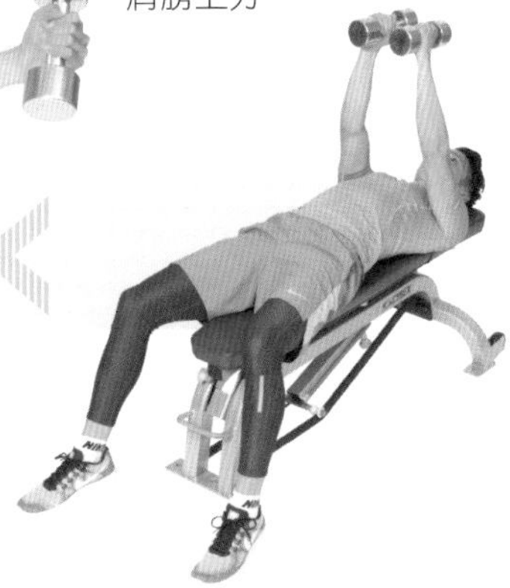

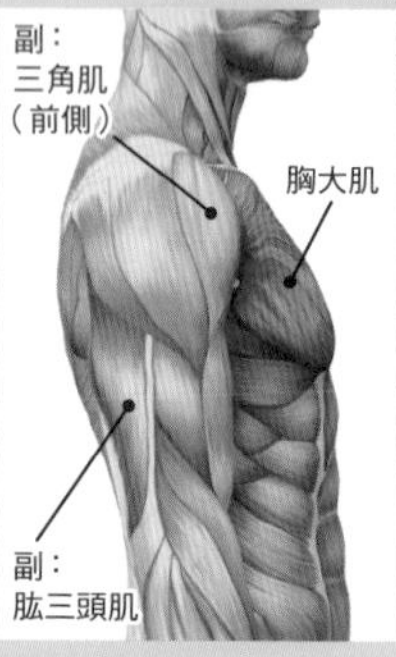

啞鈴推舉

可動範圍寬，綜合效果高

較難維持正確的姿勢，但是運動量大且伸展效果很好。由於是在伸張狀態下施加強力負荷，因此能夠輕易產生促進肌肉發達的損傷。

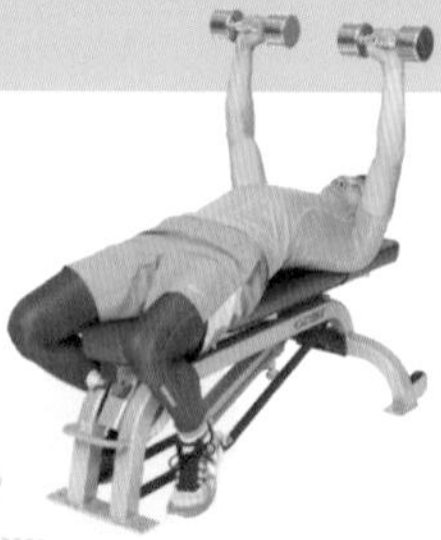

1 手持啞鈴仰躺在健身椅上，挺胸夾背，接著將左右手的啞鈴都舉到肩膀上方，形成筆直的橫線。

將啞鈴舉在略低於乳頭的位置（稍微偏向肚臍）。

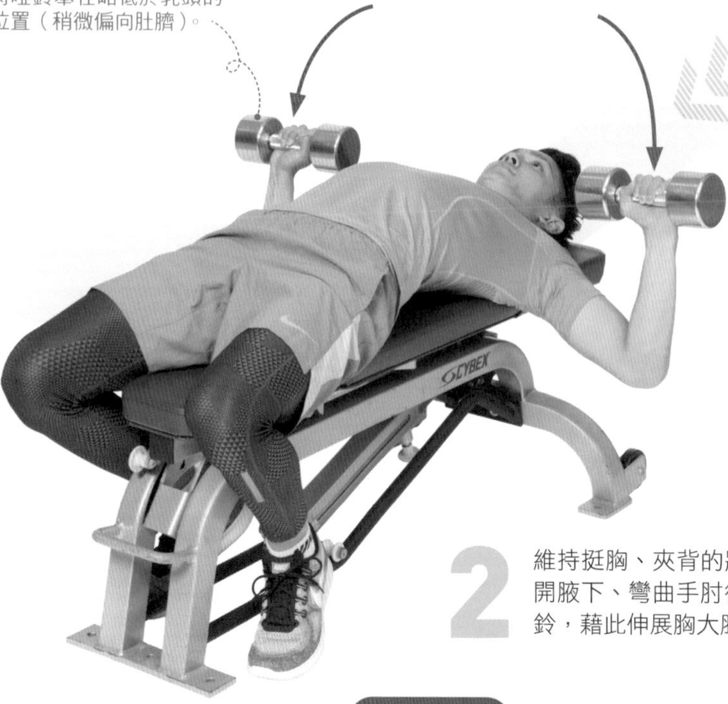

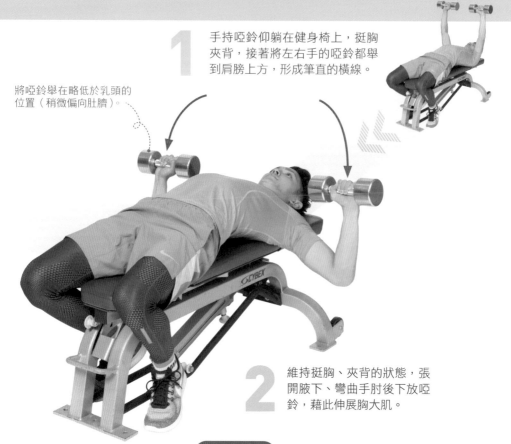

2 維持挺胸、夾背的狀態，張開腋下、彎曲手肘後下放啞鈴，藉此伸展胸大肌。

POINT!

手肘深深下放，徹底伸展胸大肌

這與槓鈴不同，沒有抵在胸口的橫桿，因此可以將手肘深深下放，盡情伸展胸大肌。

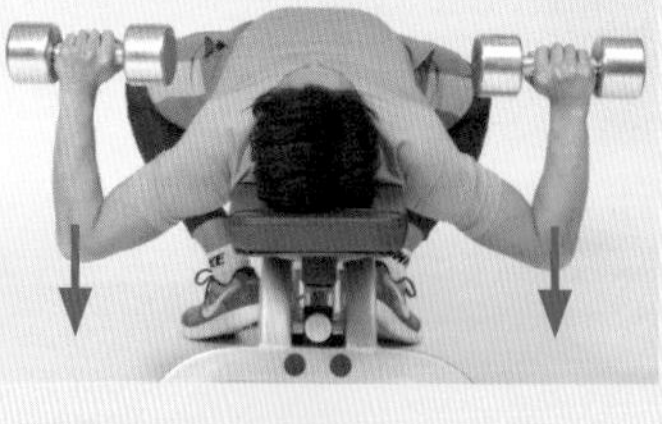

POINT!

維持夾背的狀態舉起啞鈴

維持夾背的狀態時，胸大肌的負荷就不易流失。肩胛骨張開的話，肩膀就會往前挺，降低對胸大肌施加的負荷，所以 NG。

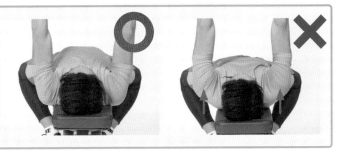

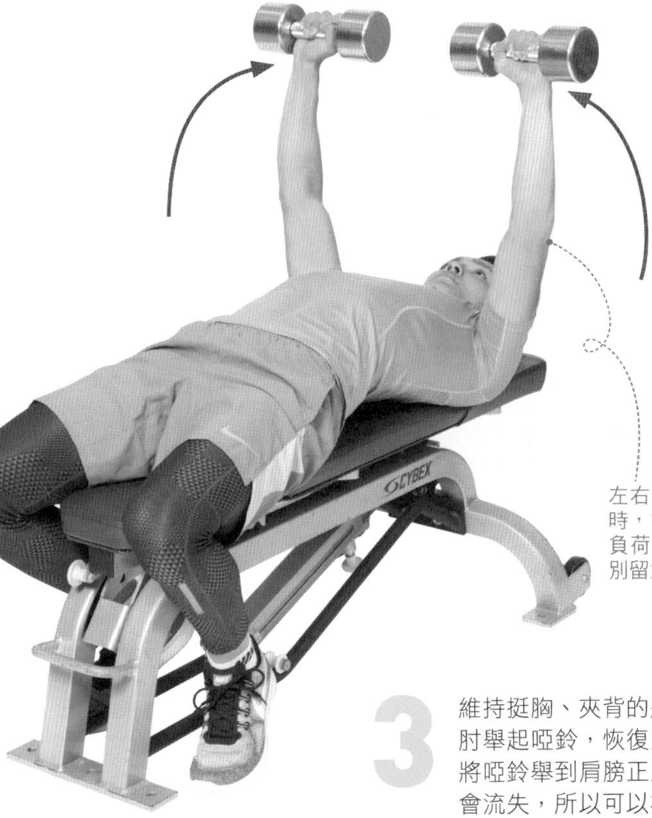

左右手的啞鈴太靠近時，對胸大肌施加的負荷就會流失，要特別留意。

3 維持挺胸、夾背的狀態，伸直手肘舉起啞鈴，恢復至 1 的姿勢。將啞鈴舉到肩膀正上方時負荷就會流失，所以可以在完全打直之前，多重複幾次舉起的動作。

POINT!

維持夾背的狀態，張開腋下、將手肘往後拉

維持夾背的狀態，張開腋下、將手肘往後拉，彷彿要將啞鈴拉來乳頭附近一樣。如此一來，就能夠確實伸展胸大肌。

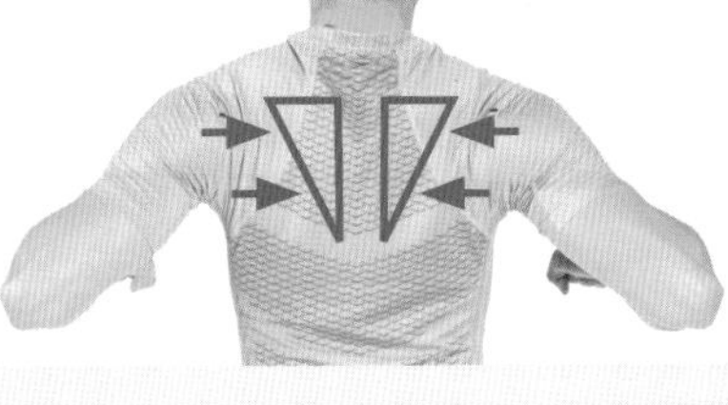

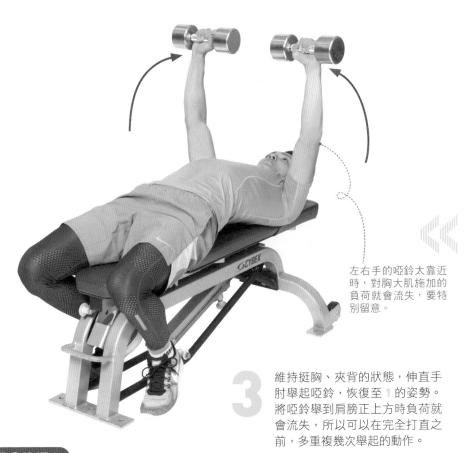

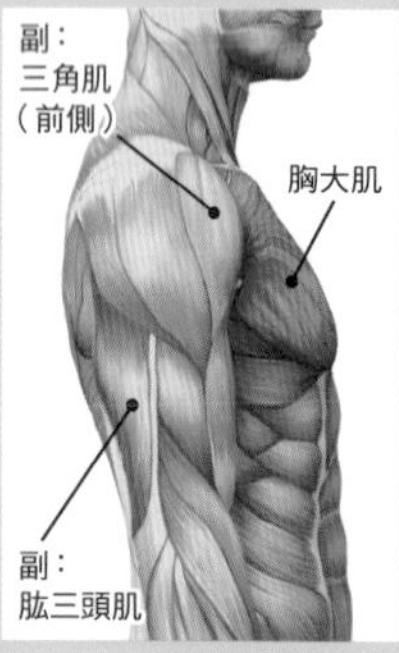
副：
三角肌
（前側）
胸大肌
副：
肱三頭肌

仰臥推舉

藉高重量刺激胸大肌的經典項目

姿勢稍難，但是重量很大，能夠帶來相當大的運動量。對胸大肌賦予劇烈負荷的同時，還可鍛鍊三角肌前側與肱三頭肌。

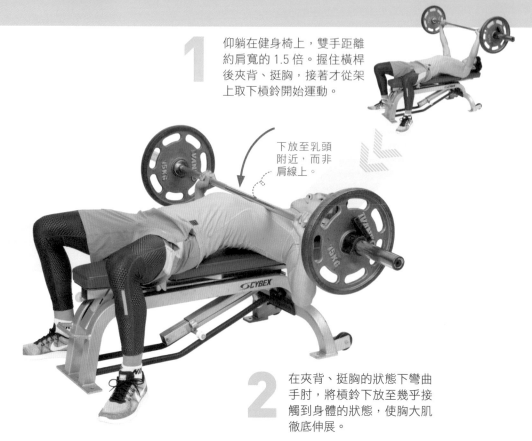

1 仰躺在健身椅上，雙手距離約肩寬的 1.5 倍。握住橫桿後夾背、挺胸，接著才從架上取下槓鈴開始運動。

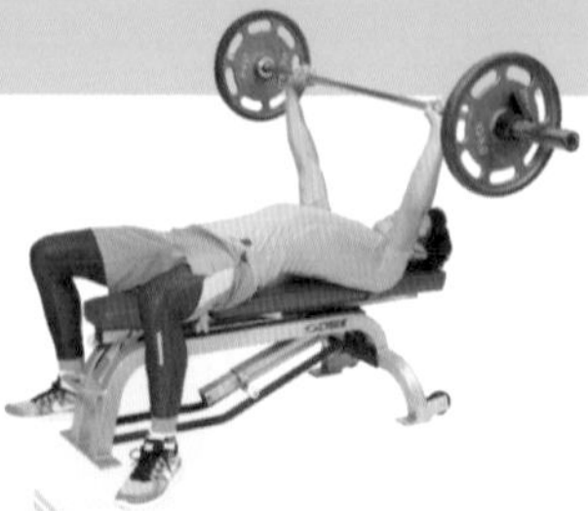

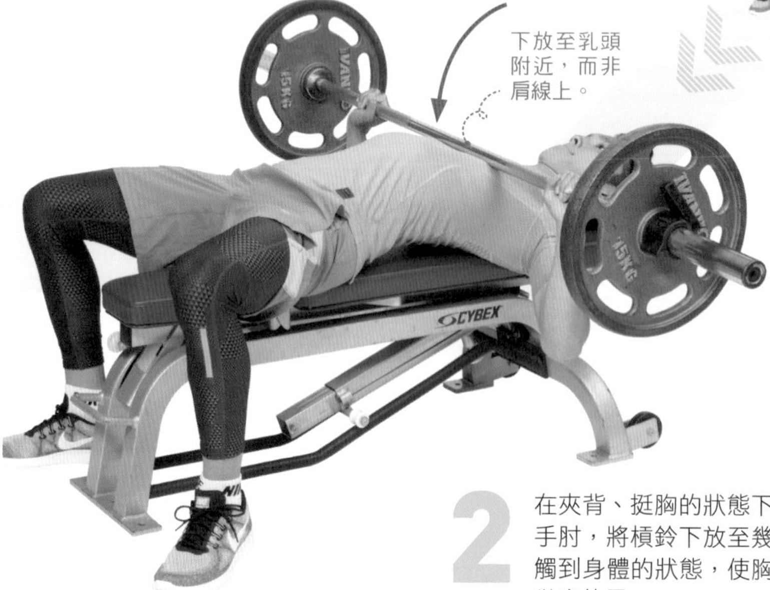
下放至乳頭附近，而非肩線上。

2 在夾背、挺胸的狀態下彎曲手肘，將槓鈴下放至幾乎接觸到身體的狀態，使胸大肌徹底伸展。

NG

臀部懸空

臀部離開健身椅的話，可動範圍就會變窄。請各位明白，這麼做雖然能夠舉起高重量，卻無助於強化肌力。

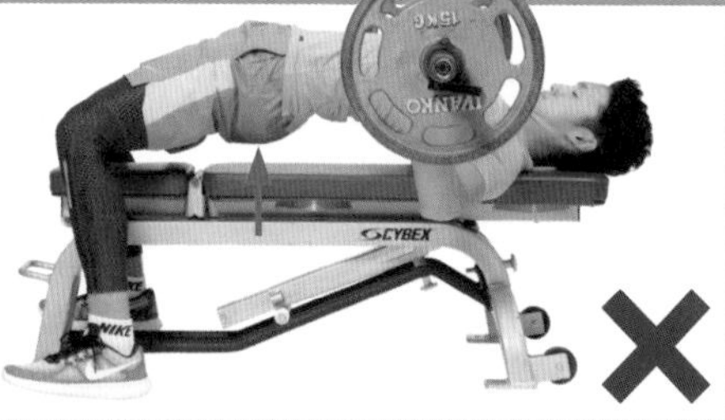

POINT!

將橫桿擺在前臂的延長線上

將橫桿握在前臂的延長線，手腕彎曲的話橫桿就會脫離這個位置，造成手腕受傷，應特別留意。

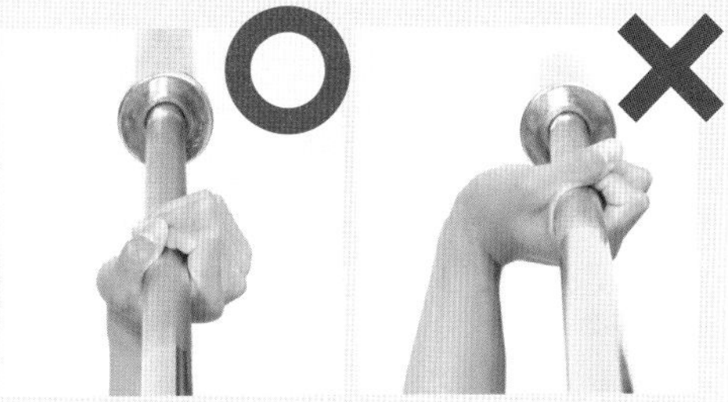

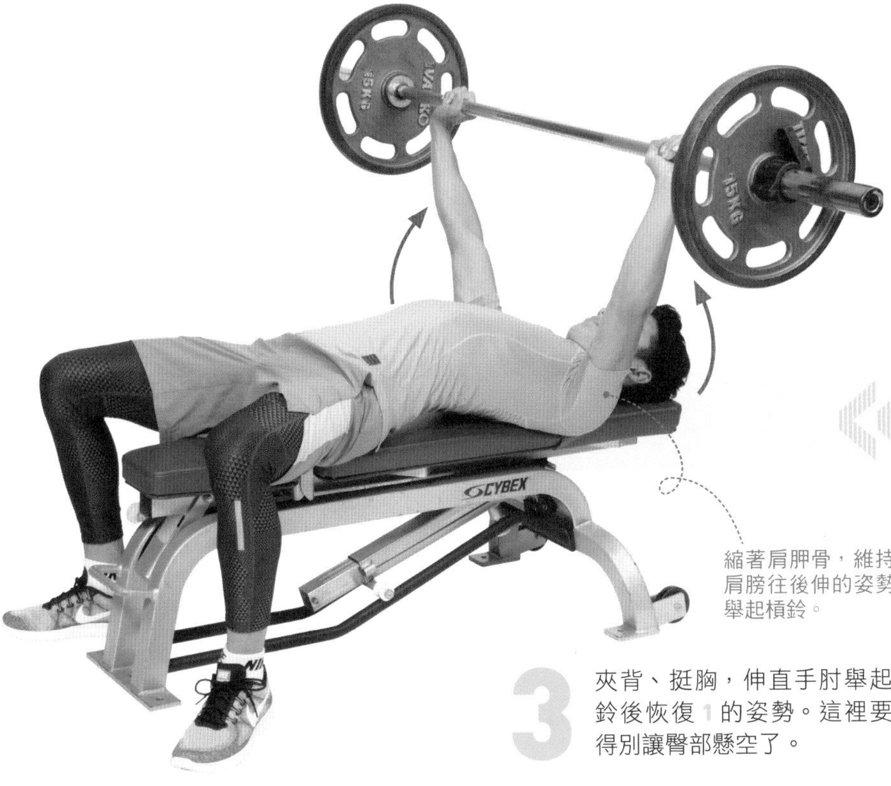

3 夾背、挺胸，伸直手肘舉起槓鈴後恢復 1 的姿勢。這裡要記得別讓臀部懸空了。

POINT!

將橫桿下放到比乳頭低一點的位置

橫桿高於乳頭的話，腋下就會張得太開，讓手肘與身體相距過遠，動作會變得很不自然。將橫桿下放至比乳頭低一點的位置時，就能夠自然運用到胸大肌。

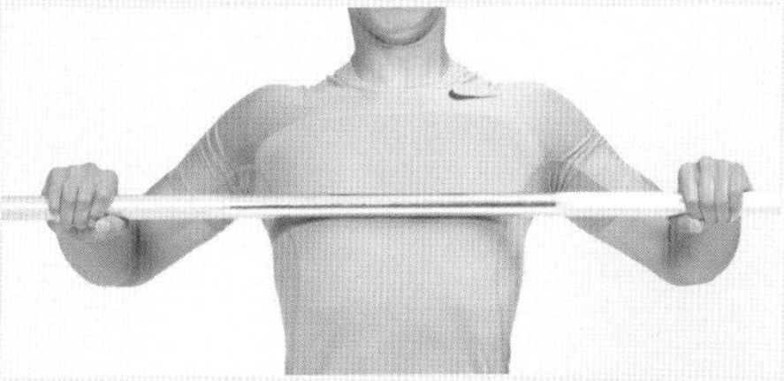

胸大肌（上部）

將手臂往斜上方擺動，能夠集中鍛鍊胸大肌的上部。

【會對朝著斜上方的水平內收施加負荷，能夠集中鍛鍊胸大肌的上部】

胸大肌（上部）的主要作用

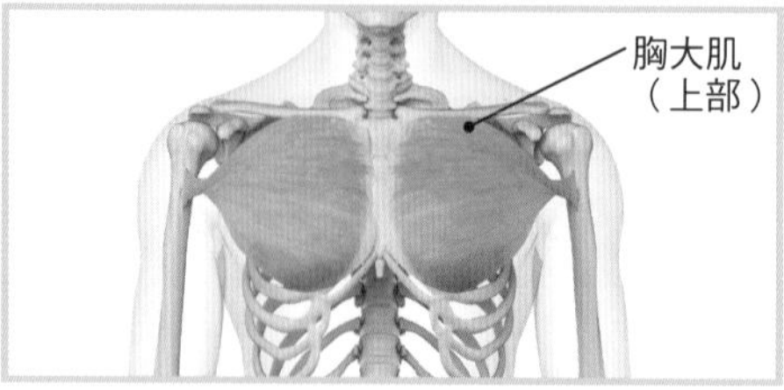

肩關節 水平內收（斜上方）

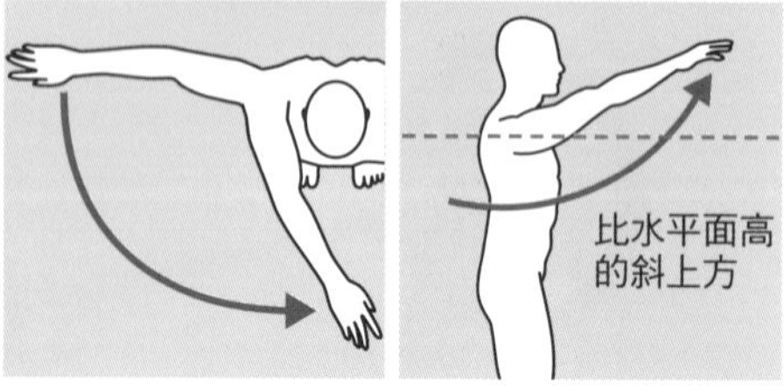

一般鍛鍊胸大肌的項目，對上部肌纖維的刺激較弱，因此想強化胸部上側肌肉的人，可以選擇這類針對胸大肌上部的項目。本頁各項目的評價都是指針對胸大肌的效果，其中下斜寬距伏地挺身是受到頭部阻礙，才會使可動範圍較為狹窄，伸展效果較低。

這裡所有項目都一樣，上半身設定角度愈高，對三角肌前側的貢獻就愈高；上半身角度愈低，對胸大肌中部的貢獻就愈高，因此將上半身設定在「能讓胸大肌上部確實伸展、收縮的角度」，就是這系列項目的一大重點。

胸大肌（上部） 項目一覽與選擇基準

項目名稱 ＼ 選擇基準		運動量	負荷流失的難易度	伸張狀態時的負荷	伸展效果	運動方式難易度	居家執行難易度
自體重量 下斜寬距伏地挺身	➡p.47	中	▲	偏弱	低	普通	○
機械 史密斯機上斜臥推	➡p.48	中	▲	偏弱	中	偏簡單	×
繩索 繩索夾胸（斜上方）	➡p.49	偏小	○	中	偏高	普通	×
自由重量 上斜啞鈴臥推	➡p.50	中	▲	偏強	高	偏難	×

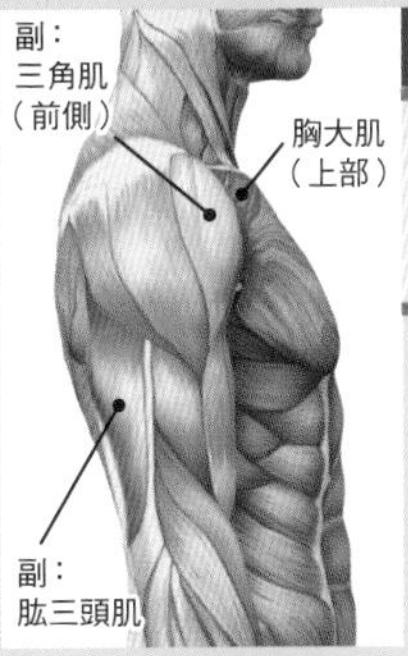
副：
三角肌
（前側）
胸大肌
（上部）
副：
肱三頭肌

胸大肌（上部）項目1

自體重量

下斜寬距伏地挺身

抬高腿部可在增加負荷之餘，對胸大肌上部產生效果

這個項目的優點，在於自體重量帶來的負荷，比一般伏地挺身還要高，此外還能夠提高對胸大肌上部的貢獻度。

1 將腳尖抵在椅子上，雙手寬度與肩膀同寬，擺出伏地挺身的姿勢。這時全身要維持一直線。

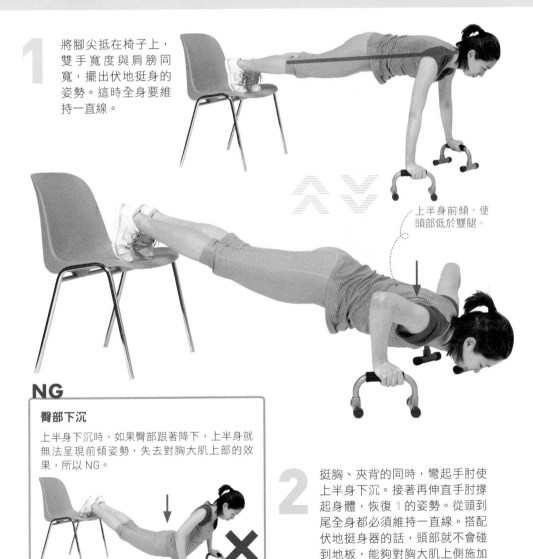

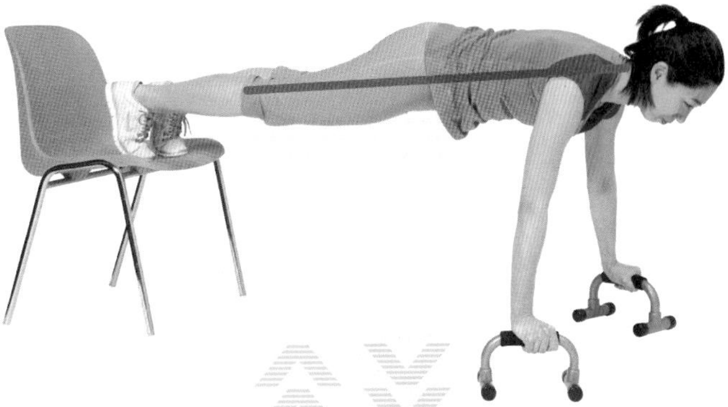

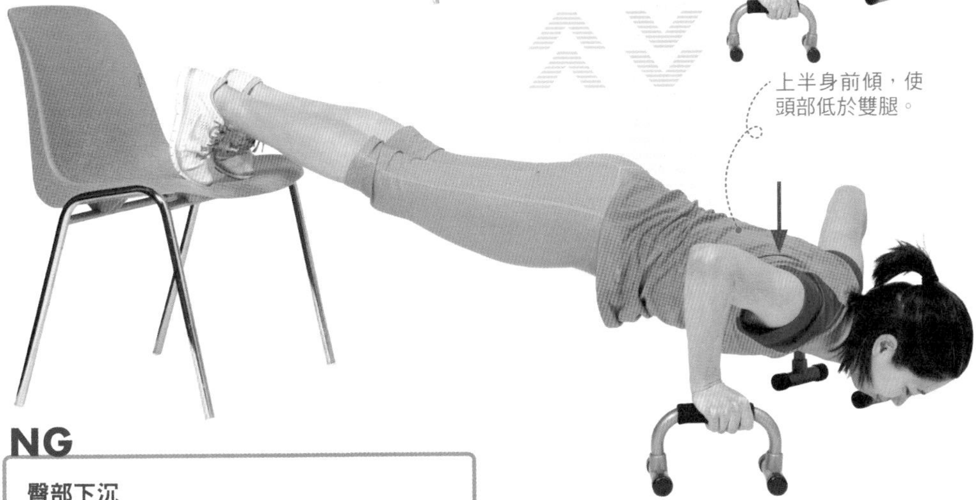
上半身前傾，使頭部低於雙腿。

NG

臀部下沉

上半身下沉時，如果臀部跟著降下，上半身就無法呈現前傾姿勢，失去對胸大肌上部的效果，所以 NG。

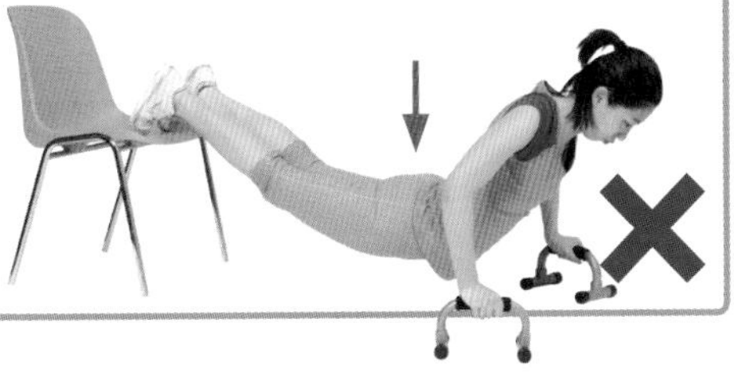

2 挺胸、夾背的同時，彎起手肘使上半身下沉。接著再伸直手肘撐起身體，恢復 1 的姿勢。從頭到尾全身都必須維持一直線。搭配伏地挺身器的話，頭部就不會碰到地板，能夠對胸大肌上側施加更大的負荷。

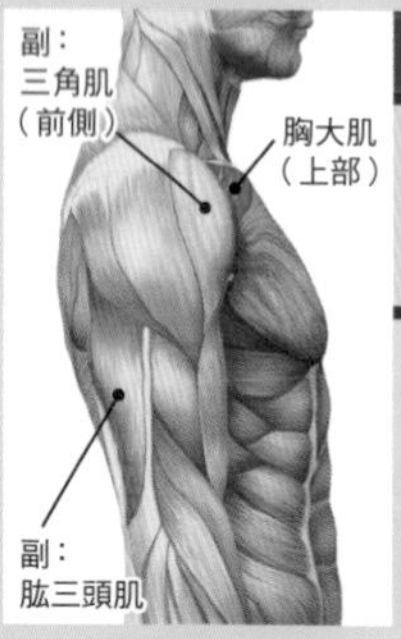
副：
三角肌
（前側）
胸大肌
（上部）
副：
肱三頭肌

胸大肌（上部）項目2

機械

史密斯機上斜臥推

上半身往後傾，以訓練胸大肌上部的臥推

適合藉高重量對伸張狀態下的肌肉施加強力負荷，缺點是摩擦力的影響會使離心收縮時的負荷有所流失。

POINT!

將橫桿下放至鎖骨附近

將橫桿下放至鎖骨附近，胸大肌上部的肌纖維走向就會與動作方向一致。想要調整橫桿的下放位置，只要將健身椅前後調整即可。

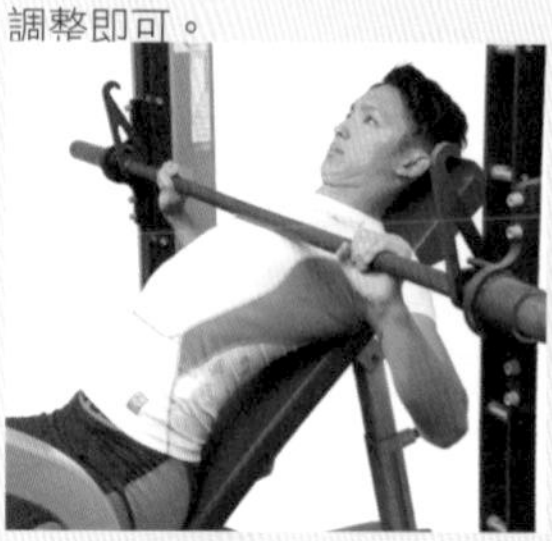

1 將健身椅的椅背設定為 45 度角左右，握住橫桿的雙手距離為肩寬的 1.5 倍。接著夾背、挺胸，將槓鈴從架子取下後輕抵在胸口。史密斯機設有防止槓鈴掉落的制動器，所以能夠安全使用高重量。

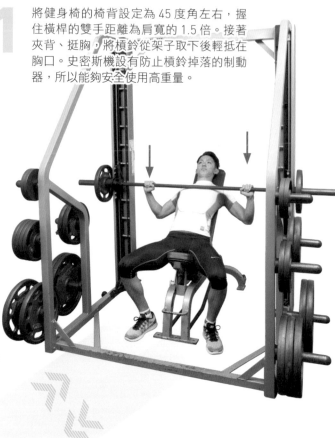

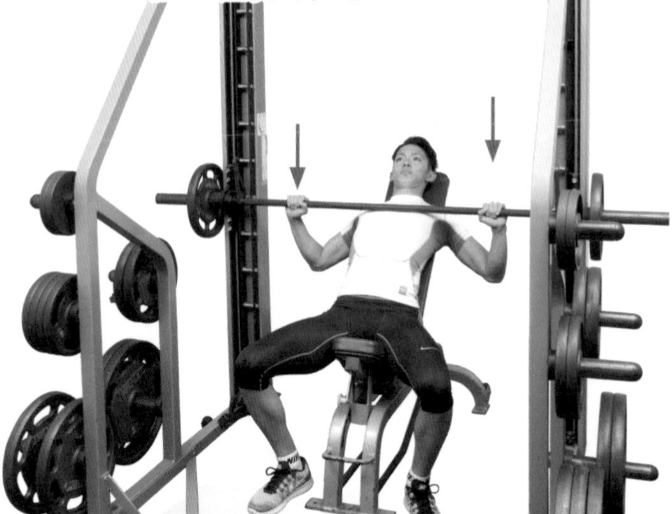

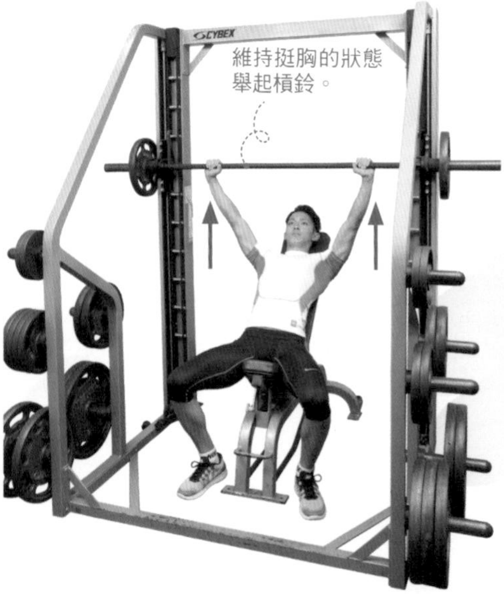
CYBEX
維持挺胸的狀態
舉起槓鈴。

2 維持夾背的姿勢伸直手肘，舉起槓鈴後恢復 1 的姿勢。由於上半身往後傾斜，所以舉起槓鈴時，肩關節自然會出現往斜上方發展的水平內收。

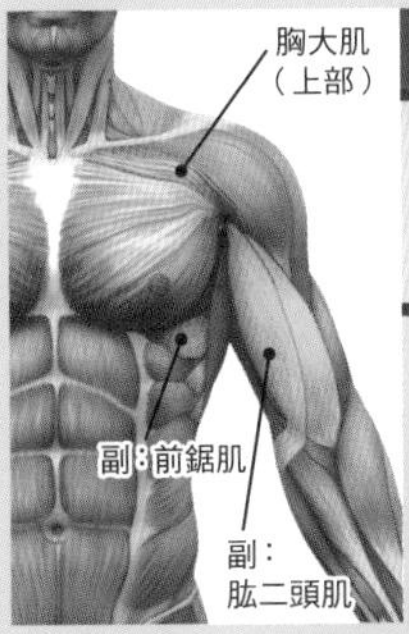
胸大肌
（上部）
副：前鋸肌
副：
肱二頭肌

胸大肌（上部）項目3

繩索

繩索夾胸（斜上方）

在負荷完全不流失的狀況下，鍛鍊胸大肌上側

從下往上拉扯，能夠造成肩關節往斜上方的水平內收。此項目的優點是一直到動作後半，都不會有負荷流失，伸展效果極佳。

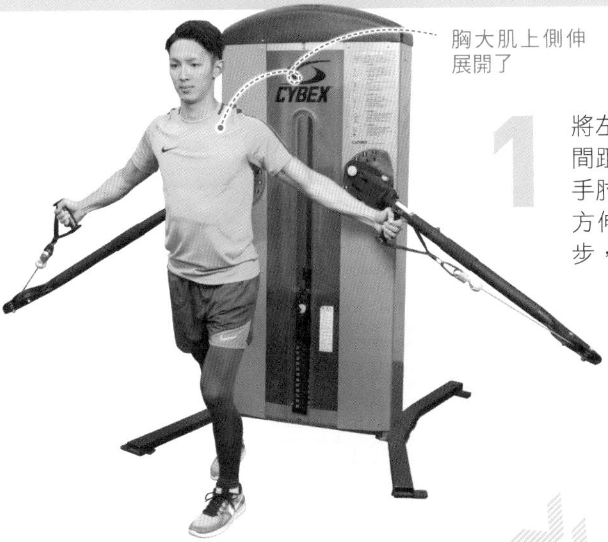
胸大肌上側伸
展開了
CYBEX

1 將左右繩索的起點設在偏低的位置，且間距偏遠。握住把手、挺胸並夾背，讓手肘呈微彎的狀態，使胸大肌上側往後方伸展開。起始的站位比機器往前一步，負荷就不易流失。

2 以雙拳併起的方式，將繩索往斜上方拉，使胸大肌上部收縮。結束動作維持 1 ～ 2 秒，就能夠進一步利用此項目負荷不易流失的優點，強化對肌肉施加的壓力。

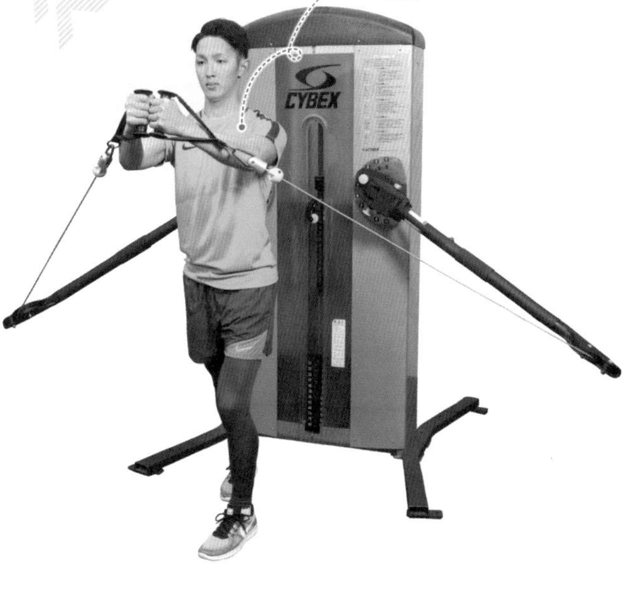
讓胸大肌上部
收縮。
CYBEX

POINT!

以雙拳併起的方式，往斜上方拉

雙拳在與下巴同高處合併，肩關節會出現往斜上方的水平內收。執行這個項目時，上半身要稍微往前傾，雙腳一前一後打開，讓上半身穩固不動。

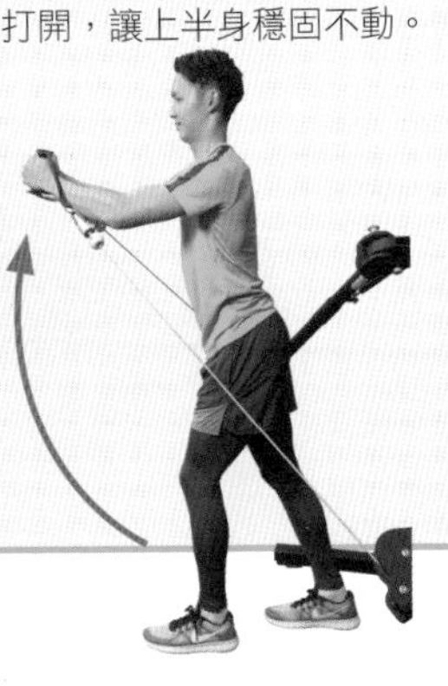

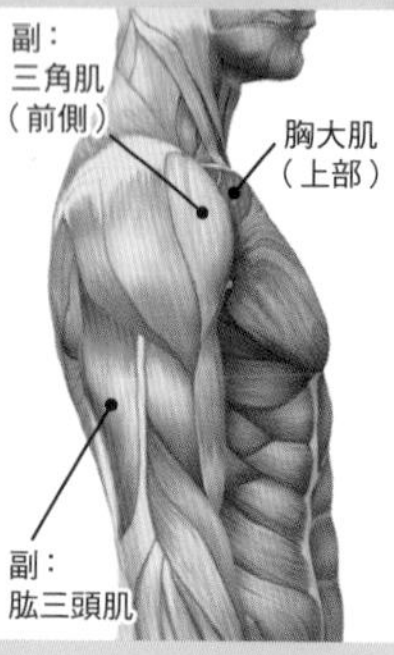
副：
三角肌
（前側）
胸大肌
（上部）
副：
肱三頭肌

胸大肌（上部）項目4

自由重量

上斜啞鈴臥推

同時獲得肌肉發達與伸展效果

手臂軌道比史密斯機上斜臥推更不穩定，但是可動範圍較廣，能夠更進一步伸展、鍛鍊胸大肌的上部。

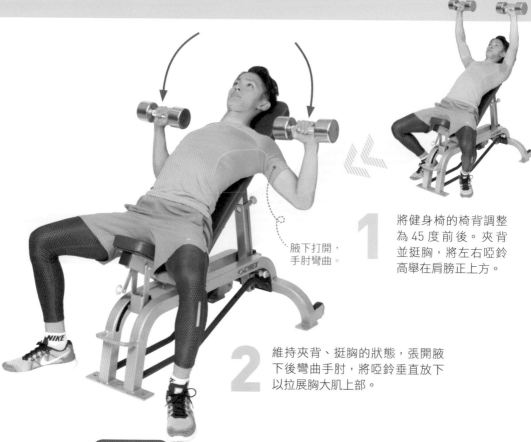

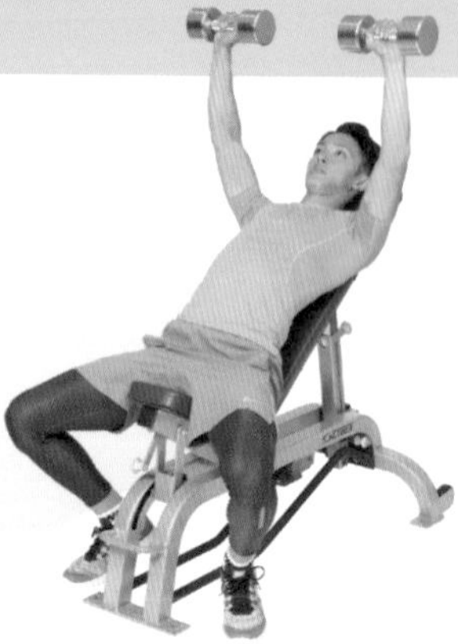

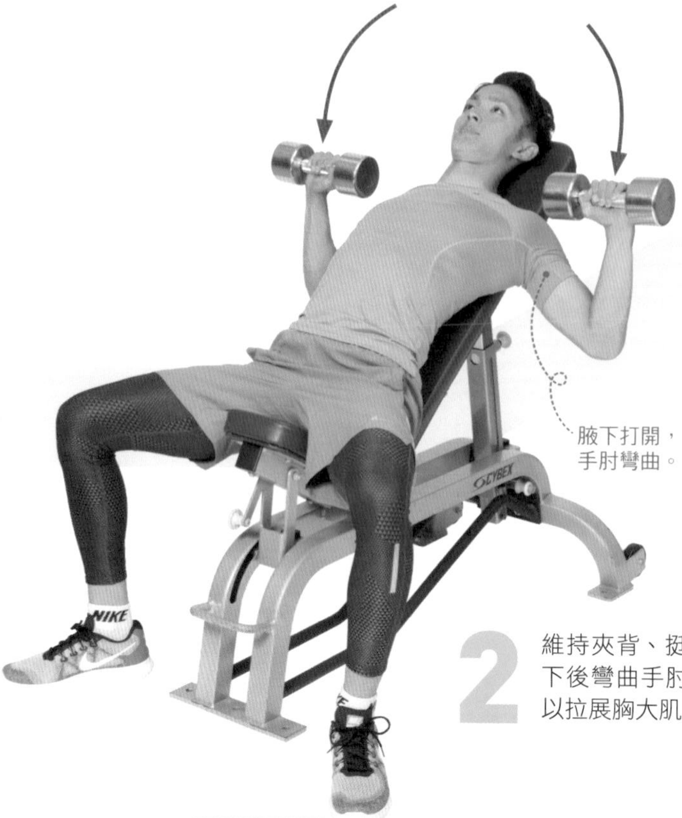
腋下打開，
手肘彎曲。

1 將健身椅的椅背調整為 45 度前後。夾背並挺胸，將左右啞鈴高舉在肩膀正上方。

2 維持夾背、挺胸的狀態，張開腋下後彎曲手肘，將啞鈴垂直放下以拉展胸大肌上部。

POINT!

前臂垂直下放

腋下張開後，前臂垂直下放。由於身體往後傾斜，所以將手肘垂直拉動的話，手臂會出現往斜上方的水平內收，自然而然會對胸大肌上部施加負荷。

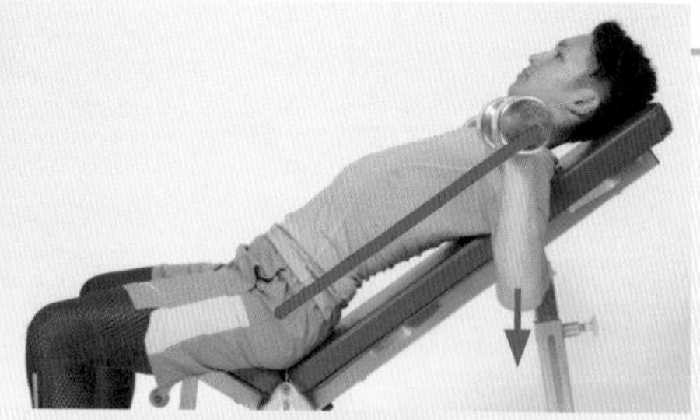

POINT!

將啞鈴舉在前臂的延長線上

將啞鈴舉在前臂的延長線上，如果手腕轉動使啞鈴脫離軌道的話，手腕可能會受傷，必須特別留意。

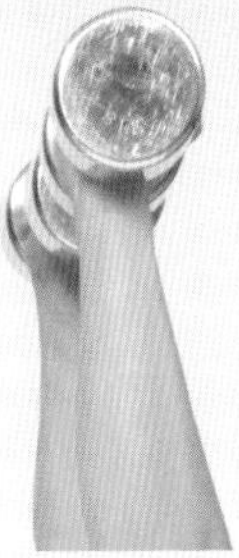

3 維持夾背的狀態伸直手肘，舉起啞鈴回到 1 的姿勢。將啞鈴舉在肩膀正上方的瞬間，對胸大肌上部施加的負荷就會流失，所以在舉到該處前可以稍微反覆上下。

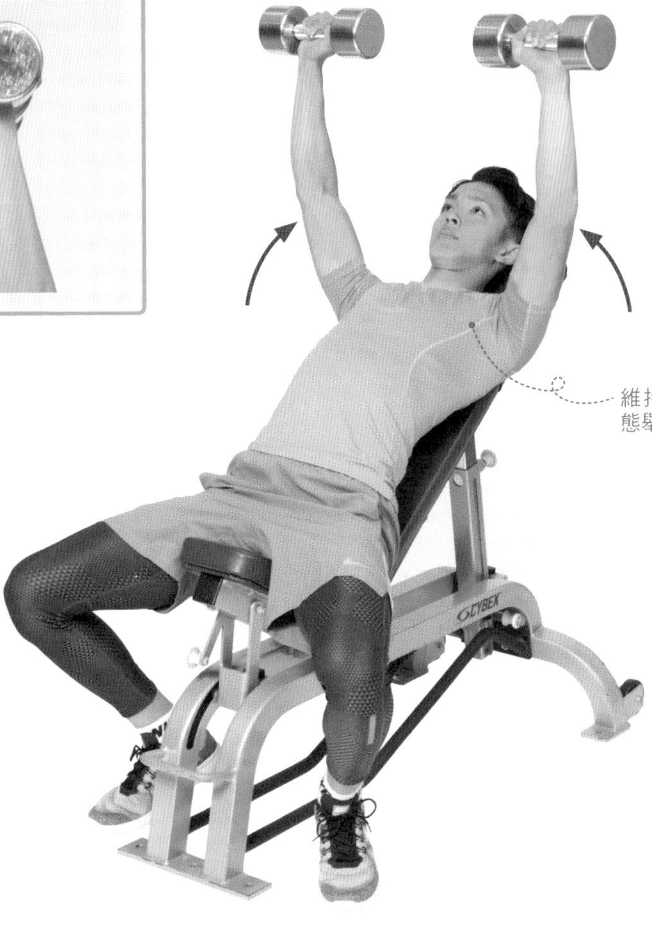

NG

身體反折

上半身過於反折時，腰部位置就會過高，使上半身角度接近水平。如此一來，動作就與一般的臥推差不多了，只能對胸大肌的中部施加負荷，沒辦法鍛鍊到上部。

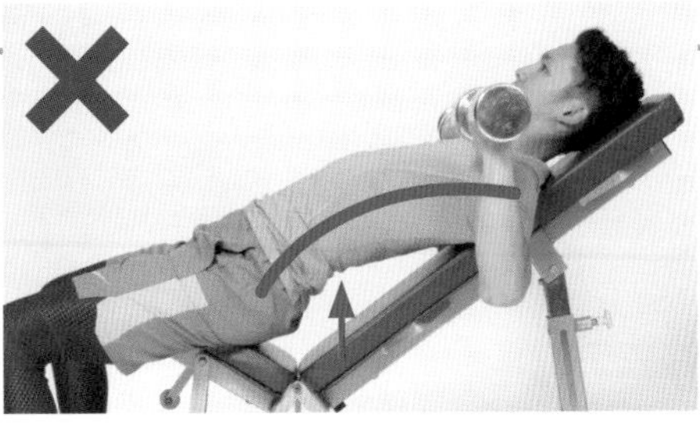

居家啞鈴推舉的鍛鍊法

自製健身椅，讓手肘有伸展的空間

想要在自宅鍛鍊，不想去健身房的人，就算買了啞鈴與繩索，能夠選擇的項目仍比健身房少了許多。但是只要善用居家原有的東西，打造「自製健身椅」的話，不必去健身房也能有更豐富的選擇，這時要準備的只有家中原本的棉被、抱枕等。

只要用棉被、抱枕等輔具墊出躺下也有可以拉開手肘的空間，就能夠執行啞鈴推舉或啞鈴飛鳥，效果猶如去健身房一樣。

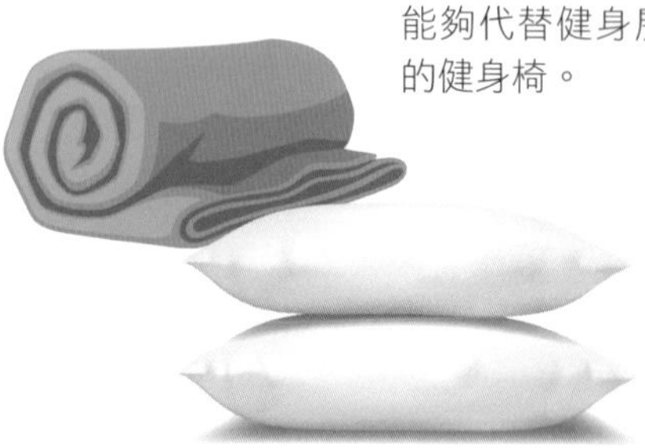

捲起來的棉被、坐墊與抱枕等，能夠代替健身房的健身椅。

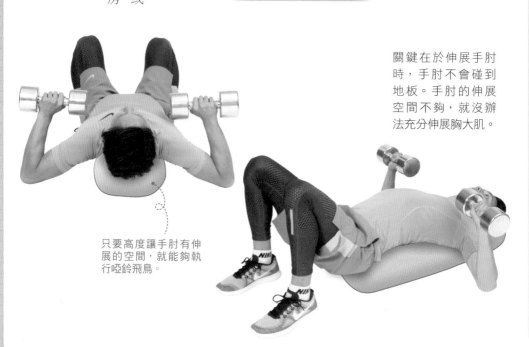

關鍵在於伸展手肘時，手肘不會碰到地板。手肘的伸展空間不夠，就沒辦法充分伸展胸大肌。

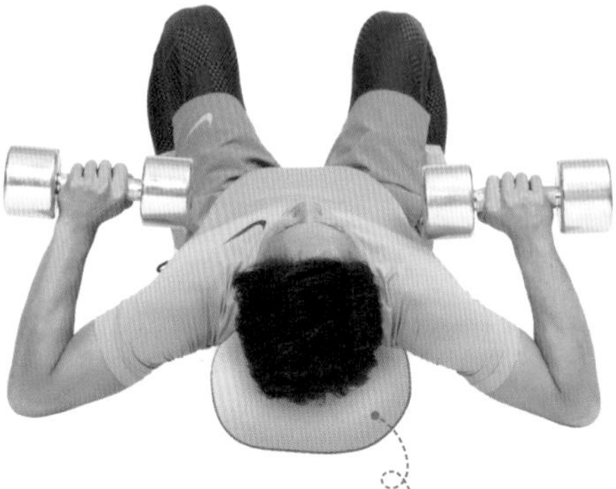

只要高度讓手肘有伸展的空間，就能夠執行啞鈴飛鳥。

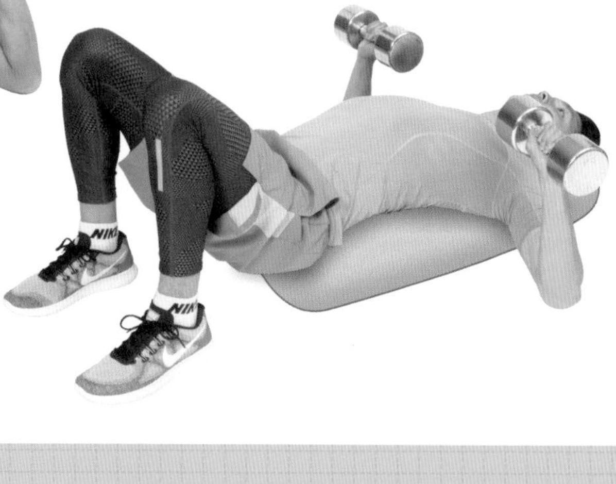

第 2 章

鍛鍊 背部

本單元要透過划船機類與下拉類鍛鍊闊背肌＆斜方肌。划船機類能夠鍛鍊出厚實的背部，下拉類能夠打造寬闊的背部。此外也可以針對上背部的斜方肌加以鍛鍊。

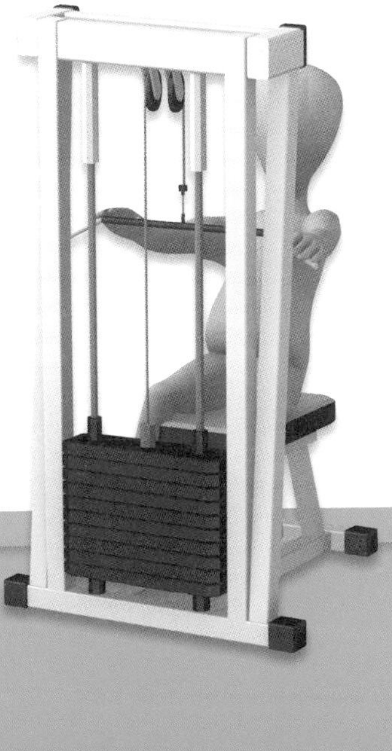

闊背肌&斜方肌 1

划船機類的項目，能夠全方位地鍛鍊闊背肌與斜方肌

會對左右夾背的動作，以及將手肘往後拉的動作施加負荷

闊背肌&斜方肌（中、下部）的主要作用

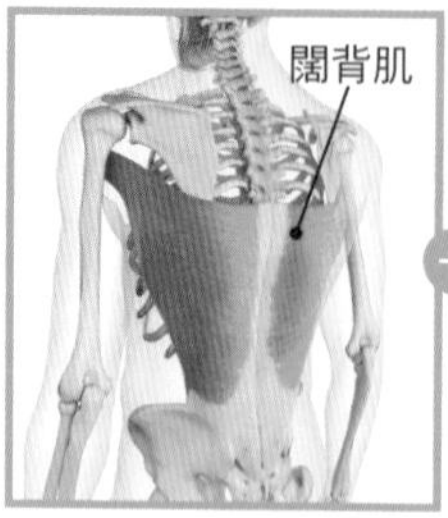

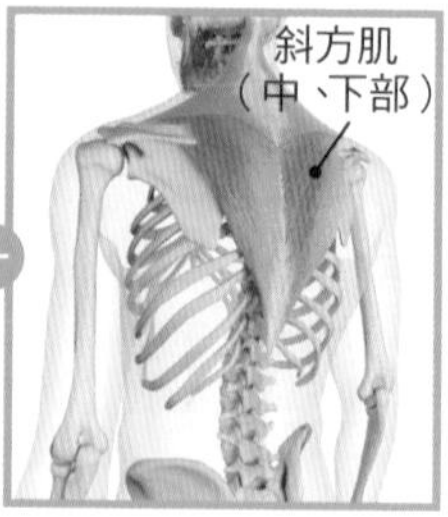

肩關節伸展＋肩胛骨內收

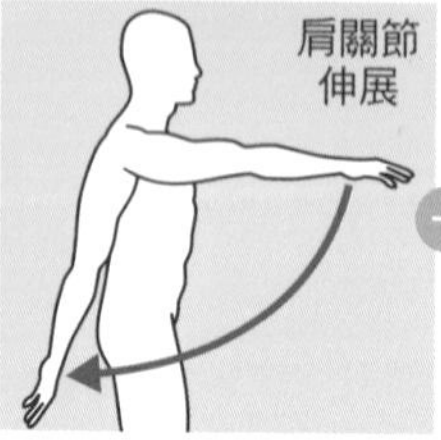

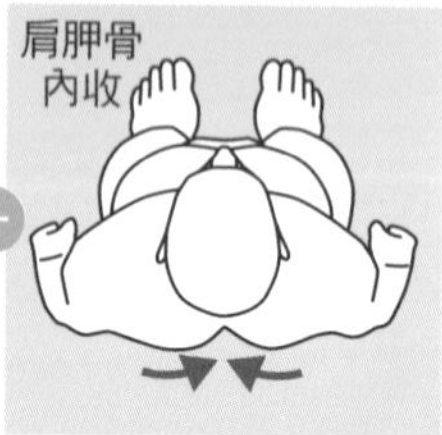

划船機類的項目在起始動作時，對闊背肌施加的負荷較容易流失，伸展效果也不太好。此外在伸張狀態時施加的負荷也較弱，但是選擇坐姿划船②的話，可以對伸張狀態施加相對高的負荷。

闊背肌（划船機類項目） 項目一覽與選擇基準

▼項目名稱 ／ ▶選擇基準	運動量	負荷流失的難易度	伸張狀態時的負荷	伸展效果	運動方式難易度	居家執行難易度
自體重量 仰臥懸垂臂屈伸 ➡p.55	中	▲	中	低	普通	▲
自體重量 阻力帶划船 ➡p.55	中	▲	弱	低	普通	○
機械 坐姿划船① ➡p.56	中	▲	中	低	簡單	✕
繩索 坐姿划船② ➡p.58	偏大	○	偏強	低	普通	✕
自由重量 單臂啞鈴划船 ➡p.59	中	✕	弱	低	普通	○
自由重量 屈體划船 ➡p.60	偏大	✕	弱	低	難	✕
自由重量 T-bar 划船 ➡p.61	偏大	✕	弱	低	偏難	✕

※ 上表是針對「闊背肌」的評比。
※ 仰臥懸垂臂屈伸需要準備較高的桌子。

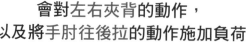

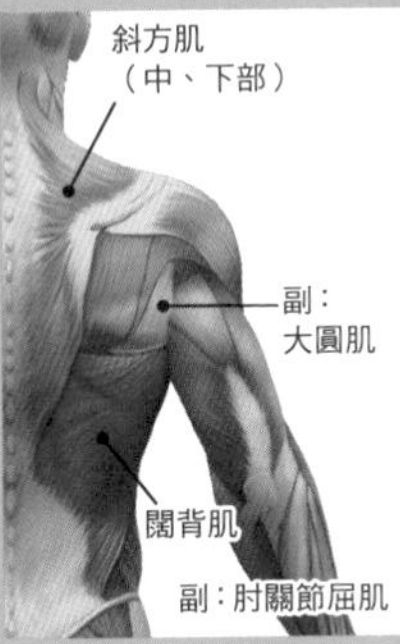

闊背肌＆斜方肌（划船機類）項目1

自體訓練

仰臥懸垂臂屈伸

利用桌子斜向懸垂以鍛鍊背部

運用自身體重鍛鍊背部的方法，負荷相當高。另外將鐵棒等橫向設置如桌面高度，同樣可以執行。負荷在結束動作時不會流失，但是在起始動作時會流失。

1

鑽到桌子下方，雙手與肩同寬，握住桌緣。接著將雙腿伸到最遠處，上半身角度盡可能貼近水平。

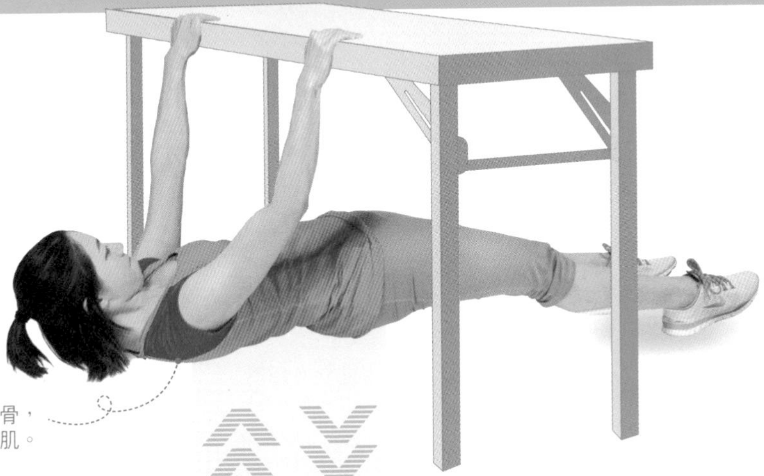

張開肩胛骨，伸展闊背肌。

2

夾背，彎曲手肘拉起上半身。關鍵在於上半身要反折，用腹部接近雙手而非挺起胸部。

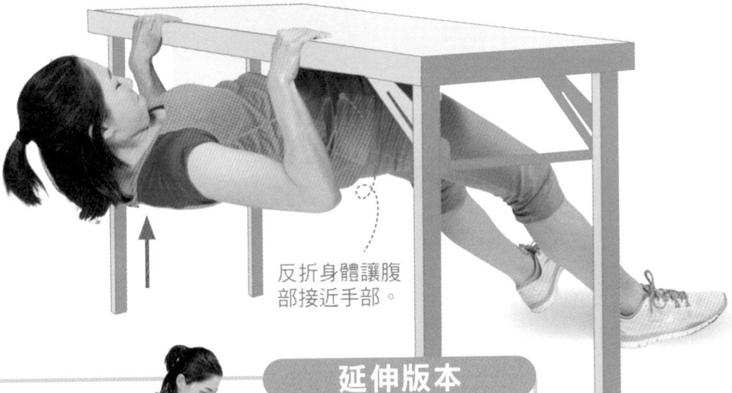

反折身體讓腹部接近手部。

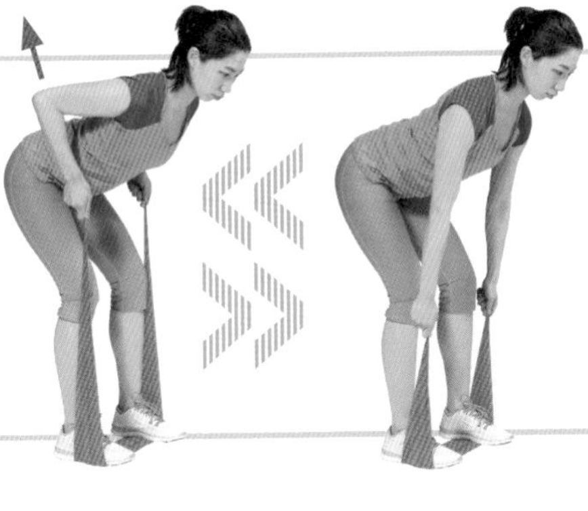

延伸版本

阻力帶划船

阻力帶版本的划船。用前屈姿勢夾背，將手肘往身後拉。運動方式請參照屈體划船（→p.60）。

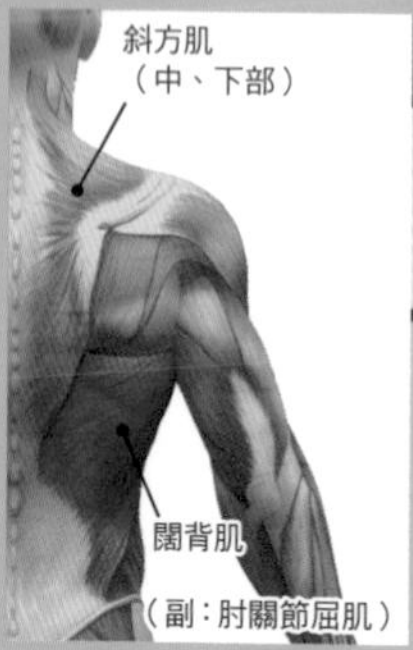

闊背肌＆斜方肌（划船機類）項目2　機械

坐姿划船①

能夠以穩定的姿勢鍛鍊闊背肌與斜方肌

姿勢較不困難，可以在安全的情況下以高重量挑戰肌肉極限。動作相當簡單，所以能夠輕鬆地在運動手肘的同時，留意肩胛骨的動作。

1 將軟墊抵在胸口，讓上半身得以呈垂直，伸直手臂握住手把。這時手臂會伸展開，使闊背肌跟著伸展。

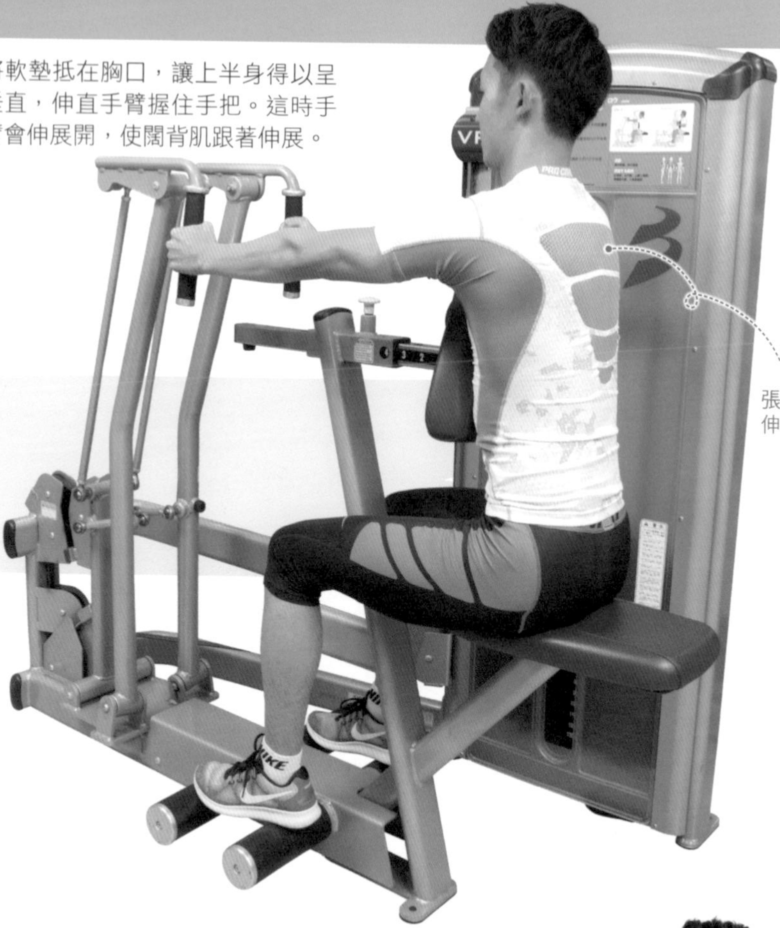

張開肩胛骨，伸展闊背肌。

NG

起始動作時手臂彎曲

抵在胸口的軟墊太靠近機器的話，起始動作時的雙臂會彎曲，沒辦法確實伸展闊背肌。如此一來，起始動作時的負荷就會流失，效果會變差。

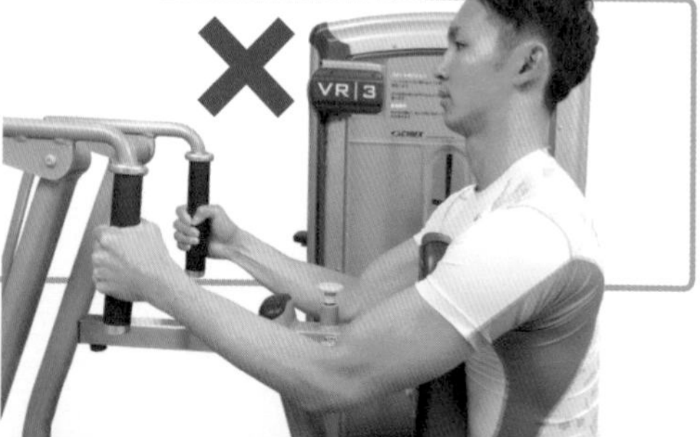

POINT!

將軟墊設置在雙臂可以伸直的位置

盡可能將軟墊靠近自己，握把就會比較遠，如此一來，連起始動作都能夠確實對肌肉施加負荷。手臂徹底伸展開後，肩胛骨也會打開，讓闊背肌與斜方肌跟著伸展。

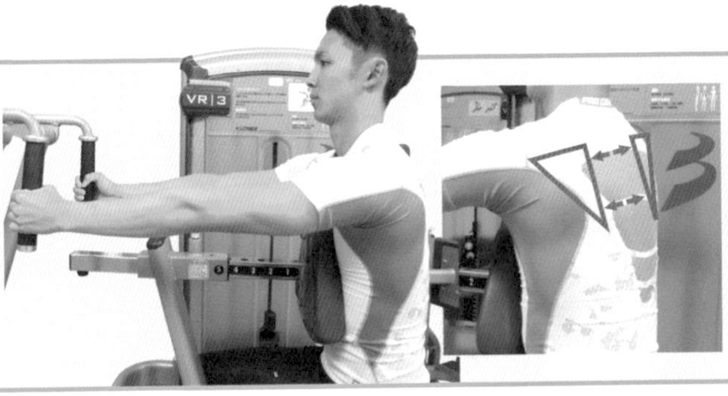

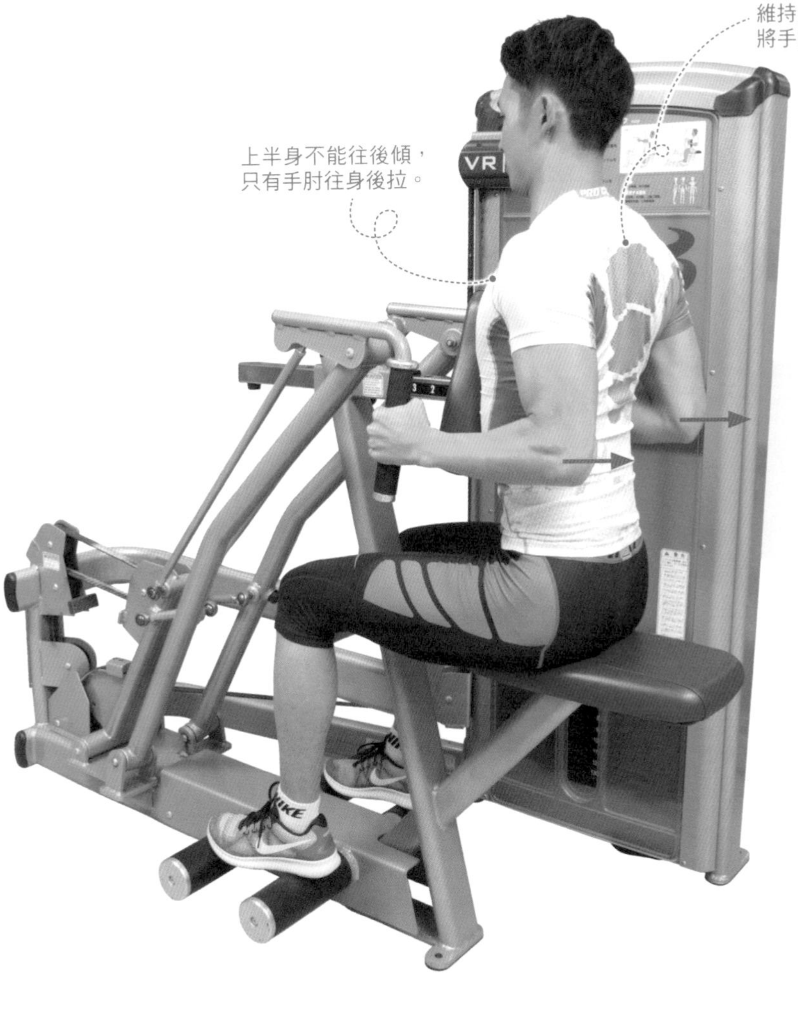
維持夾背狀態，
將手肘往身後拉。
上半身不能往後傾，
只有手肘往身後拉。

2 背脊伸直、夾背，以手肘往身後拉的方式，將握把拉近自己。夾背時能夠運動到斜方肌，闊背肌的收縮也會增強。

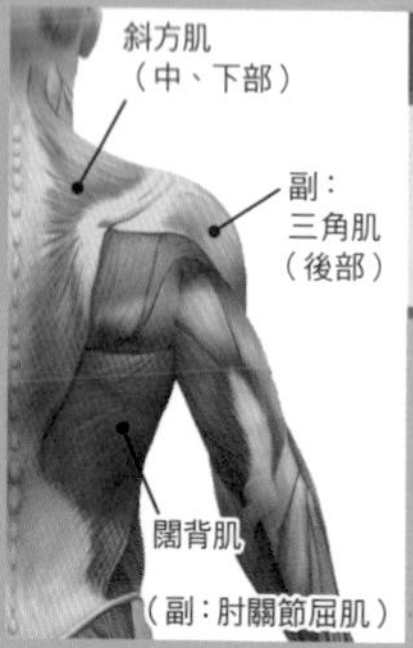
斜方肌
（中、下部）
副：
三角肌
（後部）
闊背肌
（副：肘關節屈肌）

坐姿划船②

整體肌肉發達效果很高的繩索項目

負荷不容易流失，能夠安全挑戰肌肉極限，運動量也偏大。起始動作時身體前傾，能夠提升肌肉在伸張狀態下時承受的負荷。

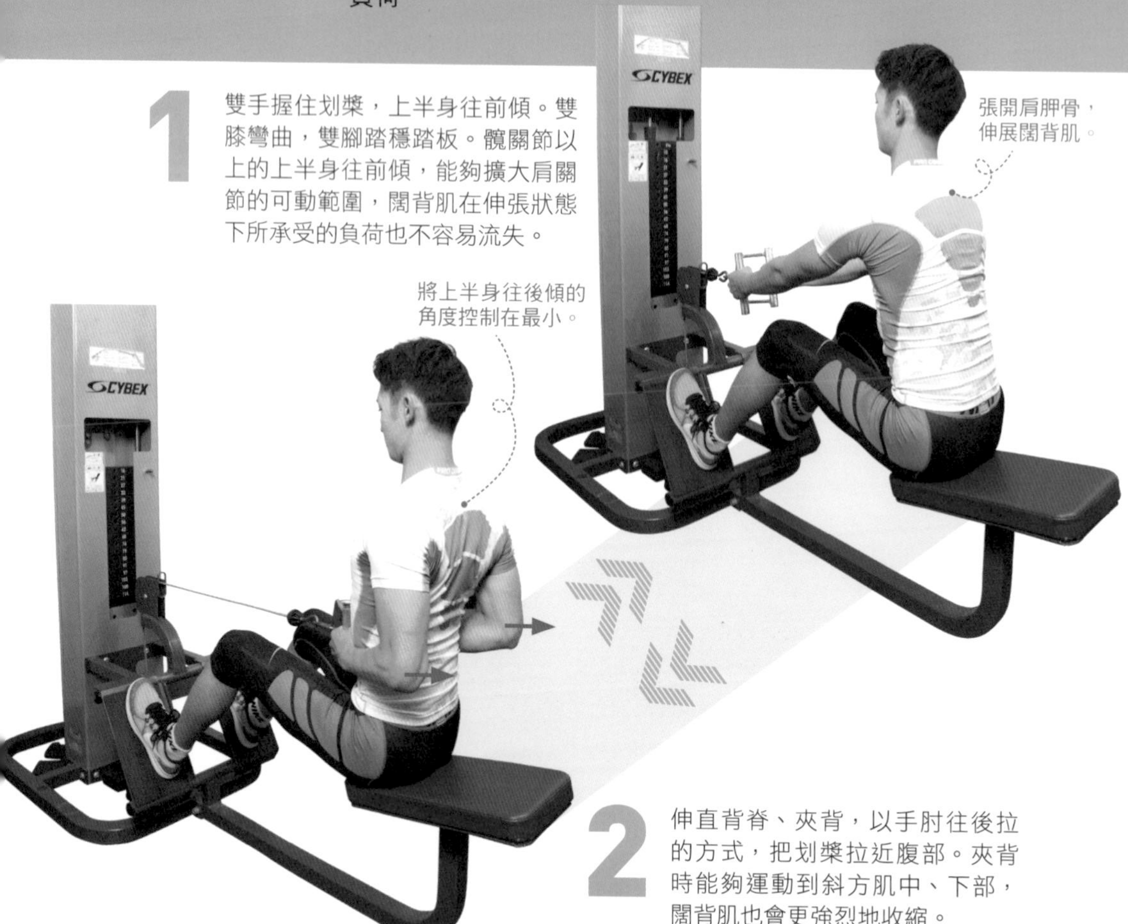
張開肩胛骨，伸展闊背肌。
將上半身往後傾的角度控制在最小。

1 雙手握住划槳，上半身往前傾。雙膝彎曲，雙腳踏穩踏板。髖關節以上的上半身往前傾，能夠擴大肩關節的可動範圍，闊背肌在伸張狀態下所承受的負荷也不容易流失。

2 伸直背脊、夾背，以手肘往後拉的方式，把划槳拉近腹部。夾背時能夠運動到斜方肌中、下部，闊背肌也會更強烈地收縮。

NG

上半身往後倒

拉划槳時上半身往後倒的話，手臂往身後擺動的肩關節伸展可動範圍會變窄，因此伸張狀態下的負荷與運動量都會變小。

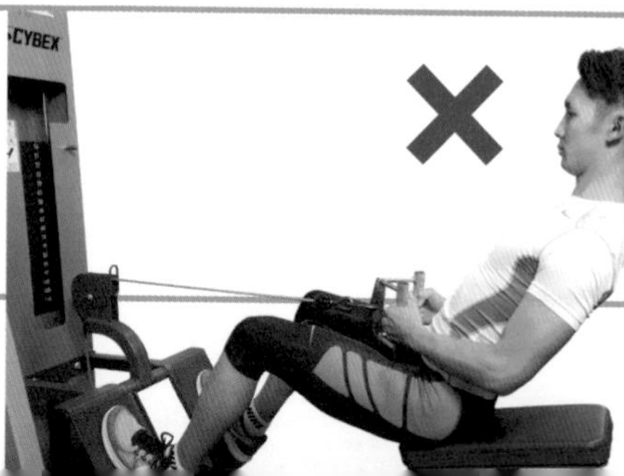

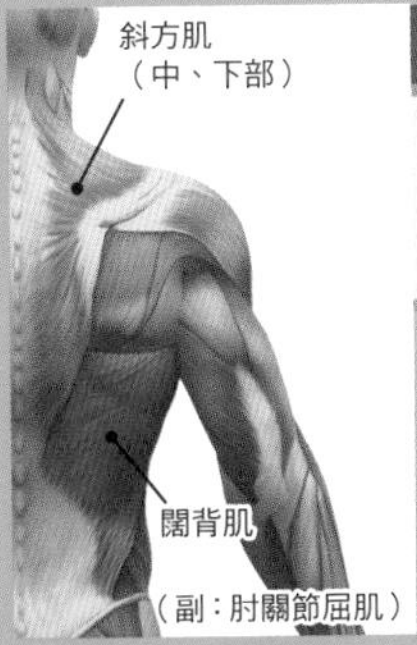
斜方肌
（中、下部）
闊背肌
（副：肘關節屈肌）

闊背肌＆斜方肌（划船機類）項目4

自由重量

單臂啞鈴划船

在自宅輕鬆鍛鍊背部的啞鈴項目

雖然屬於自由重量類的項目，但是姿勢簡單，挑戰肌肉極限的安全性相對高。擁有負荷容易流失的缺點，但是能夠雙臂個別仔細鍛鍊。

NG

身體張開

拉起啞鈴時身體張開，使肩膀往上提的話，手肘往上提的動作就會變小，沒辦法充分鍛鍊闊背肌。這是進行高重量訓練時常見的錯誤。

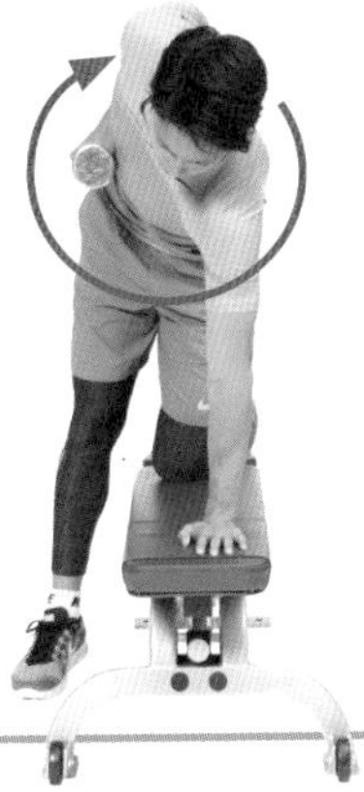

1

單手握住啞鈴，另一側的手與膝蓋壓在健身椅上。接著上半身往前傾，找到接近水平的角度後就固定住。

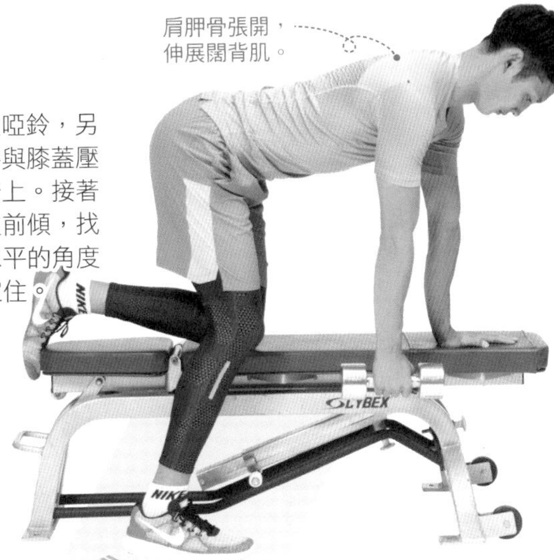
肩胛骨張開，
伸展闊背肌。

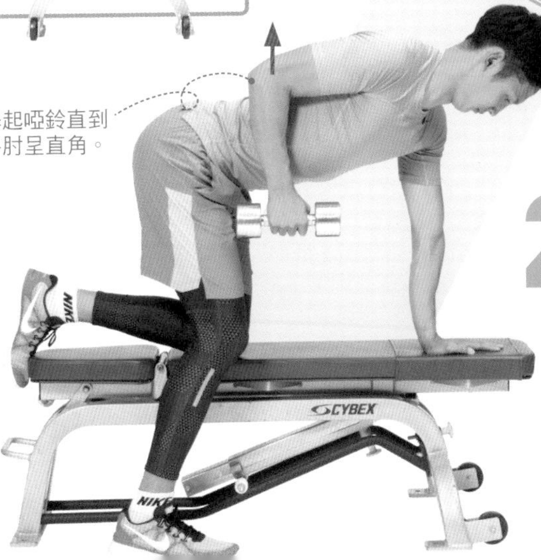
舉起啞鈴直到
手肘呈直角。

2

伸直背脊、夾背，以手肘往上拉的方式舉起啞鈴。夾背能夠運動到斜方肌的中、下部，闊背肌的收縮也會更加強烈。

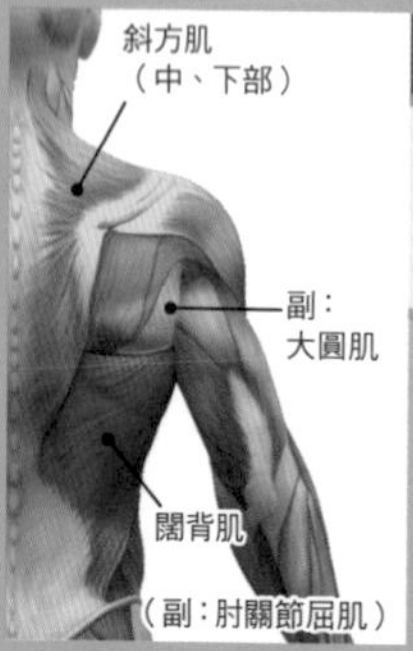
斜方肌
（中、下部）
副：
大圓肌
闊背肌
（副：肘關節屈肌）

屈體划船

藉槓鈴挑戰闊背肌與斜方肌的極限

運動量較高，也很難維持負荷不易流失的姿勢。
熟練之後就可以操作相當高的重量，但是要注意別傷到腰部。

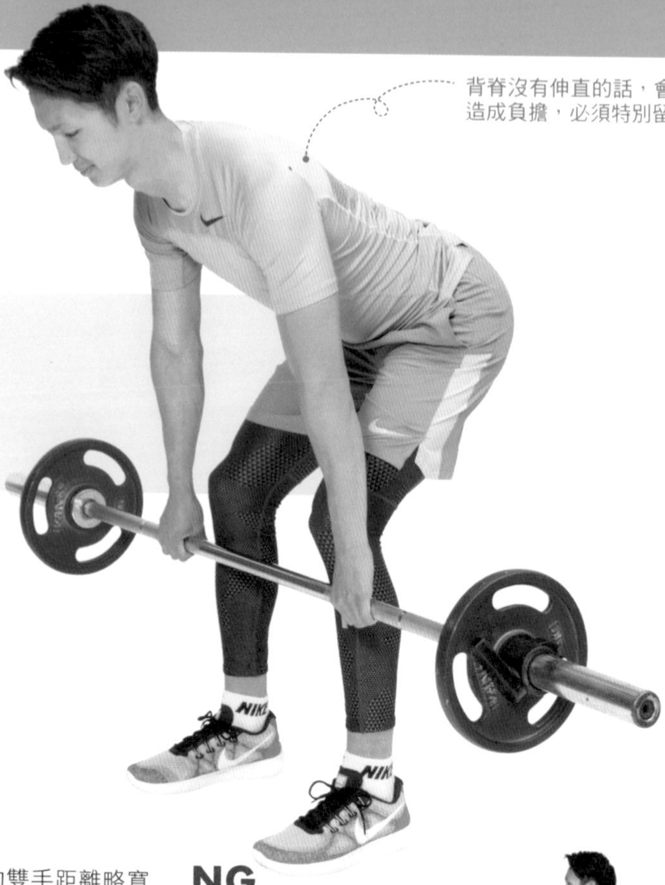

背脊沒有伸直的話，會對腰部造成負擔，必須特別留意。

1 握住槓鈴的雙手距離略寬於肩寬，稍微彎曲膝蓋並伸直背脊。接著慢慢讓上半身往前傾至 60 ～ 90 度的範圍。前傾角度愈大，能夠操作的重量就愈低，但是可動範圍會變寬，對肌肉伸張狀態時施加的負荷與運動量也會變大。

NG

上半身太直了

膝蓋太彎的話，上半身就容易打直，拉動手肘的範圍會變小，對闊背肌施加的負荷也會降低。

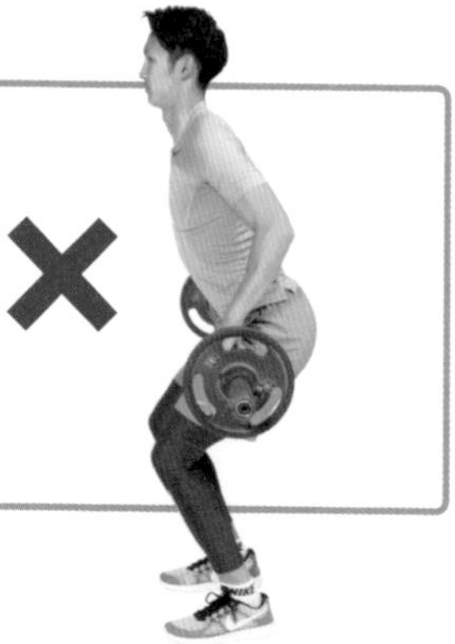

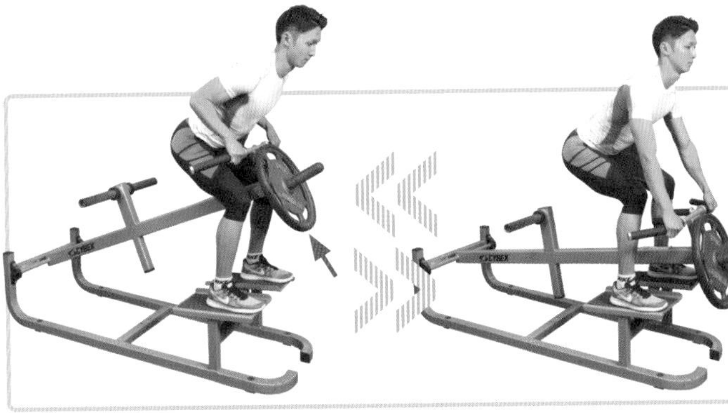

延伸版本

T-bar划船

拉起T-bar的機械項目，動作與屈體划船幾乎相同。手臂軌道很穩定，所以能夠輕易對闊背肌與斜方肌產生效果。

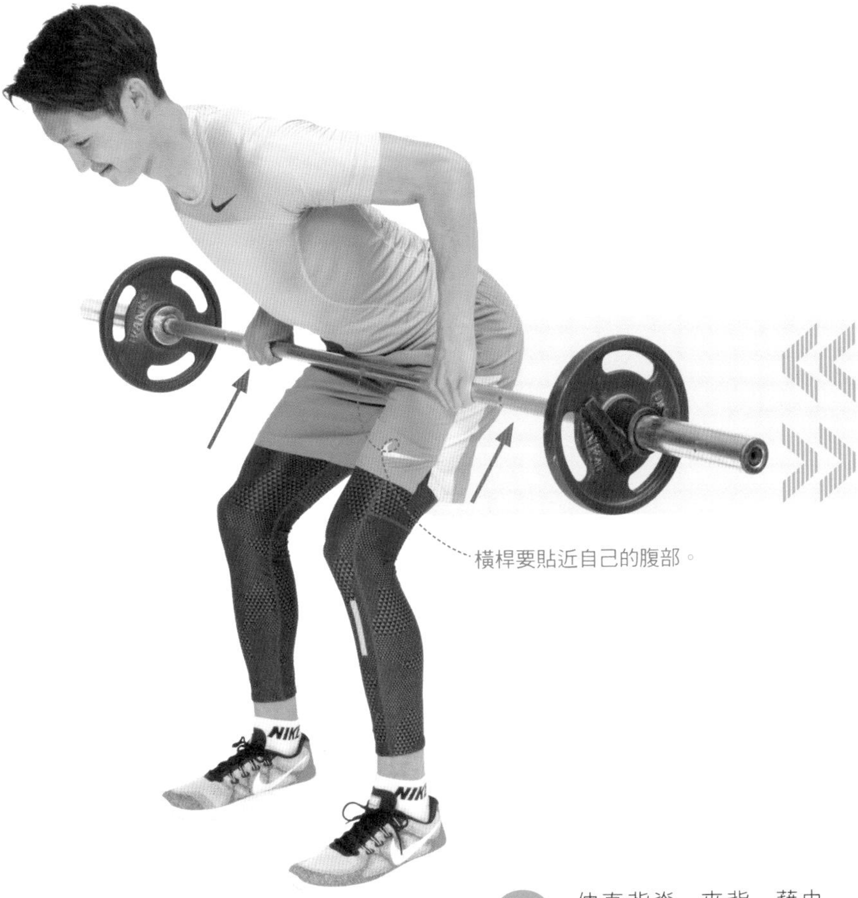

橫桿要貼近自己的腹部。

2 伸直背脊、夾背，藉由以手肘拉至身後的方式，將橫桿拉到接近腹部的位置。夾背能夠運動到斜方肌的中、下部，並加強闊背肌的收縮。

NG

橫桿貼近胸口

橫桿貼近胸口而非腹部的話，就會變成是以手臂力量拉起槓鈴，沒辦法運動到闊背肌與斜方肌。

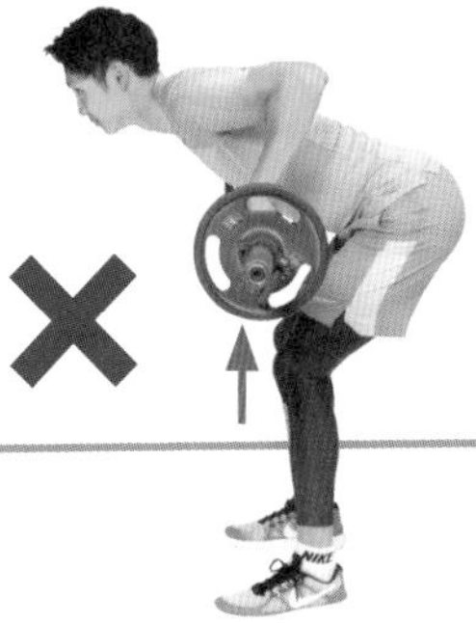

闊背肌&斜方肌❷

下拉類的負荷比划船機類還要不易流失，對伸張狀態時施加的負荷也比較強

會對張開腋下，將手肘往斜下方拉的動作施加負荷

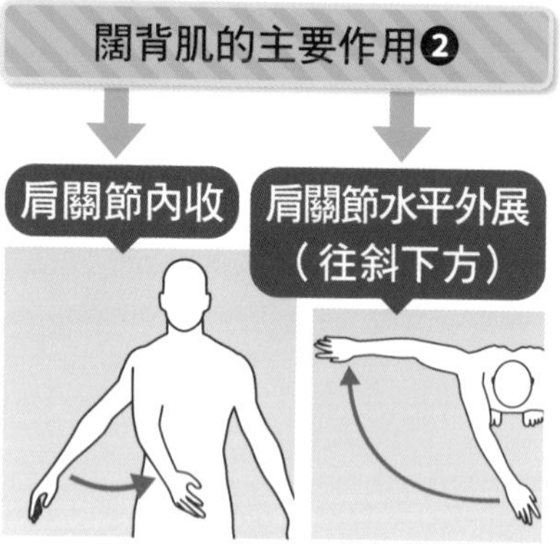

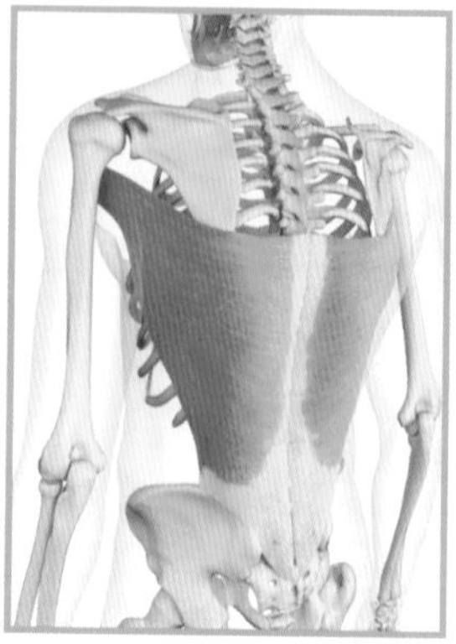

下拉類項目會夾背、張開腋下，將手肘往斜下方拉，姿勢介於「手臂往下擺動的肩關節內收」與「手臂往後方水平面拉動（張開）的肩關節水平外展」之間。負荷流失的程度低於划船類，對肌肉伸張狀態時的負荷也較強。

但是每一次起始姿勢時手臂都盡情伸展的話，負荷就會幾乎完全流失，肩膀痛的風險也會比較高，必須特別留意。由於將手肘往下拉的動作，也會牽動到夾背的動作，因此能夠對斜方肌中、下部施加負荷。

（※p.67 介紹的反手引體向上訓練目標並非闊背肌側面，所以並未在項目一覽表列出）

闊背肌（下拉類） 項目一覽與選擇基準

▶選擇基準 / ▼項目名稱		運動量	負荷流失的難易度	伸張狀態時的負荷	伸展效果	運動方式難易度	居家執行難易度
阻力帶 阻力帶下拉	➡p.63	中	○	弱	偏高	普通	○
機械 機械下拉	➡p.64	中	○	中	低	偏簡單	✕
繩索 滑輪下拉	➡p.65	偏大	▲	偏強	低	普通	✕
自由重量 寬握引體向上	➡p.66	偏大	▲	偏強	低	偏難	✕

※上表是針對「闊背肌」的評比

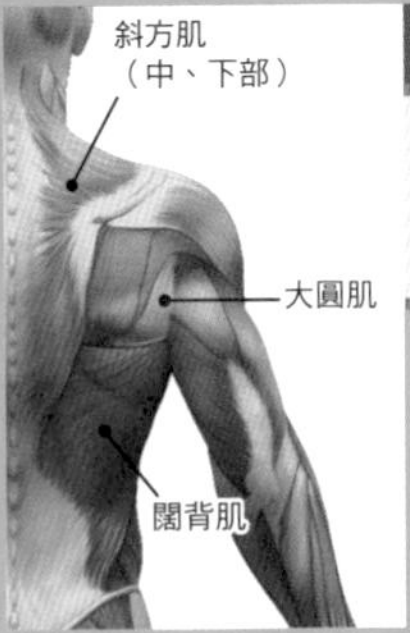
斜方肌
（中、下部）
大圓肌
闊背肌

闊背肌＆斜方肌（下拉類）項目1

阻力帶

阻力帶下拉

能夠在自宅鍛鍊闊背肌側部的阻力帶項目

雖然無法帶來高負荷，但是縮短雙手拉住阻力帶的間距，就能夠提升負荷量。此外起始動作時的負荷不易流失，因此伸展效果相當好。

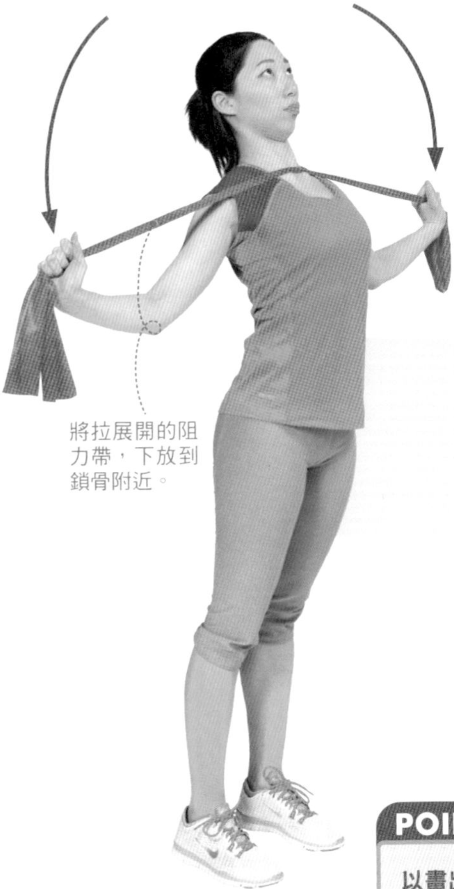
將拉展開的阻力帶，下放到鎖骨附近。

1 握住阻力帶的雙手與肩同寬，將雙臂高舉至頭上，手肘呈現微彎狀態。接著打直背脊挺出胸膛。

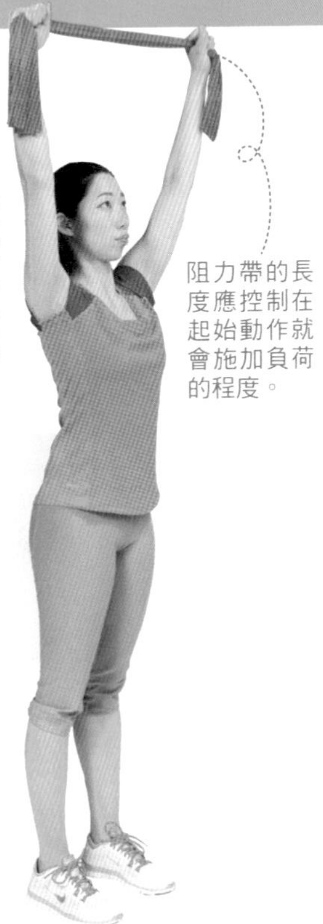
阻力帶的長度應控制在起始動作就會施加負荷的程度。

2 挺胸、夾背，將雙臂往兩側擺動以拉開阻力帶。最後以身體為支點，拉展阻力帶。

POINT!

以畫出圓弧的方式拉展阻力帶

在手肘微彎的狀態下展開雙臂，猶如在半空中畫出弧線一樣。這個動作會透過肩關節的運作，使手臂往側面擺動，能夠加強闊背肌側部的收縮。

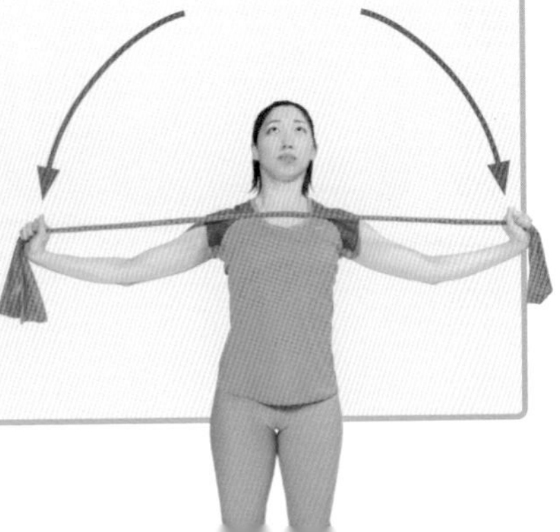

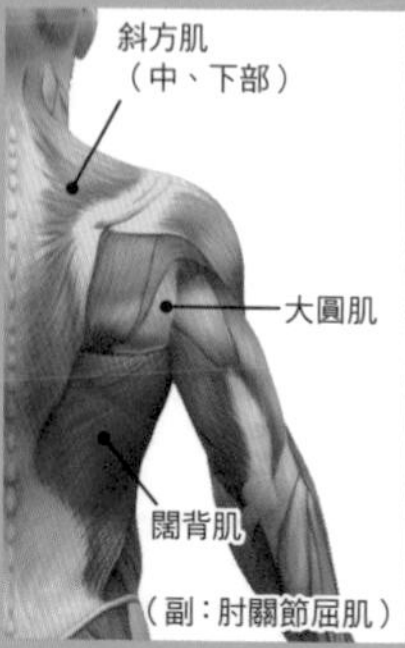

闊背肌＆斜方肌（下拉類）項目2

機械

機械下拉

手臂運作軌道穩定，能夠輕易對闊背肌側部產生效果

能夠輕易做出正確姿勢，在安全的情況下藉高重量挑戰肌肉極限。只要設定好讓起始動作也能確實施加負荷的話，從頭到尾都不太會有負荷流失的問題。

NG

背部拱起

拉下握把時背部拱起，就動不到闊背肌了。

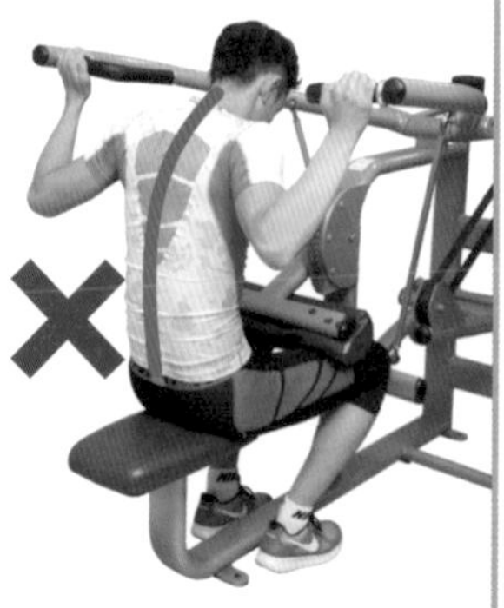

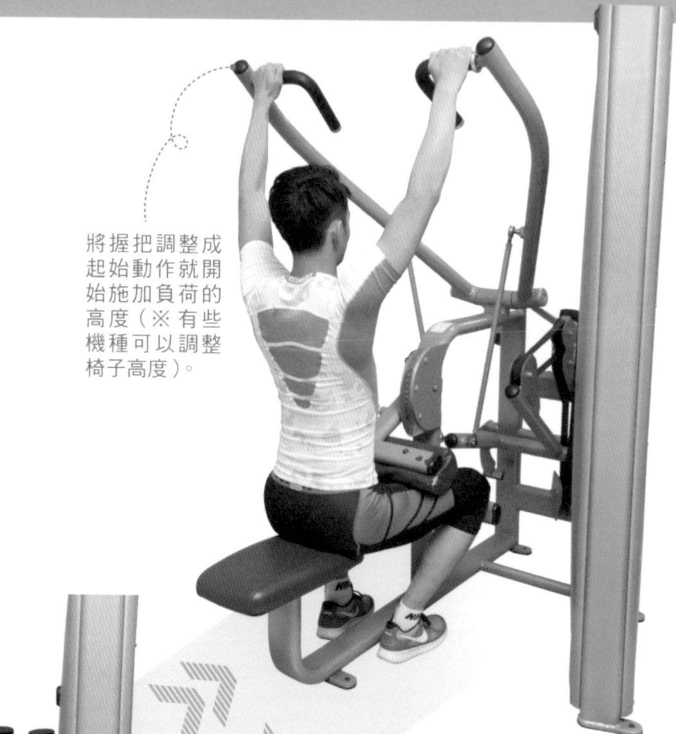

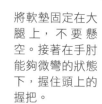

將握把調整成起始動作就開始施加負荷的高度（※有些機種可以調整椅子高度）。

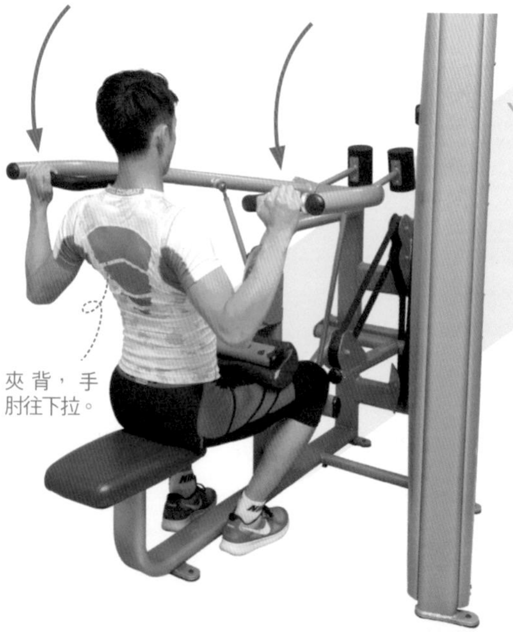

夾背，手肘往下拉。

1 將軟墊固定在大腿上，不要懸空。接著在手肘能夠微彎的狀態下，握住頭上的握把。

2 挺胸、夾背的同時，彎曲手肘將握把往下拉。同時反折背部讓上半身微微往後仰，藉肩關節的動作拉下握把。

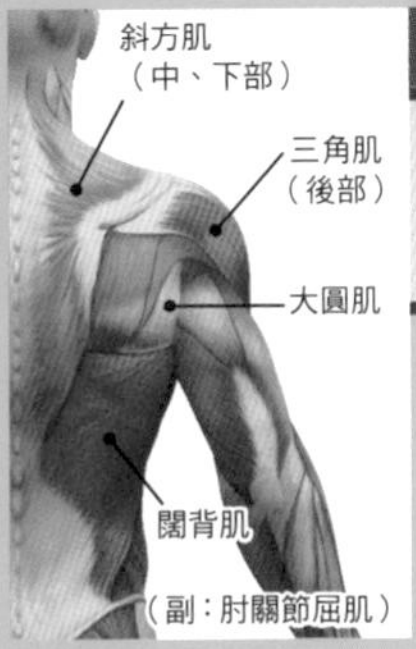
斜方肌
（中、下部）
三角肌
（後部）
大圓肌
闊背肌
（副：肘關節屈肌）

闊背肌＆斜方肌（下拉類）項目3

繩索

滑輪下拉

是整體肌肉發達效果相當高的代表性下拉項目

伸展效果較低，但是運動量以及對肌肉伸張狀態時的負荷偏大。適合操作高重量，起始動作時只要有用到力，就能夠從頭到尾施加負荷。

NG

槓桿拉離身體

將槓桿拉往遠離身體的方向時，施加負荷的方向就會脫離闊背肌的使力方向。

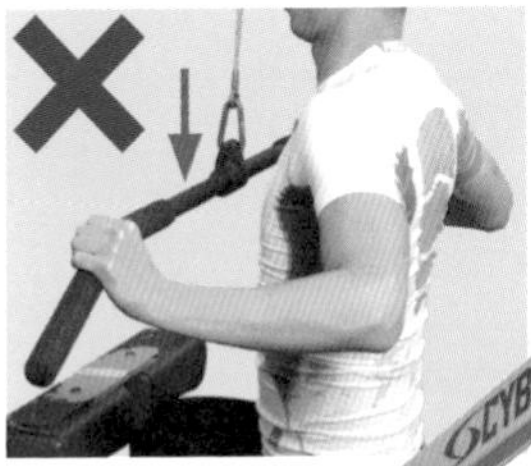

1

將軟墊固定好，避免大腿抬起。接著雙手張開至肩寬1.5倍寬，握住握把後稍微彎曲手肘。

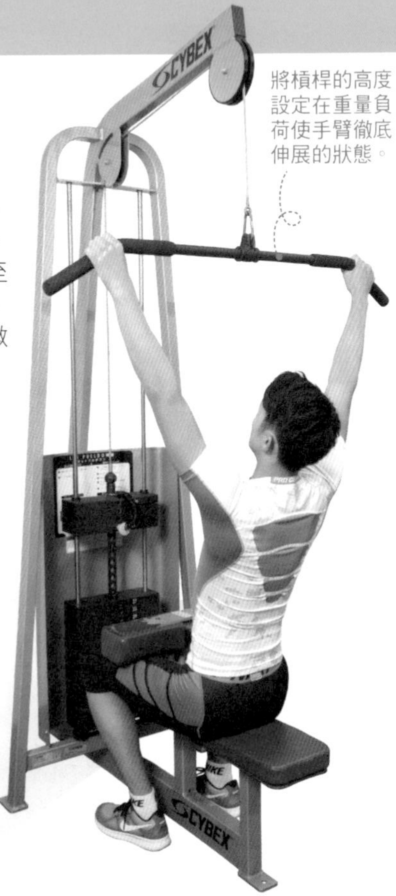
將槓桿的高度設定在重量負荷使手臂徹底伸展的狀態。

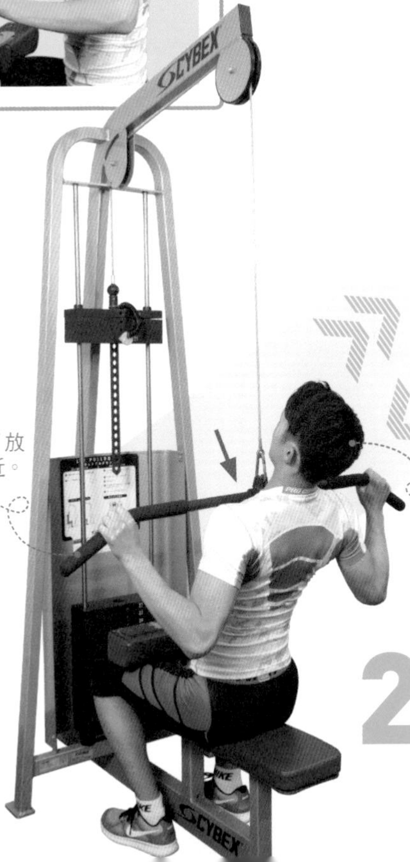
將槓桿下放到鎖骨附近。
拉動槓桿時背部要反折，讓上半身稍微往後仰。

2

挺胸夾背，手肘彎曲拉下槓桿。同時背部要反折，讓上半身稍微往後仰，但是要注意不能過度。

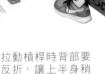

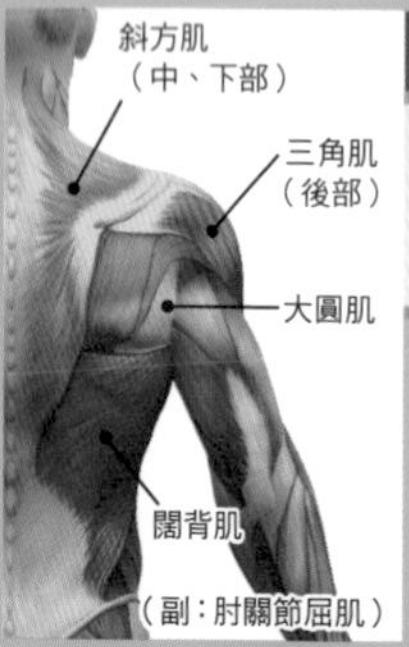
斜方肌
（中、下部）
三角肌
（後部）
大圓肌
闊背肌
（副：肘關節屈肌）

闊背肌＆斜方肌（下拉類）項目4

自由重量

寬握引體向上

雙臂間距較寬的懸垂，能夠對闊背肌側部施加高負荷

這是有助於打造倒三角形闊背肌的代表性項目。如有可設置在高處的鐵棒亦可辦到。此項目的負荷與運動量均大，能夠鍛鍊肩膀與上臂的肌群。

※負荷相當高，所以儘管運用了自體重量，仍列在自由重量裡。

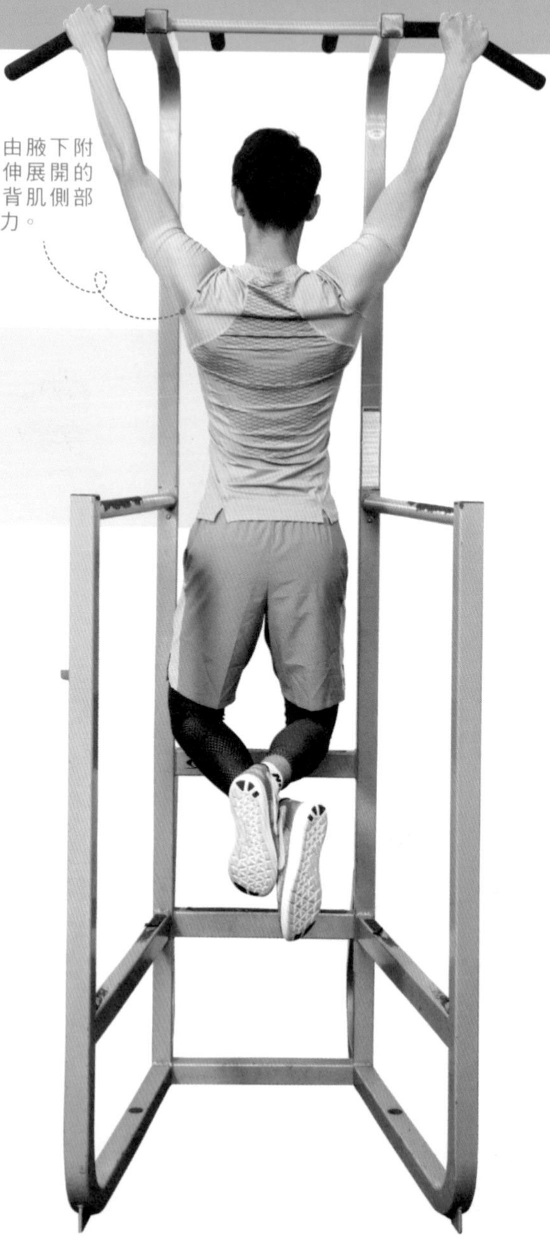

會由腋下附近伸展開的闊背肌側部使力。

1

握住頭上槓桿的雙臂距離約肩寬 1.5 倍，讓身體懸垂。接著稍微彎曲手肘，並彎起膝蓋以利身體向後傾。

NG

背部拱起

將身體拉起時背部拱起的話，肩關節可動範圍會縮小，沒辦法充分運動到闊背肌。

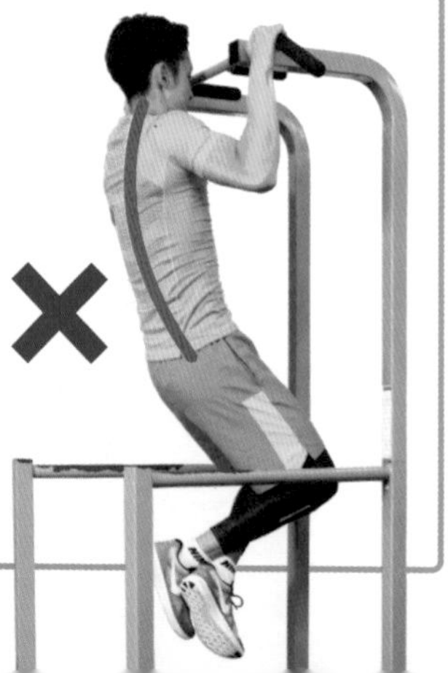

POINT!

背部反折並夾背

背部反折並夾背的話，闊背肌就會確實收縮。背部拱起或是聳肩的話，就無法確實夾背，沒辦法確實鍛鍊到闊背肌。

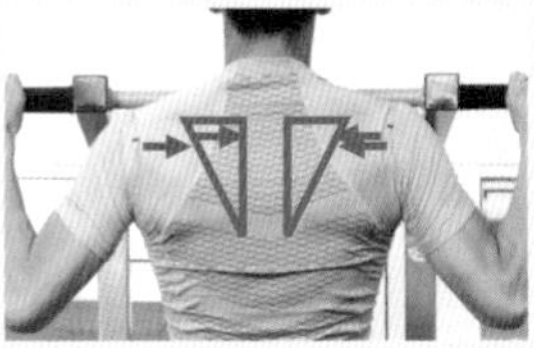

2 挺胸夾背，彎曲手肘以拉起身體。這時要注意別用到反作用力或是聳肩。

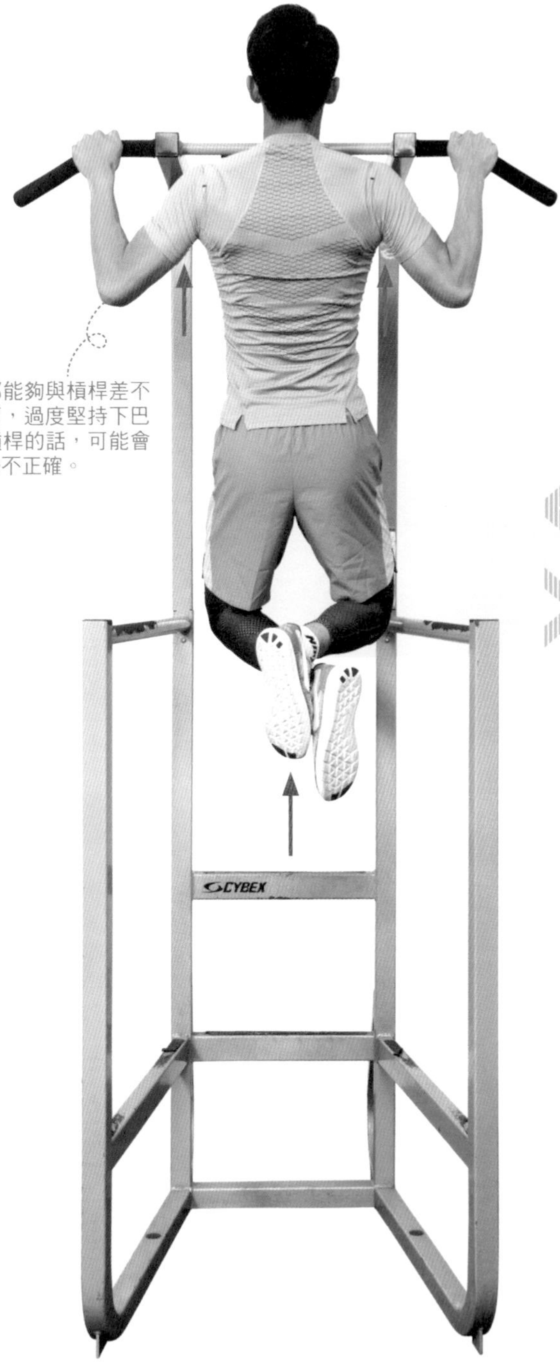

只要臉部能夠與槓桿差不多高即可，過度堅持下巴要超過槓桿的話，可能會導致姿勢不正確。

延伸版本

反手引體向上

上半身大幅度往後仰，將槓桿拉到身體的前方。這時手部會將腹部拉近槓桿，而非將胸部拉到槓桿附近。

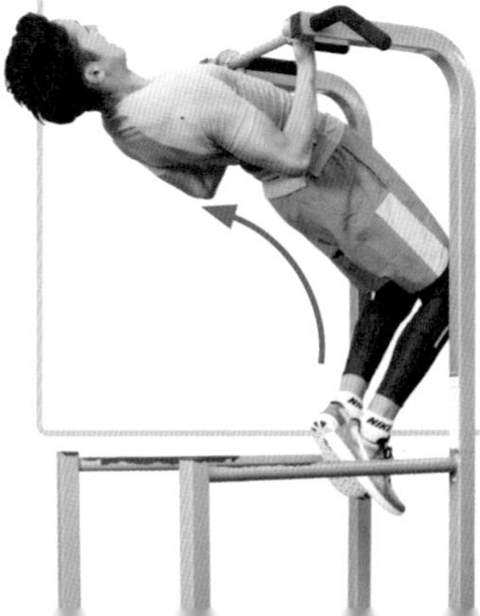

斜方肌

主要鍛鍊斜方肌上部的聳肩類，以及同時鍛鍊斜方肌與三角肌的直立上提類

會對抬起肩胛骨的動作與往內回旋的動作施加負荷

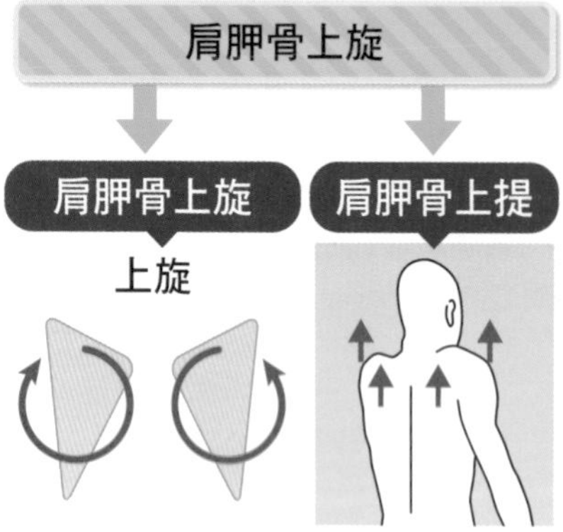
肩胛骨上旋
肩胛骨上旋
肩胛骨上提
上旋

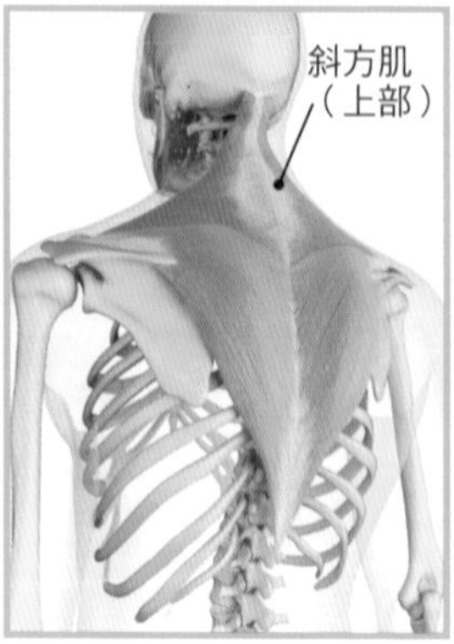
斜方肌
（上部）

專門鍛鍊斜方肌上部的項目分成「聳肩類」與「直立上提類」。聳肩類主要針對斜方肌的上部，直立上提類可以運動到斜方肌中、下部與三角肌，因此運動量稍大一些。此外相較於聳肩類，直立上提類透過整體可動範圍對斜方肌施加的負荷，較不易流失。

雖然聳肩類項目的負荷較容易流失，但是在壓低身體的起始姿勢時，會盡量壓低肩膀使肩胛骨下壓，因此得以提高斜方肌上部的伸展效果。

闊背肌（下拉類） 項目一覽與選擇基準

▼項目名稱 ▶選擇基準	運動量	負荷流失的難易度	伸張狀態時的負荷	伸展效果	運動方式難易度	居家執行難易度
阻力帶 阻力帶直立上提 ➡p.69	中	○	弱	偏低	普通	○
繩索 繩索直立上提 ➡p.69	中	○	偏強	中	普通	×
史密斯機 聳肩 ➡p.70	偏小	▲	偏強	偏高	偏簡單	×
自由重量 啞鈴直立上提 ➡p.71	中	○	偏強	中	普通	○
自由重量 啞鈴聳肩 ➡p.72	▲	▲	偏強	偏高	偏簡單	○

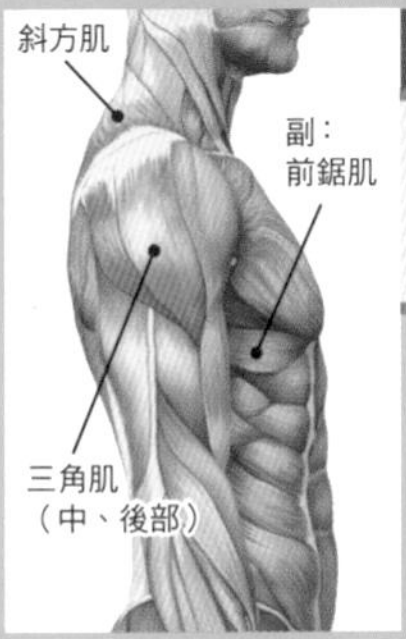

斜方肌項目 1

阻力帶

阻力帶直立上提

能夠在自宅鍛鍊斜方肌的上背部

雖然對肌肉伸張狀態時的負荷與伸展效果較低，但是能夠在自宅輕鬆執行。只要將阻力帶拿短一點，連起始動作都不怕負荷流失。

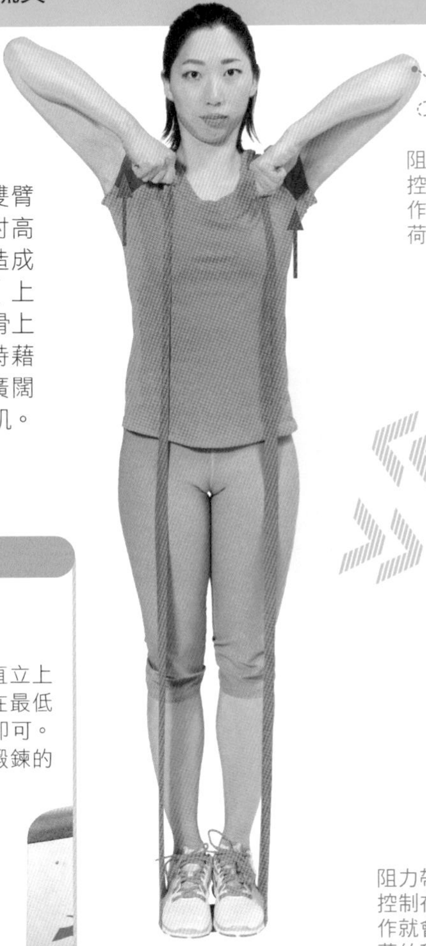

2

聳肩並彎曲手肘，將雙臂從側邊高高舉起。手肘高舉至側邊時，會連帶造成肩胛骨的迴轉運動（上旋）。此項目會對肩胛骨上旋動作施加負荷，同時藉由肩胛骨的上提，在廣闊的可動範圍內鍛鍊斜方肌。

阻力帶的長度控制在起始動作就會施加負荷的程度。

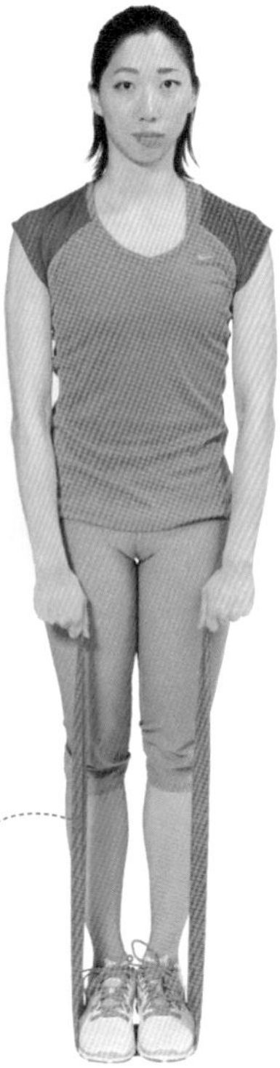

阻力帶的長度控制在起始動作就會施加負荷的程度。

1

握住阻力帶的兩端，雙腳踏住中心固定住，接著挺直背脊。雙臂的間距要與左右阻力帶相同。

延伸版本

繩索直立上提

用繩索訓練機進行的直立上提，將繩索的起點設在最低的位置，再拉起握把即可。另外也有藉雙股繩索鍛鍊的方法。

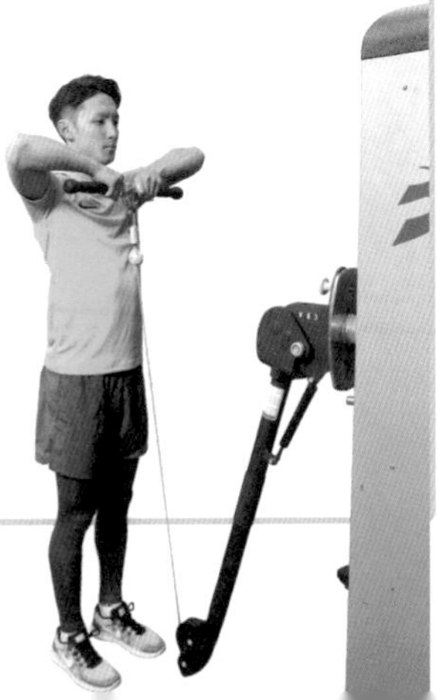

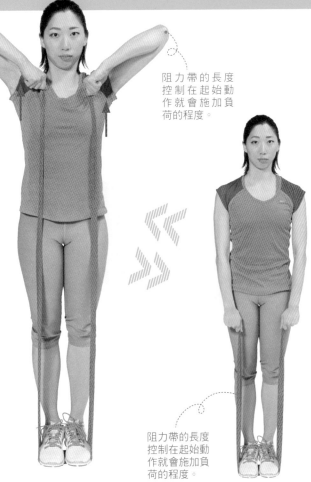

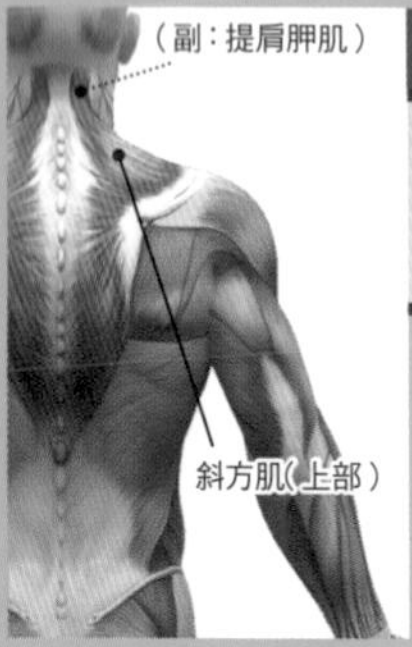
（副：提肩胛肌）
斜方肌（上部）

斜方肌項目 2

機械

史密斯機聳肩

在高重量下安全挑戰肌肉極限

對肌肉伸張狀態施加的負荷與伸展效果都很高，也能夠輕易維持姿勢。就連憑自己的力量會舉得很辛苦的高重量，也可以輕鬆擺好起始姿勢。

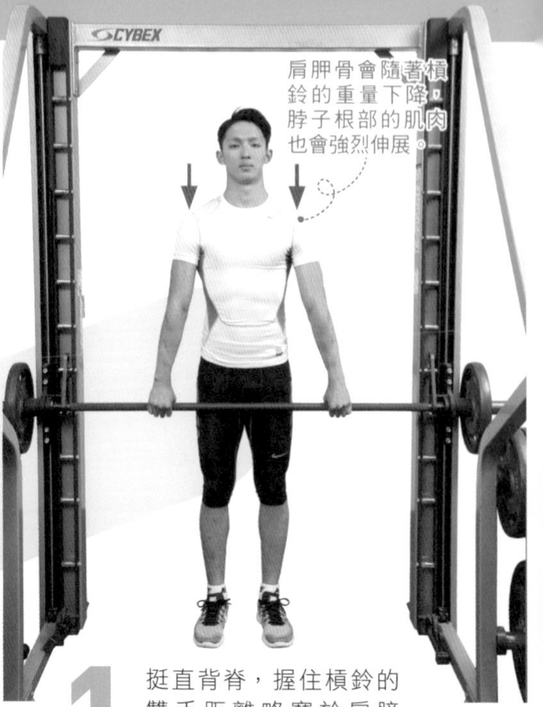
CYBEX
肩胛骨會隨著槓鈴的重量下降，脖子根部的肌肉也會強烈伸展。

1 挺直背脊，握住槓鈴的雙手距離略寬於肩膀後，再將槓鈴從架子卸下。這時槓鈴的重量會將肩膀往下拉，增加肩胛骨的可動範圍。

2 以聳肩的動作提起槓鈴，肩膀提高時肩胛骨會上提，主要運動到斜方肌的上部。只要設定好槓鈴的制動器，就能夠在不過度勉強的情況下，以高重量挑戰肌肉極限。

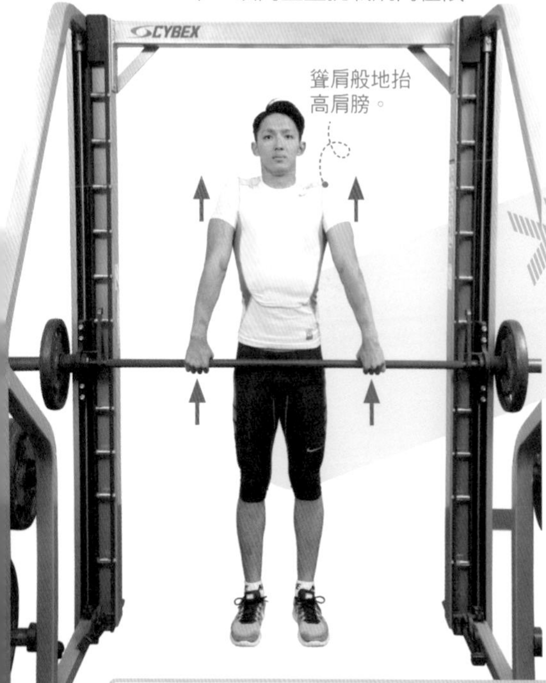
CYBEX
聳肩般地抬高肩膀。

延伸版本

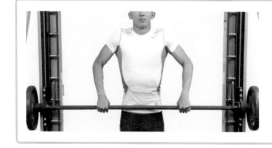

彎曲手肘並聳肩

以彎曲手肘並聳肩的方式進行時，肩胛骨上提的同時還會往內回旋（上旋）。肩胛骨的上旋動作會用到斜方肌，因此聳肩運動也可以搭配手肘彎曲的姿勢。

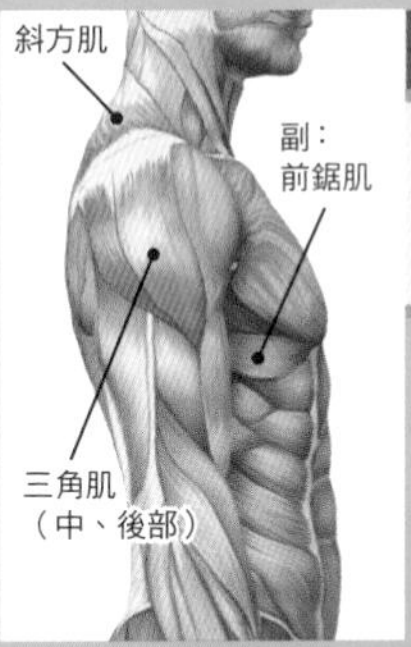
斜方肌
副：
前鋸肌
三角肌
（中、後部）

斜方肌項目3

自由重量

啞鈴直立上提

以寬於聳肩的可動範圍鍛鍊斜方肌

同時運動到斜方肌的中、下部與三角肌，因此運動量相當大。起始動作時對伸張狀態產生的負荷，會比又短又鬆的阻力帶更強。

1 雙手握住啞鈴後，使其在骨盆前呈一橫線。接著挺直背脊，稍微彎曲手肘，並注意啞鈴不要碰到身體。

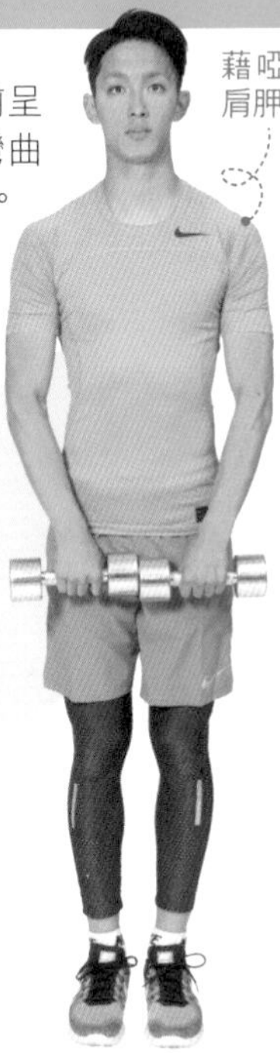
藉啞鈴的重量將肩胛骨往下拉。

提起啞鈴，且左右啞鈴要呈一橫線。

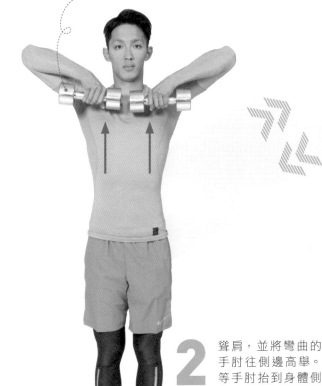

2 聳肩，並將彎曲的手肘往側邊高舉。等手肘抬到身體側邊時，就會連帶造成肩胛骨的迴轉運動（上旋）。肩胛骨上提與上旋間的關係，與使用阻力帶時相同。

POINT!

要同時留意肩胛骨上提與上旋這兩個動作

將手肘往上抬起會引起肩胛骨迴轉運動（上旋），聳肩則會引起肩胛骨上提的動作，執行本項目時要想辦法讓兩者同時進行。

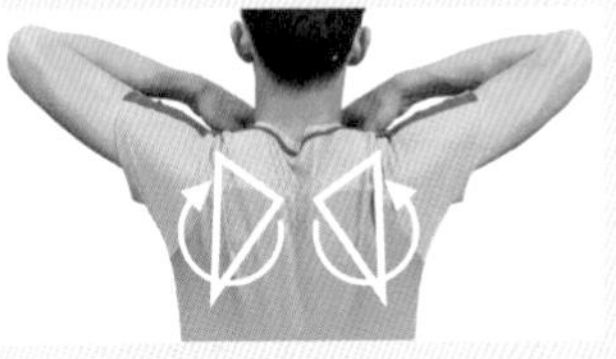

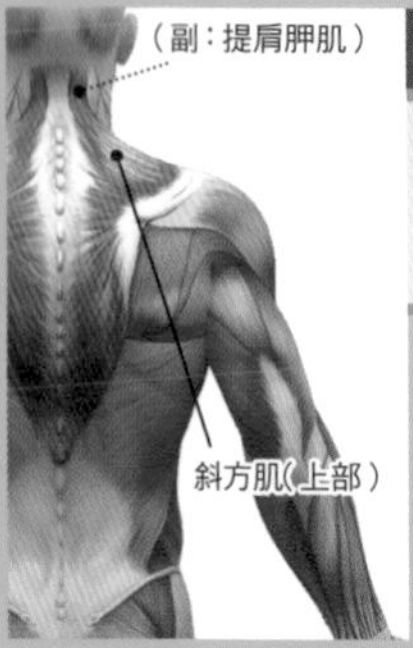
（副：提肩胛肌）
斜方肌（上部）

斜方肌項目 4

自由重量

啞鈴聳肩

針對斜方肌上部的單關節項目

啞鈴聳肩與槓鈴聳肩不同，會在身體的正側邊舉起，所以施加負荷的方向，會與肩胛骨上提的方向相同，對腰部的負擔較低。

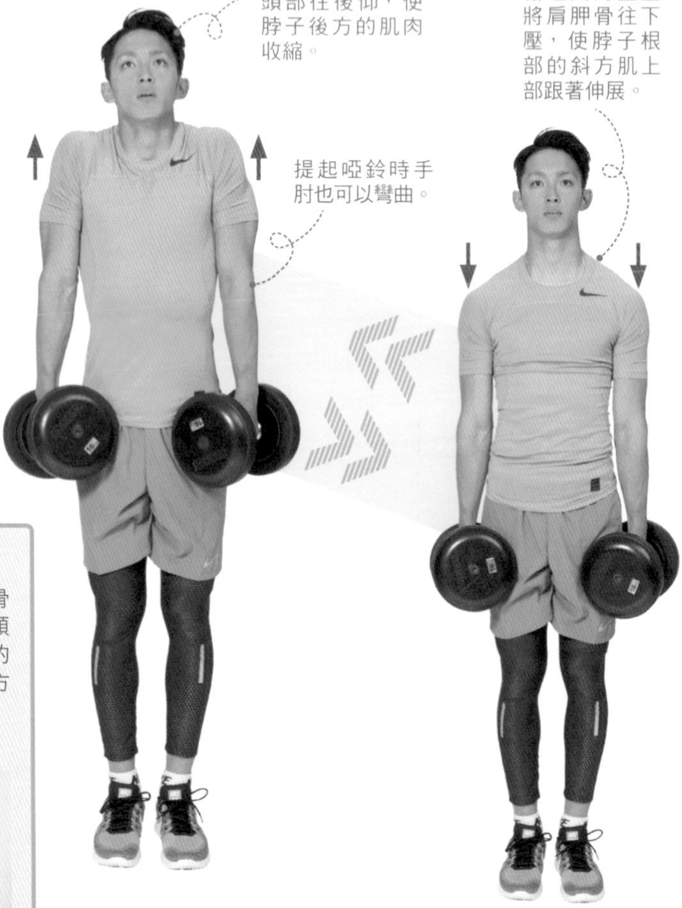
頭部往後仰，使脖子後方的肌肉收縮。
提起啞鈴時手肘也可以彎曲。
藉啞鈴的重量將肩胛骨往下壓，使脖子根部的斜方肌上部跟著伸展。

2

以聳肩動作提起啞鈴。肩膀抬起時肩胛骨就會上提，針對斜方肌的上部發揮作用。啞鈴掉落的話可能會受傷，因此想以高重量挑戰肌肉極限時，建議選擇史密斯機聳肩。

1

放下握住啞鈴的雙臂，挺直背脊將啞鈴握在身體側邊。這時啞鈴的重量會將肩膀往下拉，擴大肩胛骨的可動範圍。

POINT!

稍微往上

斜方肌的上端與後腦杓的骨頭相連，因此抬起肩膀時頭部後仰，使臉部往上抬的話，能夠使頸部後方的斜方肌上部產生更強烈的收縮。

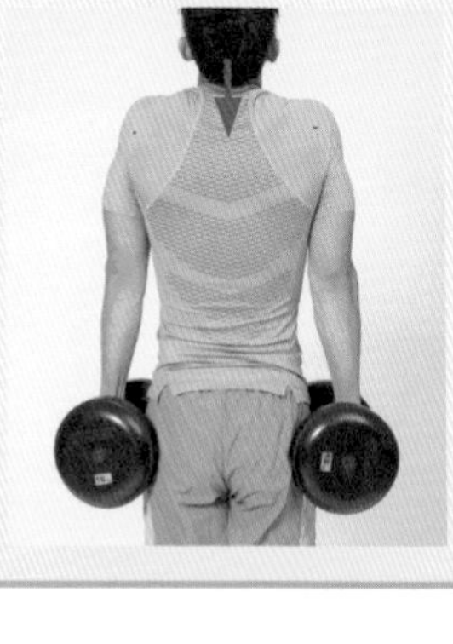

第 3 章

鍛鍊 肩膀、手臂

鍛鍊肩膀時會將覆蓋在肩膀的三角肌分成前部、中部與後部；鍛鍊手臂時會分成上臂前方的肱二頭肌、後方的肱三頭肌以及前臂肌群。

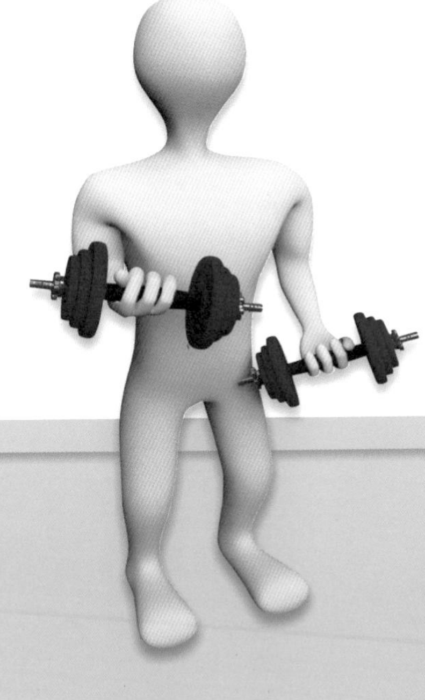

三角肌❶（前、中、後）

前平舉類的項目具有負荷較小的缺點，這時可以搭配繩索項目與臥姿項目彌補不足

三角肌（前、中、後部）的主要作用

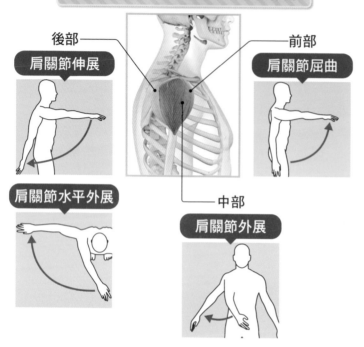

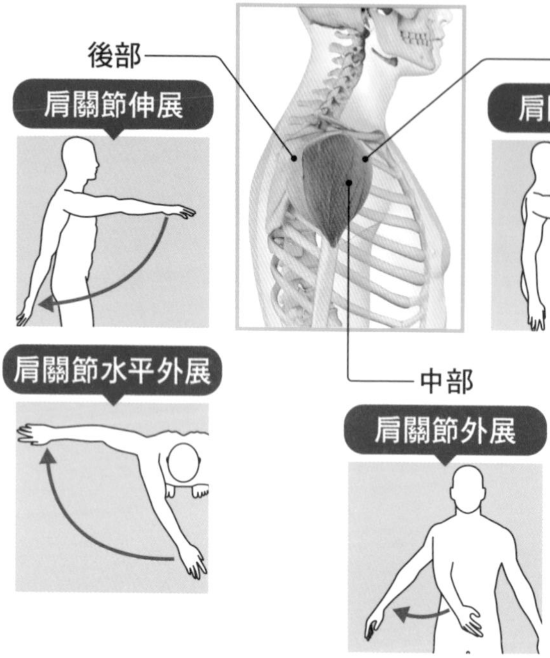

對手臂往前擺動的肩關節屈曲動作施加負荷，鍛鍊三角肌前部

前平舉類的項目在放下手臂的起始動作時，負荷容易流失，對肌肉伸張狀態時施加的負荷也較弱。但是唯有繩索前平舉從起始動作就能夠確實施加負荷，整體負荷流失程度也低於其他項目。此外繩索張力會斜向產生作用，因此雙臂拉到身體側面時的起始動作下，能夠對伸張狀態的肌肉施加相當大的負荷。

三角肌（前部）（前平舉類項目） 項目一覽與選擇基準

▼項目名稱	▶選擇基準	運動量	負荷流失的難易度	伸張狀態時的負荷	伸展效果	運動方式難易度	居家執行難易度
阻力帶 阻力帶前平舉	➡p.77	小	✕	弱	低	普通	○
繩索 繩索前平舉	➡p.77	小	▲	中	低	普通	✕
自由重量 啞鈴前平舉	➡p.76	小	✕	弱	低	普通	○

對手臂往側邊擺動的肩關節外展動作施加負荷，鍛鍊三角肌中部

與前平舉類的項目相同，側平舉類項目在手臂放下時的起始動作時，負荷容易流失，對肌肉伸張狀態時施加的負荷也較弱。但是唯有繩索前平舉從起始動作就能夠確實施加負荷，整體負荷流失程度也低於其他項目。

三角肌（前部）（側平舉項目） 項目一覽與選擇基準

▼項目名稱 ▶選擇基準	運動量	負荷流失的難易度	伸張狀態時的負荷	伸展效果	運動方式難易度	居家執行難易度
阻力帶 阻力帶側平舉 ➡p.79	小	✕	弱	低	普通	○
繩索 繩索側平舉 ➡p.79	小	▲	中	低	普通	✕
自由重量 啞鈴側平舉 ➡p.78	小	✕	弱	低	偏難	○

對手臂往後方擺動的肩關節水平外展動作施加負荷，鍛鍊三角肌後部

後舉類項目同樣在手臂放下時的起始動作時，負荷容易流失，對肌肉伸張狀態時施加的負荷也較弱。但是選擇機械、繩索與臥姿項目可以縮小這些缺點。操作時不要夾背，單純以肩關節的動作將手臂往後擺動，就不會運動到闊背肌，能夠將負荷集中在三角肌後部。

三角肌（前部）（後舉類項目） 項目一覽與選擇基準

▼項目名稱 ▶選擇基準	運動量	負荷流失的難易度	伸張狀態時的負荷	伸展效果	運動方式難易度	居家執行難易度
阻力帶 阻力帶後舉 ➡p.81	小	▲	弱	低	普通	○
機械 後束飛鳥 ➡p.81	小	○	中	中	簡單	✕
繩索 繩索後舉 ➡p.81	小	▲	強	偏高	普通	✕
自由重量 啞鈴後舉 ➡p.80	小	✕	弱	低	偏難	○
自由重量 啞鈴臥姿後舉 ➡p.80	小	▲	強	偏高	普通	○

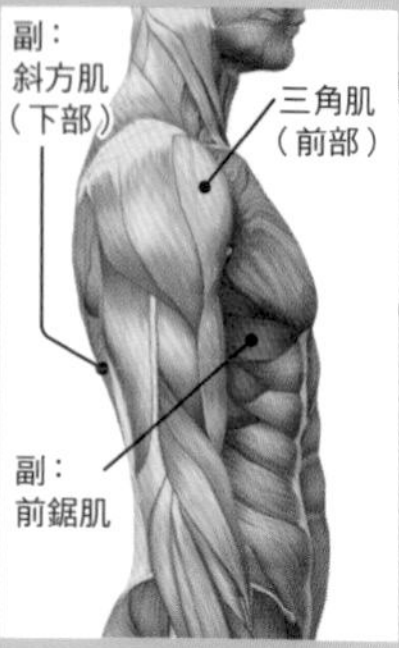
副：
斜方肌
（下部）
三角肌
（前部）
副：
前鋸肌

前平舉類項目

手臂往前方擺動，鍛鍊三角肌前部

這類項目會對手臂往前方擺動的肩關節屈曲動作施加負荷，啞鈴、阻力帶與繩索版本間的動作相同，但是各有優缺點。

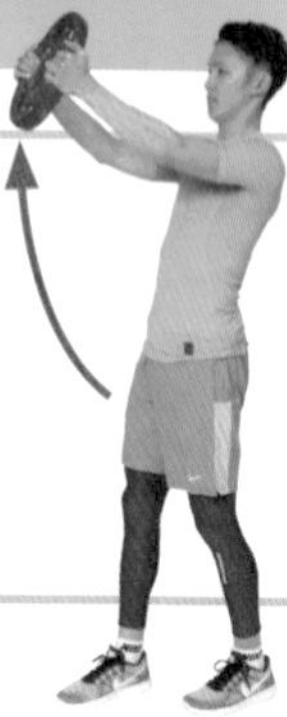

延伸版本

槓片前平舉

運用槓鈴的槓片，方便雙臂一起運動。

1 啞鈴前平舉

運用啞鈴的最基本前平舉。起始動作是三角肌前部伸展的手臂下放動作，這時負荷容易流失是一大缺點。

1 拿著啞鈴的拇指要朝上，伸展背脊、雙腳前後打開，身體稍微往後傾。下放手臂時，手肘稍微彎曲可以減少負荷流失。

2 手臂往前舉起，將啞鈴舉至與臉部同高。想要避免起始動作時流失太多負荷，建議維持舉起時拇指朝上的姿勢。

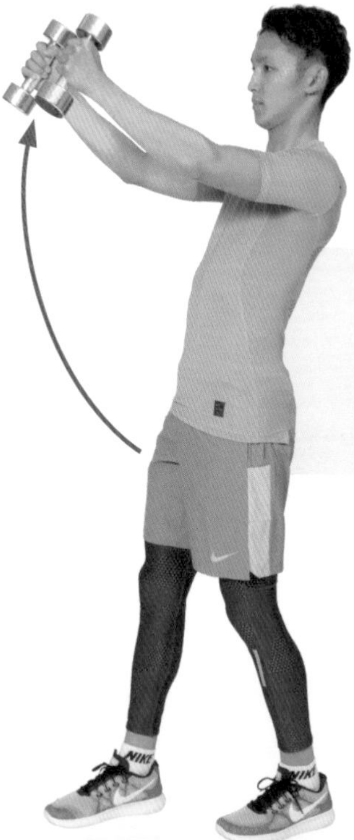

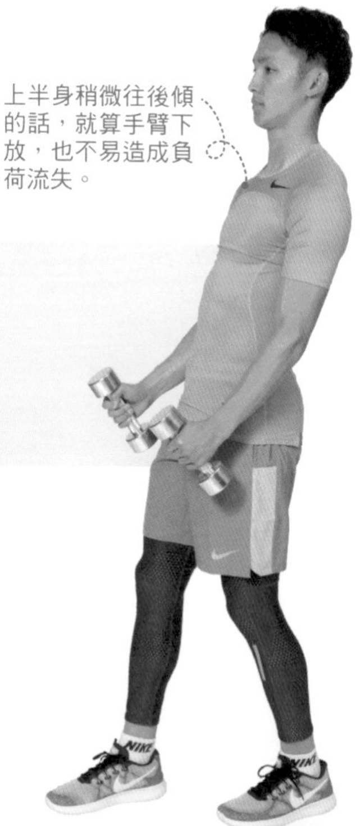
上半身稍微往後傾的話，就算手臂下放，也不易造成負荷流失。

2 阻力帶前平舉

藉阻力帶輕鬆執行的前平舉。缺點是起始動作時會放鬆阻力帶，因此負荷容易流失。

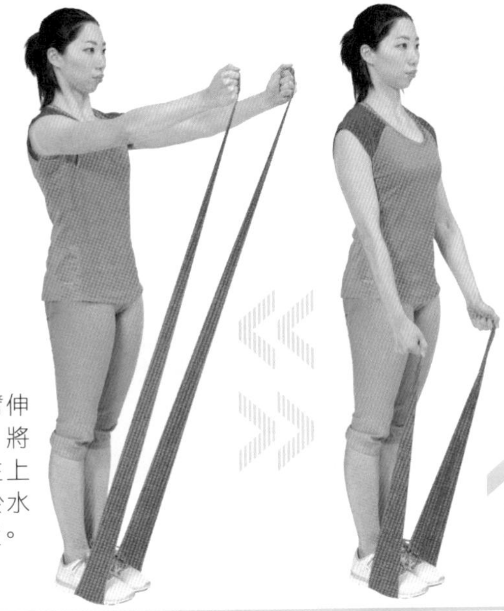

1 抓住阻力帶兩端，踩住中央部分。讓大拇指朝上。

2 維持手臂伸展狀態，將阻力帶往上拉至高於水平的位置。

3 繩索前平舉

運用繩索訓練器的前平舉項目。可動範圍很廣，起始動作時的負荷不易流失，對伸張狀態下的負荷也較強。不僅能夠充分鍛鍊斜方肌，還會連下部一起鍛鍊。

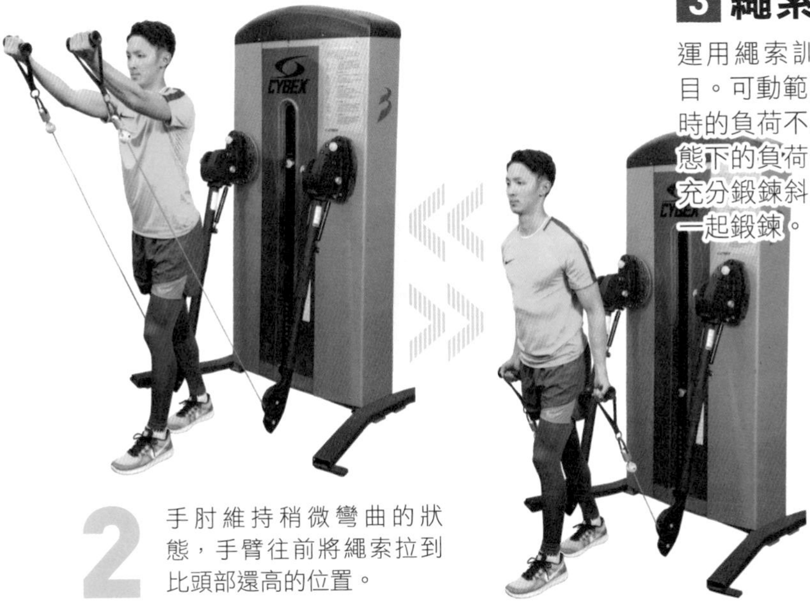

1 繩索起點設置在最低處，握住把手時掌心要朝前方，手肘要稍微彎曲。

2 手肘維持稍微彎曲的狀態，手臂往前將繩索拉到比頭部還高的位置。

延伸版本

肌肉達到極限時，可以用另一隻手按住手肘，把最後一絲力量都擠出來。

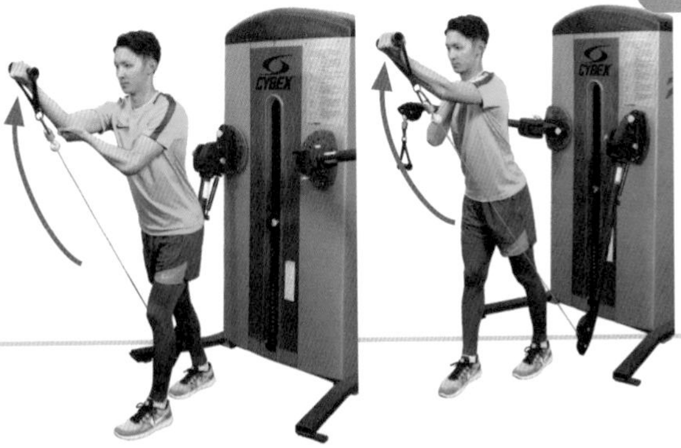

單手繩索前平舉

單手執行時，要用另外一隻手貼住三角肌前部，邊確認肌肉收縮邊仔細做好每個動作。

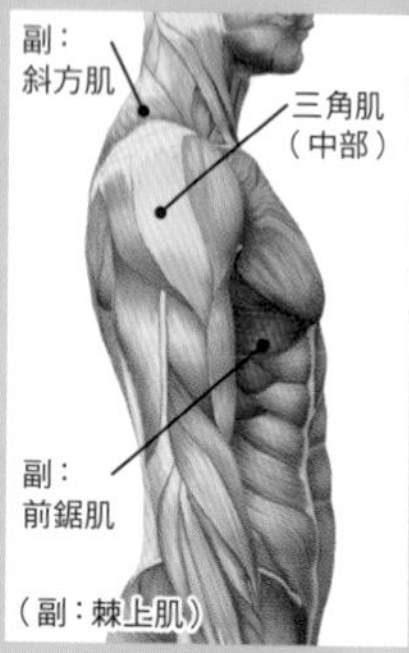

側平舉類項目

手臂往側邊擺動，以鍛鍊三角肌中部

會對手臂往側邊擺動的肩關節外展動作施加負荷。啞鈴、阻力帶與繩索版本間的動作相同，但是各有優缺點。

NG

手肘彎曲

舉起啞鈴時手臂彎曲的話，負荷就會減輕。但是如果體力已達極限，又想要徹底發揮剩下的力量，也可以搭配這一招。

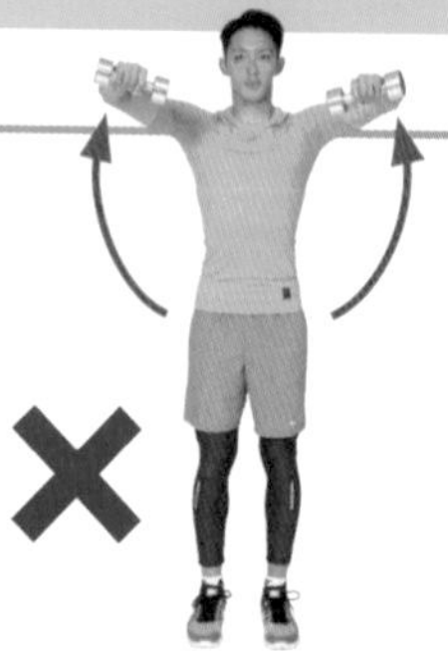

1 啞鈴側平舉

用啞鈴執行的基本側平舉。缺點是下放手臂的起始動作時，三角肌中部的負荷容易流失。

2 雙臂往側邊舉至與臉部同高，由於是以小指側的肌肉用力舉起的，會對三角肌中部發揮強大的作用。

舉高時主要用到小指這一側。

1 手握啞鈴伸直背脊，手背朝外。

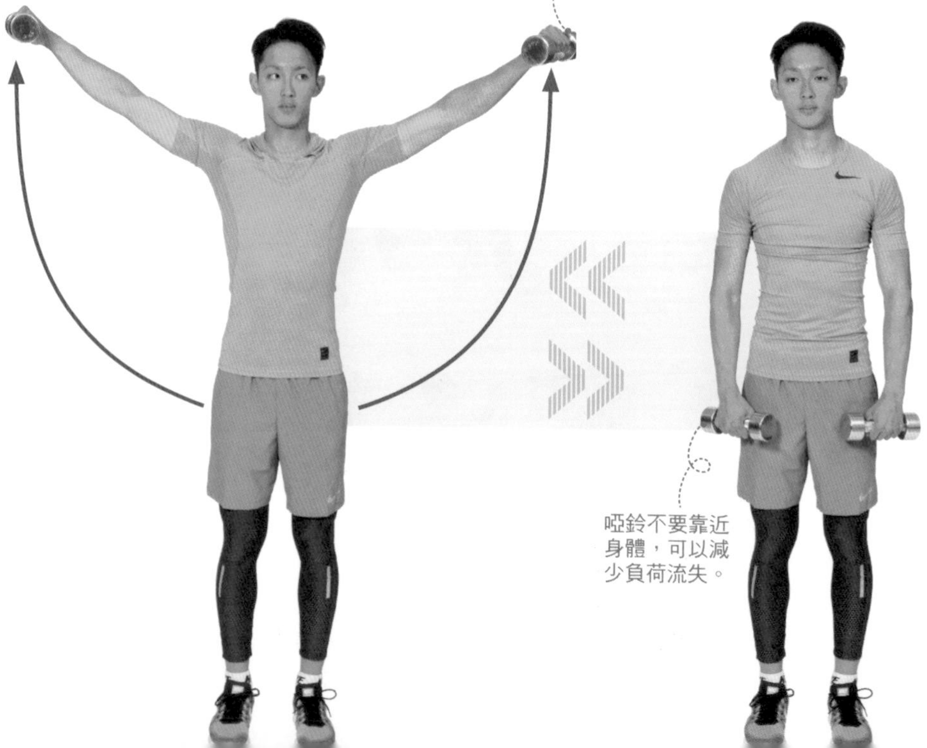

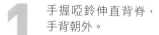

啞鈴不要靠近身體，可以減少負荷流失。

2 阻力帶側平舉

運用阻力帶的輕鬆側平舉。缺點是起始動作時阻力帶較鬆，負荷容易流失。

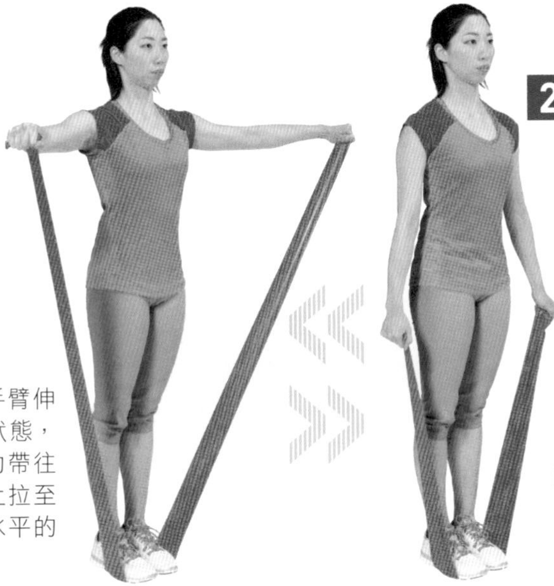

2 維持手臂伸展的狀態，將阻力帶往兩側上拉至高於水平的位置。

1 抓住阻力帶兩端，踩住中央部分，手背朝外。

3 繩索側平舉

用繩索訓練器執行的單手側平舉。可動範圍很廣，連手臂下放時的起始動作，都不易發生負荷流失的問題。對伸張狀態時施加的負荷也很強。

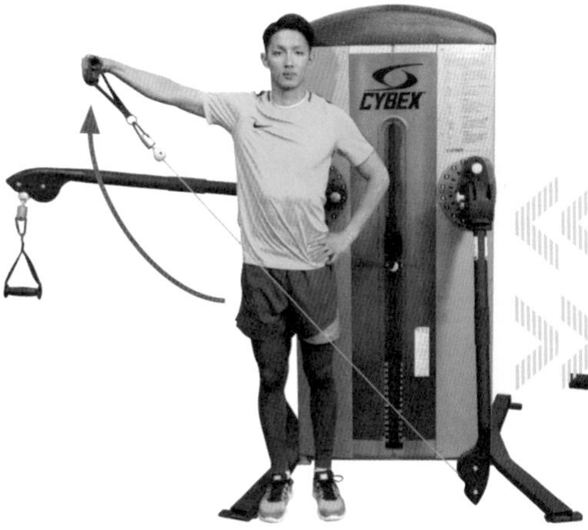

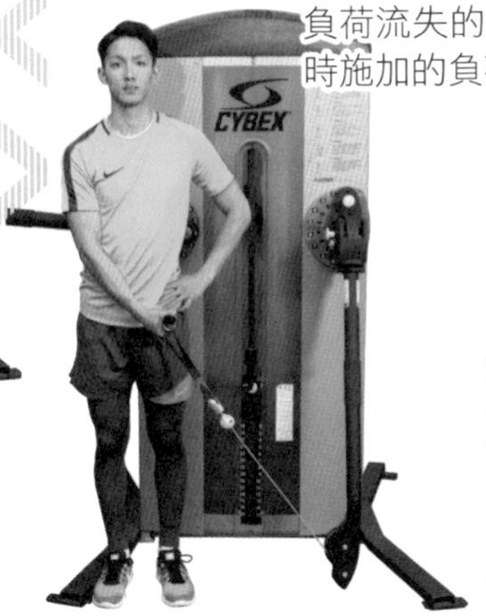

1 繩索起點設置在最低處，單手握住把手。手臂大幅擺向內側，在施加負荷的狀態下，伸展三角肌後部。

2 維持手肘伸直的狀態，將繩索拉至側邊與頭部同高處。這時上半身會動的話，雙腿就站開一點以保持平衡。

延伸版本

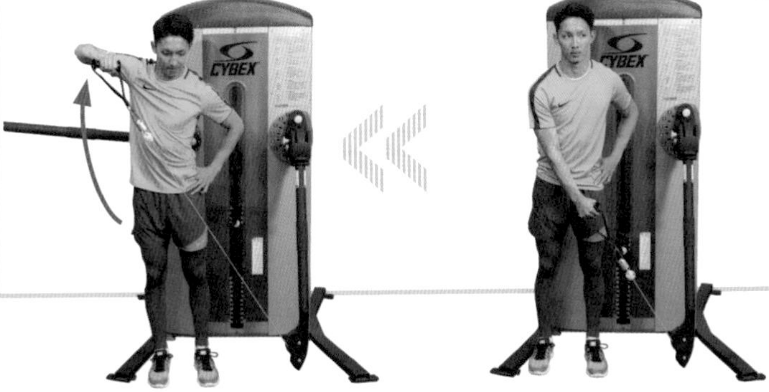

肘曲繩索側平舉

拉繩索時彎曲手肘，負荷會降低。在體力已達極限時，可以藉這招將最後一絲力量都擠出來。

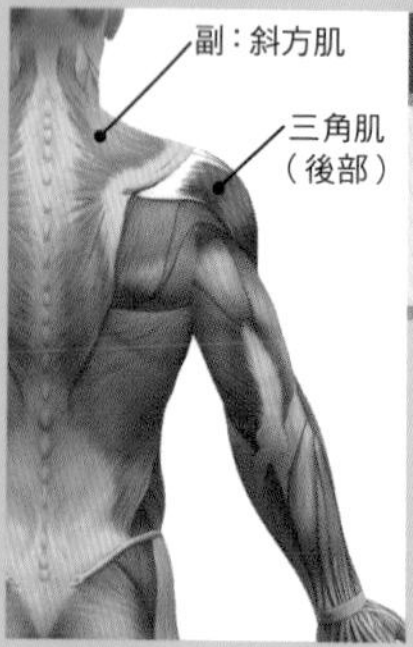

三角肌（後部）項目 1 2 3 4　阻力帶　機械　繩索　自由重量

後舉類項目

張開腋下將手臂舉至身後，鍛鍊三角肌的後部

將手臂往身後擺動時完全運用肩膀的力量，就會產生肩關節水平外展動作。本項目即是對此動作施加負荷，而啞鈴、阻力帶、機器與繩索各有不同的優缺點。

1 啞鈴後舉

用啞鈴執行的基本後舉。缺點是手臂下放的起始動作時，對三角肌後部施加的負荷會流失。

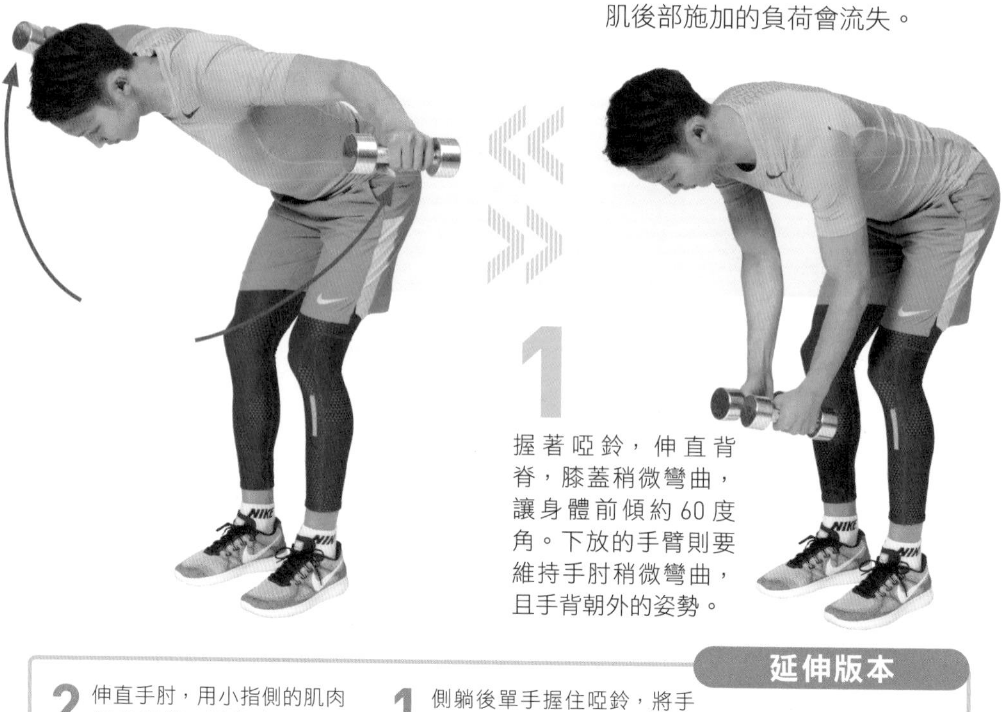

1 握著啞鈴，伸直背脊，膝蓋稍微彎曲，讓身體前傾約 60 度角。下放的手臂則要維持手肘稍微彎曲，且手背朝外的姿勢。

2 張開腋下，用小指側的肌肉將啞鈴舉至與肩同高。這時不要夾背，僅動用肩關節的話，就更有助於鍛鍊三角肌後部。

延伸版本

臥姿後舉

以側躺姿勢執行的後舉。負荷從起始動作就不易流失，對伸張狀態時的負荷、伸展效果都很好。

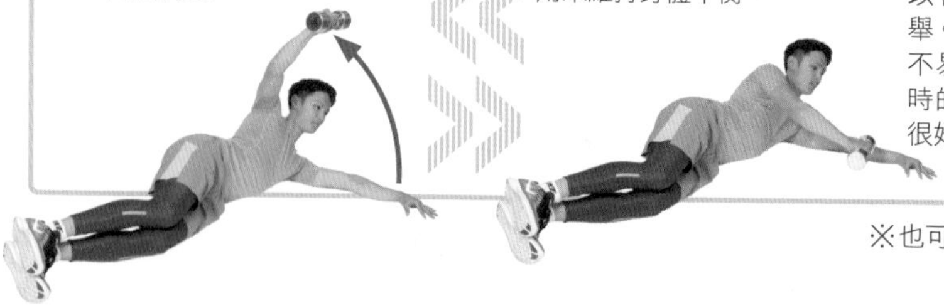

1 側躺後單手握住啞鈴，將手臂伸直至肩膀前方後，稍微舉起啞鈴。另外一隻手主要用來維持身體平衡。

2 伸直手肘，用小指側的肌肉舉起手臂。過程中不要夾背，手臂則要舉到約 60 度角的高度。

※也可以躺在健身椅上執行。

2 阻力帶後舉

藉阻力帶輕鬆執行的後舉。缺點是起始動作時阻力帶較鬆，負荷容易流失。

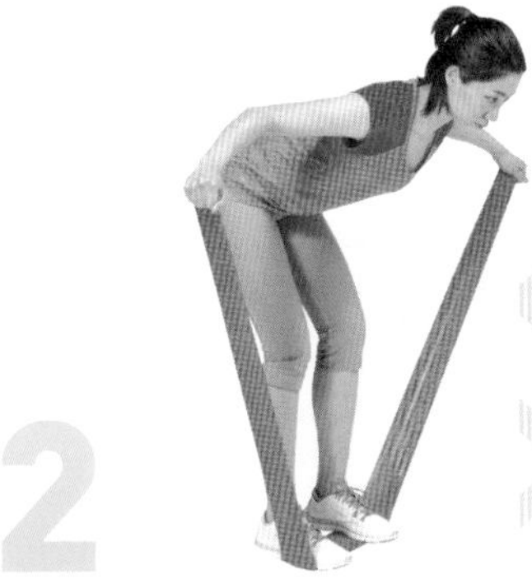

2 張開腋下，用小指側的肌肉將阻力帶舉至與肩同高。不要夾背，動肩關節就好。

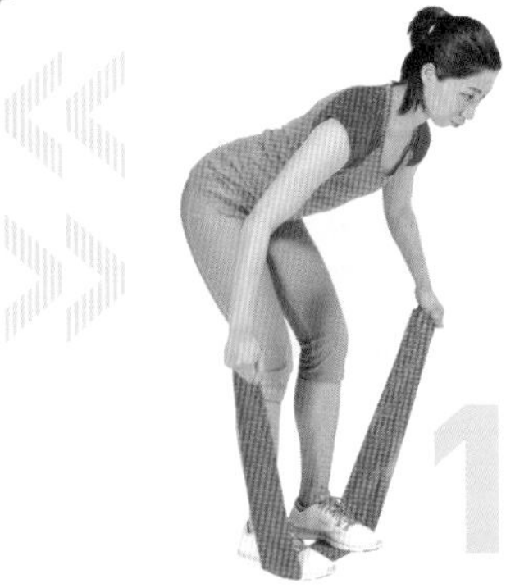

1 握住阻力帶兩端，踏住中央部位。伸直背脊，膝蓋微彎，上半身前傾，手背朝外。

3 後束飛鳥

藉由肩關節水平外展，將手臂往後擺動的機械項目。從頭到尾負荷都不易流失，伸張狀態下的負荷也偏強，是相當優秀的項目。

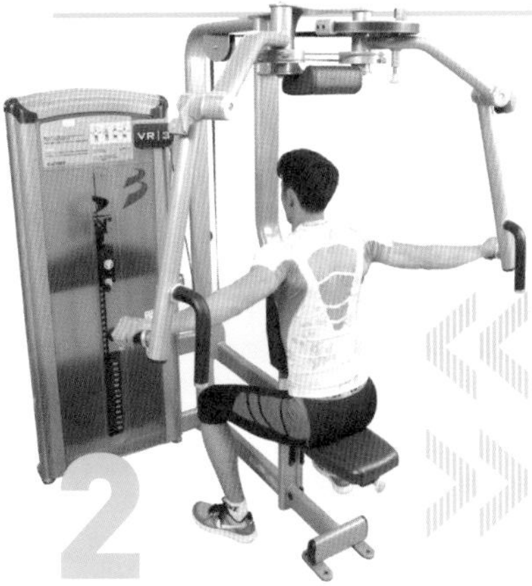

2 不要夾背，手臂往後方擺動。放慢動作能夠發揮負荷不易流失的優點，徹底鍛鍊肌肉。

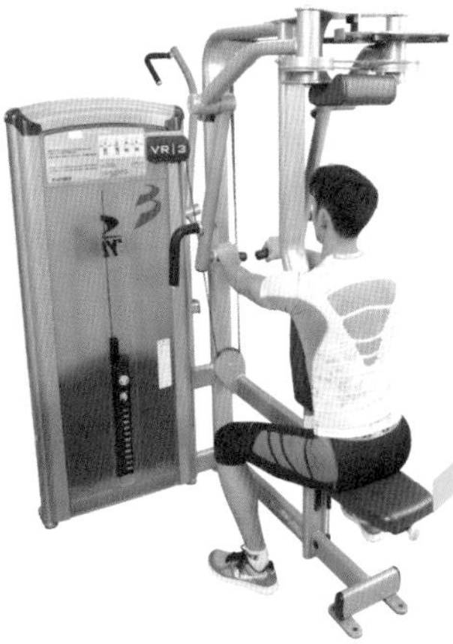

1 將橫向握把設置在與肩同高處，接著握住握把稍微彎曲手肘。

4 繩索後舉

用繩索訓練機執行的後舉。對伸張狀態的負荷很強，伸展效果也很好。另外也可以雙臂交錯，左右同時進行。

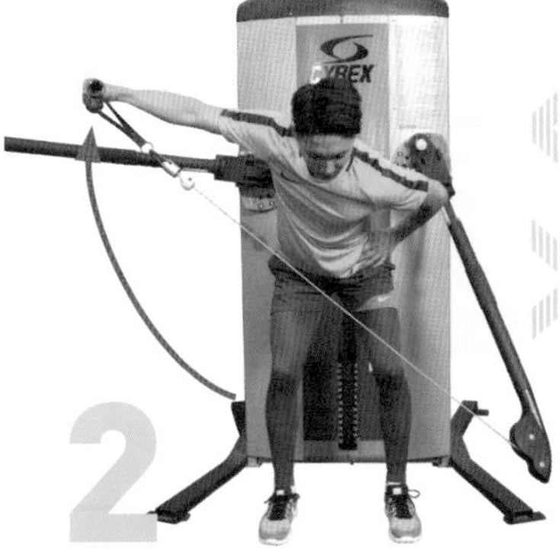

2 張開腋下，以小指側的肌肉將手臂往後舉。不要夾背，把繩索拉到比肩膀高的位置，就能夠集中鍛鍊三角肌後部。

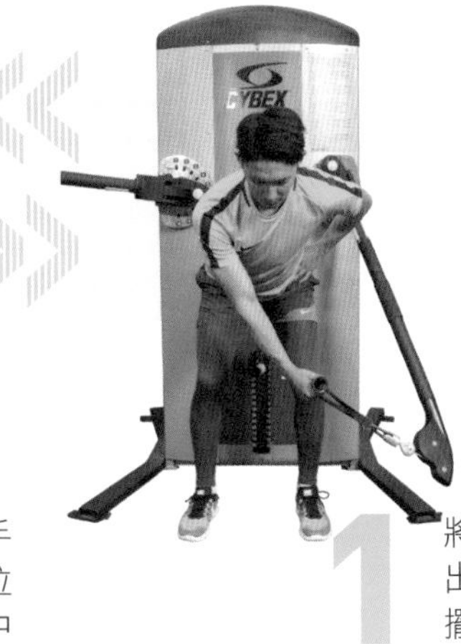

1 將繩索起點設在最低處後，擺出後舉的標準姿勢。手臂大幅擺向內側，就能夠在施加負荷的狀態下伸展三角肌後部。

三角肌❷（前、中）

主要鍛鍊三角肌前側的推舉類項目，運動量大且負荷不易流失

以手臂往側邊擺動的肩關節外展為主，對舉至頭上的動作施加負荷，同時鍛鍊三角肌與斜方肌

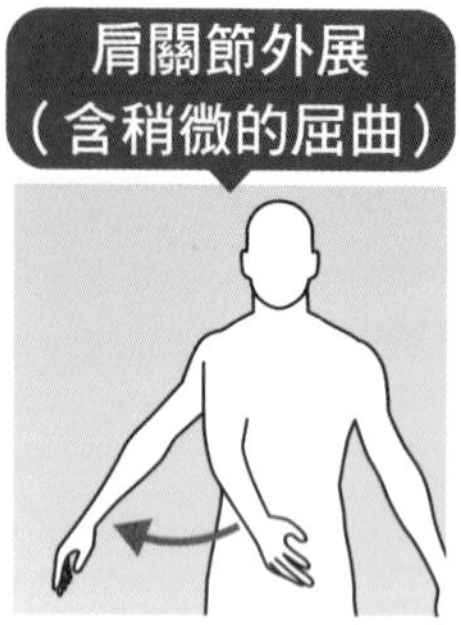

三角肌（前、中部）的主要作用

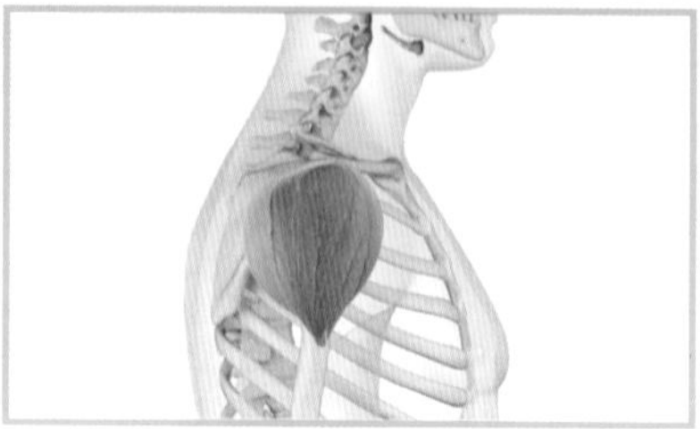

主攻三角肌前、中部的推舉類項目，能夠同時鍛鍊在舉高至頭上時動用到的斜方肌、前鋸肌、肱三頭肌等。推舉類每一項目，都能夠從起始動作就施加強烈的負荷，但是因為手肘不會大幅下放，因此對伸張狀態時施加的負荷以及伸展效果都不高。將手臂高舉到頭上的結束動作時，雖然有負荷容易流失的傾向，但是運用阻力帶與繩索的話，就能夠改善這個問題。

三角肌（前、中部）項目一覽與選擇基準

▼項目名稱　▶選擇基準	運動量	負荷流失的難易度	伸張狀態時的負荷	伸展效果	運動方式難易度	居家執行難易度
阻力帶 阻力帶肩上推舉 ➡p.83	中	○	弱	低	偏簡單	○
繩索 繩索肩上推舉 ➡p.83	中	○	偏弱	中	偏簡單	✕
機械 機械肩上推舉 ➡p.84	偏大	▲	偏弱	低	簡單	✕
自由重量 啞鈴肩上推舉 ➡p.85	偏大	▲	偏弱	中	普通	○
自由重量 槓鈴頸後推舉 ➡p.86	偏大	▲	偏弱	低	普通	✕
自由重量 槓鈴頸前推舉 ➡p.87	偏大	▲	偏弱	低	普通	✕

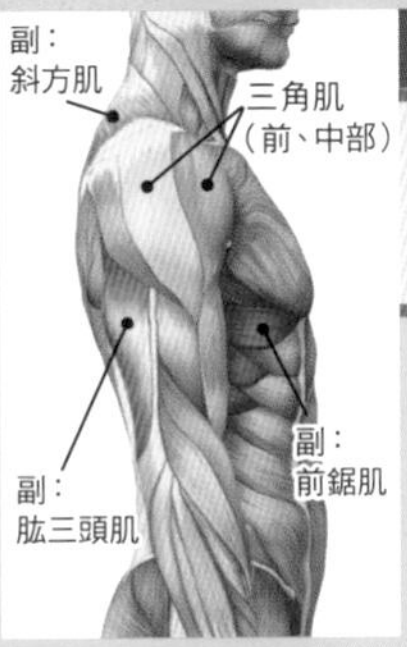

三角肌（前、中部）項目1

阻力帶

阻力帶肩上推舉

對拉起阻力帶動作施加負荷的方法

姿勢很簡單，選擇2m長的阻力帶時，還可以同時鍛鍊雙臂。雖然難以施加高負荷，但是拉到頂端時也不怕負荷流失。

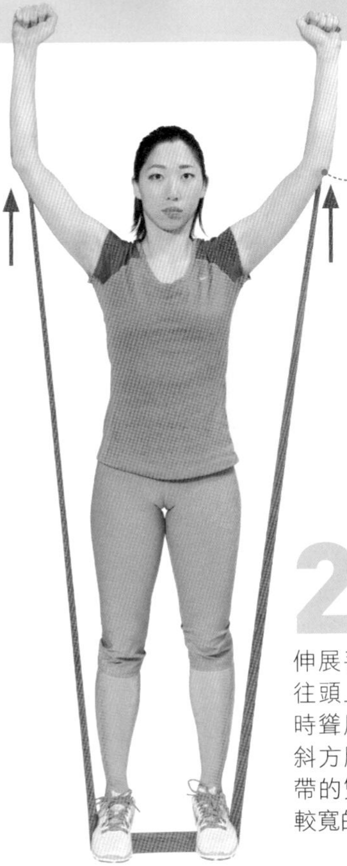

左右手間距太短的話，阻力帶施加的負荷會流失，所以要注意維持距離。

2

伸展手肘，將阻力帶往頭上筆直拉起。這時聳肩可以加強鍛鍊斜方肌，所以拉阻力帶的雙手要注意維持較寬的間距。

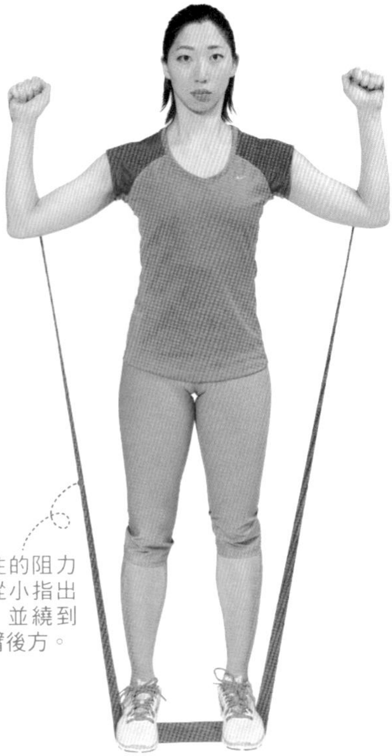

握住的阻力帶從小指出來，並繞到手臂後方。

1

握住阻力帶兩端，踩住中央部分。接著雙臂朝側邊張開，手肘彎曲並下放至低於肩膀的位置。這時要注意手肘別放得太低，肩膀才不會疼痛。

延伸版本

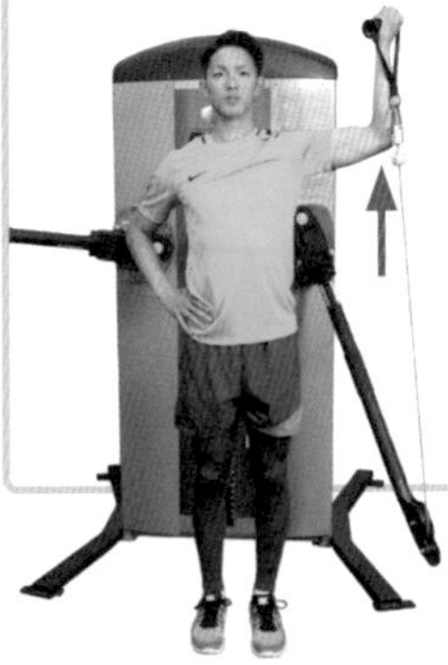

繩索肩上推舉

用繩索訓練器執行的肩上推舉。將繩索起點設置在最低處，單手拉起繩索，動作與使用阻力帶時相同。將繩索起點設置在手肘外側時，有助於避免負荷流失。

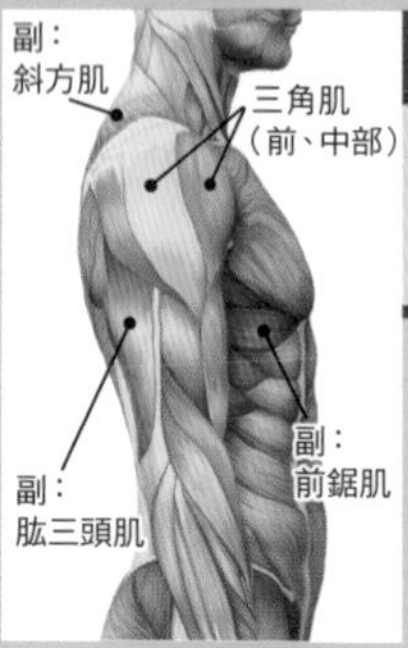

三角肌（前、中部）項目2　機械

機械肩上推舉

姿勢穩定後，追加高重量也能安全訓練

能夠藉椅背固定上半身，手臂運動軌道也很穩定，能夠輕鬆維持正確姿勢。在操作重量較高的狀態下，對腰部造成的負擔較小，能夠安全地挑戰肌肉極限。

NG

沒有坐滿

椅子沒有坐滿的話，上半身會往後仰，使負荷集中在胸大肌。此外過度後仰的話，也可能會傷到腰，必須特別留意。

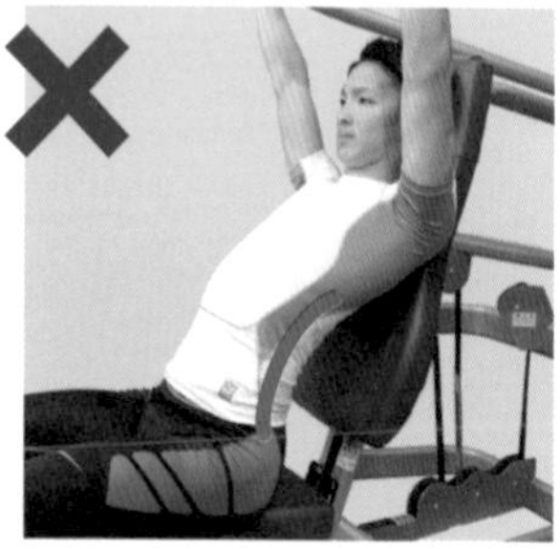

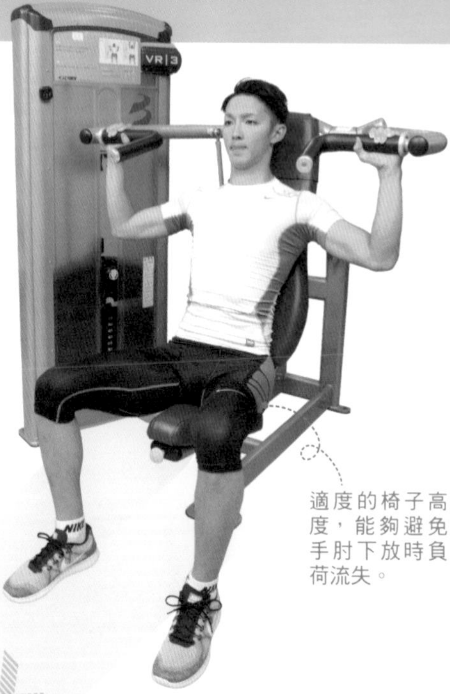

適度的椅子高度，能夠避免手肘下放時負荷流失。

1 坐滿椅子後，握住橫向握把。手肘應稍微低於肩膀。

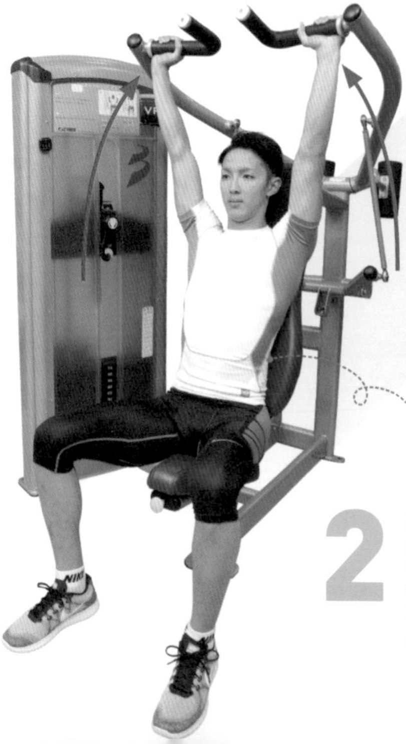

坐滿椅子不要後仰，舉起握把。

2 伸展手臂將握把舉至頭上。運用這款機器執行時，在舉高握把時的姿勢也不容易出現負荷流失，所以手肘要伸展到幾乎完全筆直的狀態，讓肩關節在寬闊的可動範圍中盡情運動。

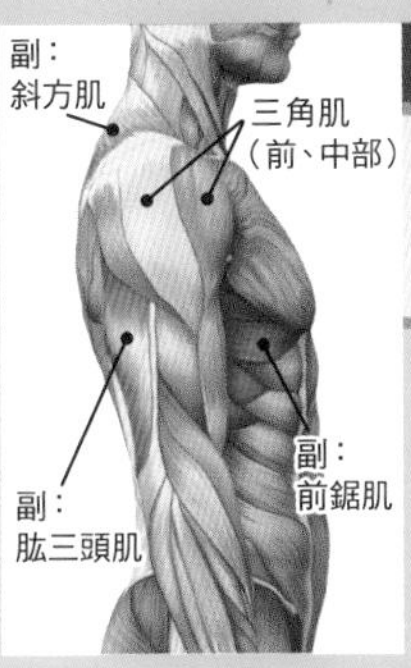

三角肌（前、中部）項目3

自由重量

啞鈴肩上推舉

在極廣可動範圍下鍛鍊三角肌的啞鈴項目

姿勢稍微難以保持，且手臂軌道沒有固定，肩膀容易疼痛。但是能夠在極廣的可動範圍內運動肩關節，因此運動量相當大。

NG

背部反折

舉起啞鈴時挺胸凹背，會使負荷集中在胸大肌上，也可能傷到腰部。

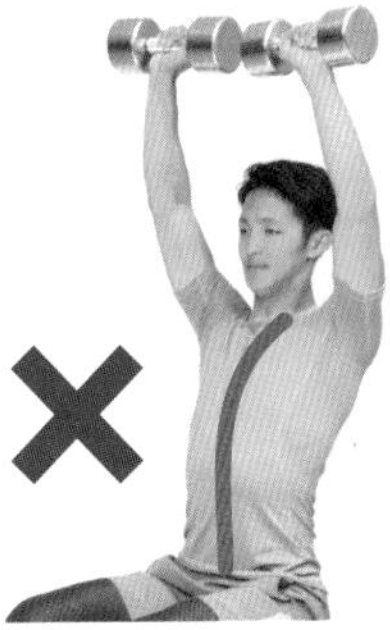

1 坐在健身椅上舉起啞鈴，雙臂往兩側張開，手肘彎曲壓至低於肩膀的位置。

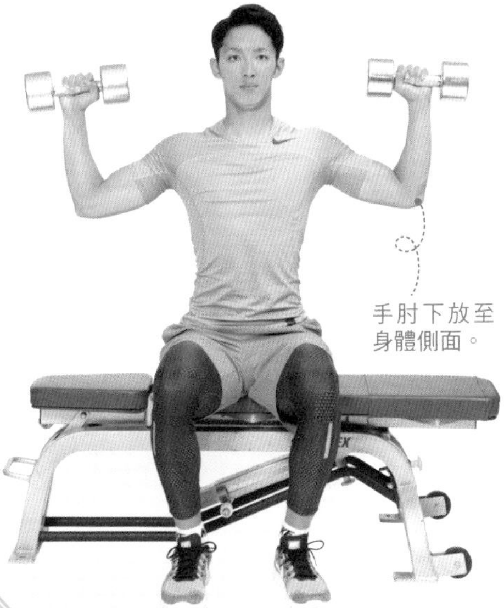

手肘下放至身體側面。

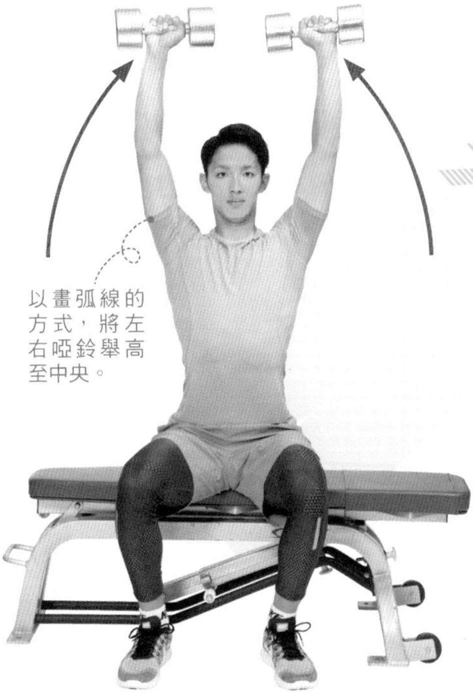

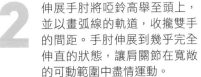

以畫弧線的方式，將左右啞鈴舉高至中央。

2 伸展手肘將啞鈴高舉至頭上，並以畫弧線的軌道，收攏雙手的間距。手肘伸展到幾乎完全伸直的狀態，讓肩關節在寬敞的可動範圍中盡情運動。

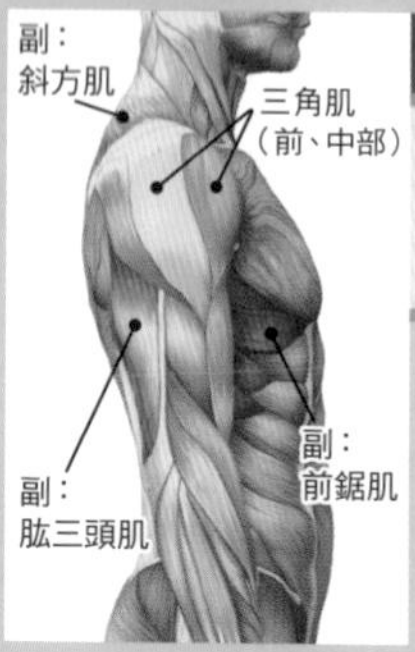

三角肌（前、中部）項目4 自由重量

槓鈴頸後推舉

運動量很大的槓鈴推舉類項目

能夠操作的重量比使用啞鈴時還要高，但是可動範圍比較窄。從頸後推舉時，可以集中鍛鍊三角肌中部一帶的肌肉。

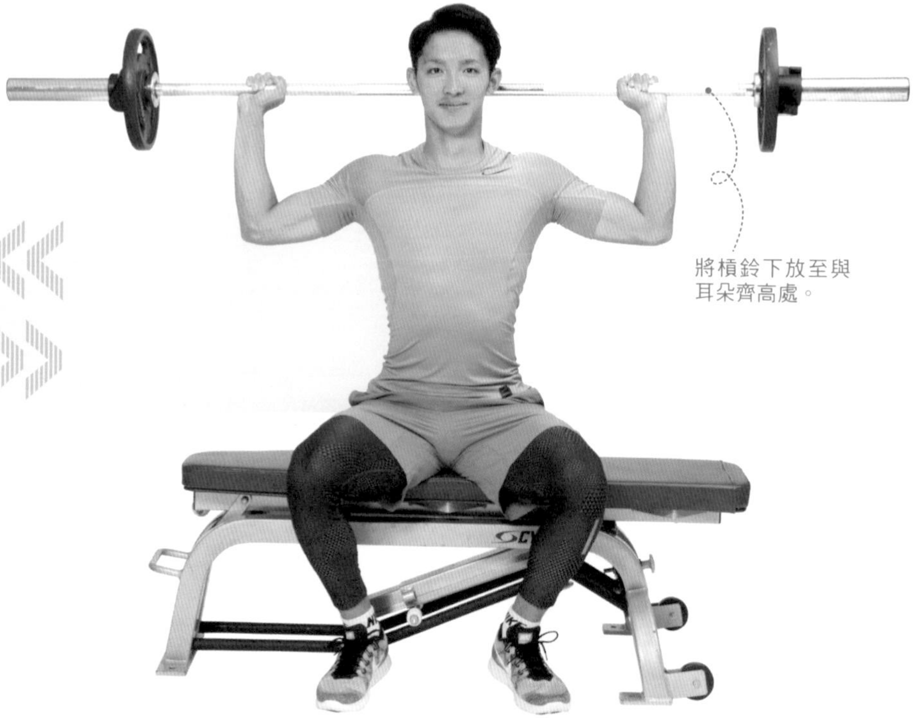

將槓鈴下放至與耳朵齊高處。

1 坐在健身椅上，將槓鈴的橫桿舉至頸後。雙臂間距維持在前臂與橫桿互相垂直的狀態，且橫桿與耳朵齊高。這種鍛鍊方法也可以站著執行，但是坐著時上半身會比較穩定。

POINT!

舉起槓鈴時上半身要挺直

上半身不要傾斜，以挺直的狀態將槓鈴舉至頭上，能夠將負荷集中在三角肌前、中部。

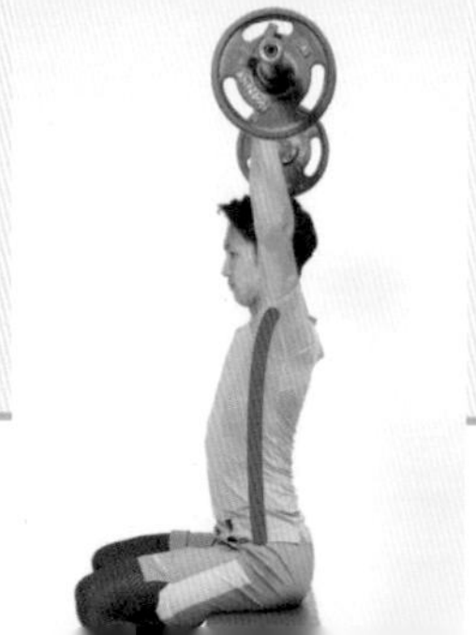

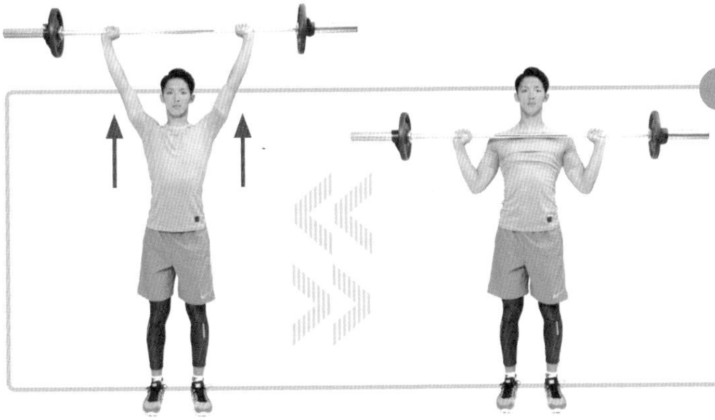

延伸版本

槓鈴頸前推舉

從頸部前方舉起槓鈴，能夠鍛鍊三角肌前部與前鋸肌。雙臂間距比頸後推舉還要窄，舉起時要挺胸。

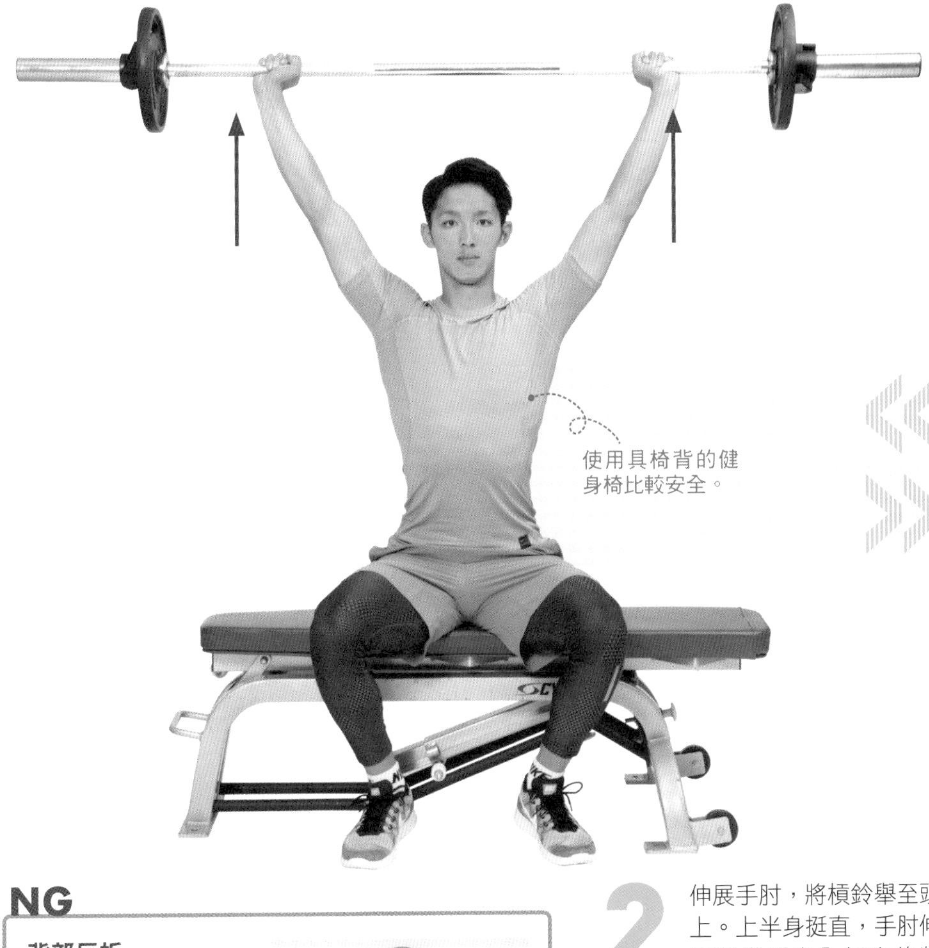

NG

背部反折

舉起時背部反折容易傷到腰部。因此操作高重量時，要特別注意別讓腰部反折了。

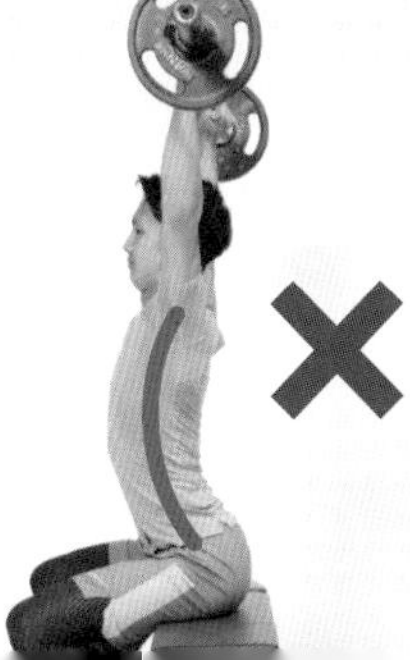

2 伸展手肘，將槓鈴舉至頭上。上半身挺直，手肘伸展到幾乎完全打直的狀態。另外也可以將可調訓練椅（※ 參照 p.50 使用的椅子）的椅背調高，讓背部靠在椅背上，執行起來更加安全。

肱二頭肌

執行彎舉類項目時，只要調整肩關節角度、前臂旋前／旋後角度，就能夠改變鍛鍊的肌肉部位

對肘關節彎曲的動作施加負荷

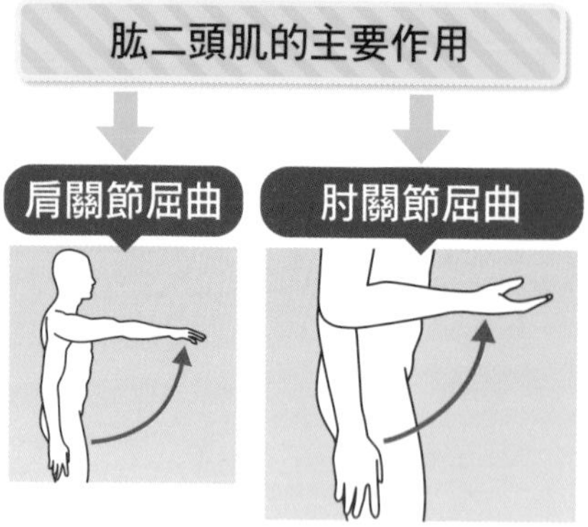
肱二頭肌的主要作用
肩關節屈曲
肘關節屈曲

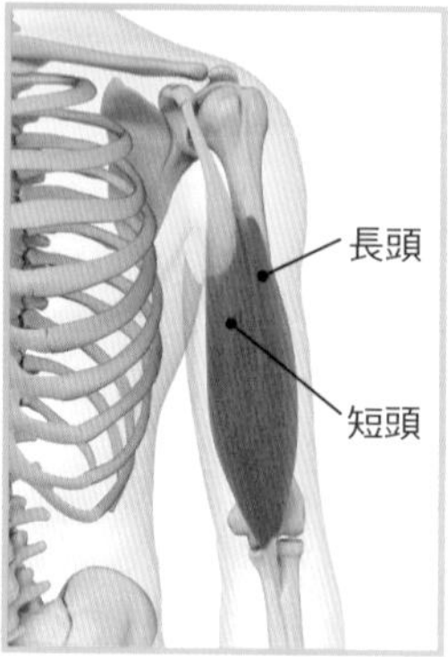
長頭
短頭

阻力帶彎舉與機械彎舉在手肘伸直的起始動作時，負荷不容易流失；肌肉呈伸張狀態時，施加的負荷量在整類項目中屬於中等。但是手臂會擺動到身後的上斜式啞鈴二頭肌彎舉，會在肱二頭肌呈伸張狀態時持續施加負荷，對伸展肌肉施加的負荷很強，伸展效果也很高。執行彎舉類時，雙關節肌的肱二頭肌、單關節肌的肱肌、肱橈肌的貢獻比例會隨著項目而異。

肱二頭肌 項目一覽與選擇基準

▶選擇基準 ▼項目名稱	運動量	負荷流失的難易度	伸張狀態時的負荷	伸展效果	運動方式難易度	居家執行難易度
阻力帶 阻力帶彎舉 ➡p.89	小	○	弱	低	偏簡單	○
機械 二頭肌機械彎舉 ➡p.90	小	○	中	低	簡單	×
繩索 繩索彎舉 ➡p.89	小	▲	中	低	偏簡單	×
自由重量 二頭肌集中彎舉 ➡p.91	小	○	弱	低	普通	○
自由重量 啞鈴彎舉 ➡p.92	小	▲	偏弱	低	普通	○
自由重量 EZ 槓鈴彎舉 ➡p.93	小	▲	偏弱	低	普通	×
自由重量 斜躺啞鈴彎舉 ➡p.94	小	▲	強	高	普通	×
自由重量 啞鈴錘式彎舉 ➡p.95	小	▲	中	中	簡單	○

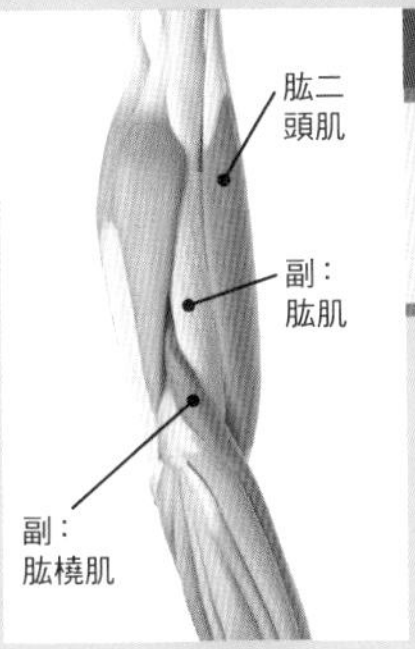

肱二頭肌的項目 1

阻力帶

阻力帶彎舉

在自宅輕鬆鍛鍊肱二頭肌的方法

阻力帶在起始動作時較鬆，施加的負荷較輕，伸張狀態時的負荷也較弱。優點則是就算手肘彎曲，整體負荷也不易流失。

POINT!

用四隻手指拉住阻力帶

用食指至小指間的四隻手指拉住阻力帶，能夠更容易動用到肱二頭肌。阻力帶較細時，也可以握住阻力帶，讓阻力帶從小指側出來。

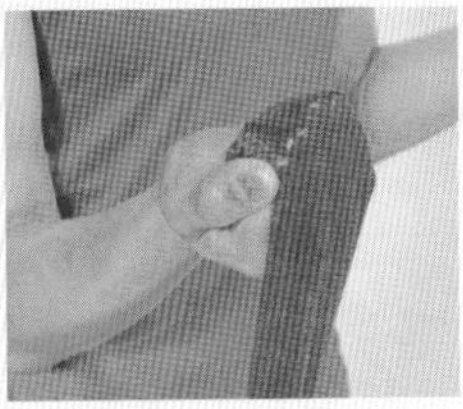

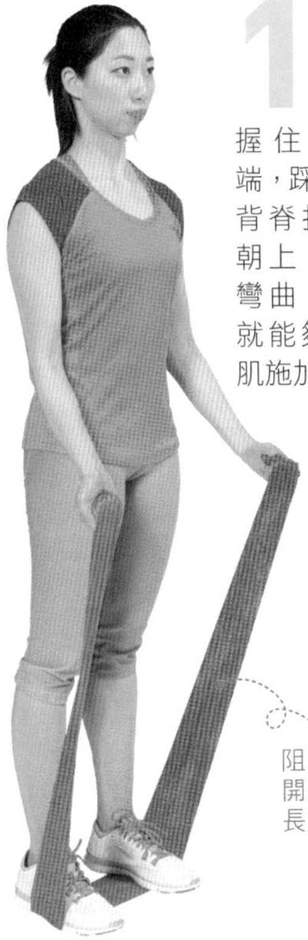

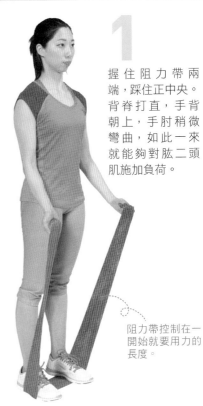

1

握住阻力帶兩端，踩住正中央。背脊打直，手背朝上，手肘稍微彎曲，如此一來就能夠對肱二頭肌施加負荷。

阻力帶控制在一開始就要用力的長度。

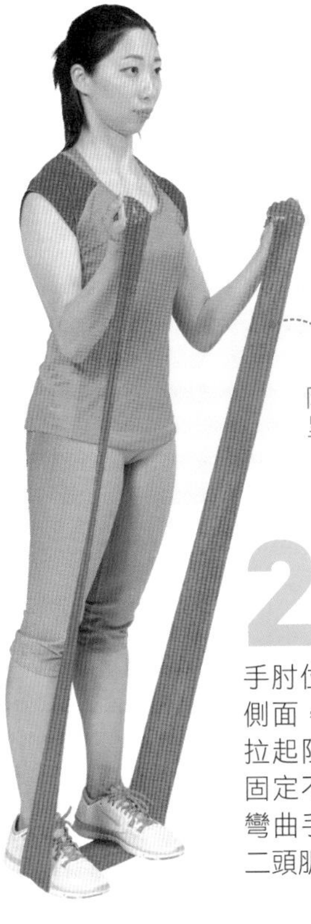

阻力帶拉至前臂呈 60 度角。

2

手肘位置固定在身體側面，接著彎曲手肘拉起阻力帶。上半身固定不動，從小指側彎曲手肘，以鍛鍊肱二頭肌。

延伸版本

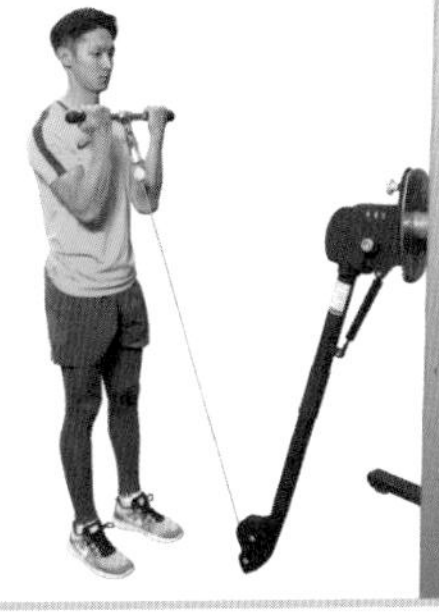

繩索彎舉

用繩索訓練器執行的彎舉，將繩索起點設置在最低處，再拉起橫桿。此項目在手肘伸展的起始姿勢時，負荷也不易流失。

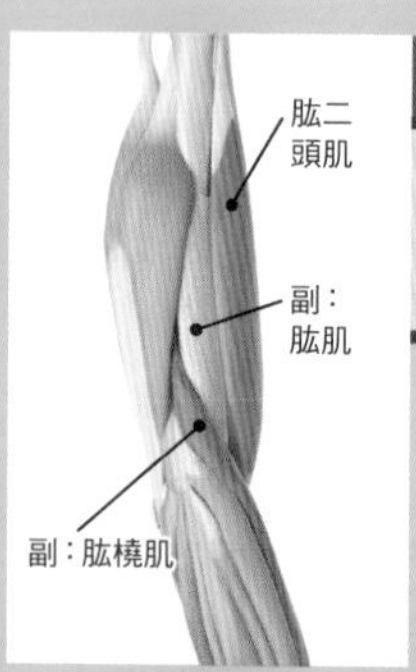
肱二
頭肌
副：
肱肌
副：肱橈肌

二頭肌機械彎舉

同時鍛鍊肱肌、肱橈肌與肱二頭肌

手臂會往前方擺動，在雙關節肌的肱二頭肌鬆緩的狀態下彎曲手肘，因此會大幅運用到肱肌與肱橈肌。姿勢安定，負荷不易流失。

延伸版本

機械錘式彎舉

大拇指朝上彎曲手肘執行的機械錘式彎舉，能夠進一步動用到肱肌、肱橈肌。

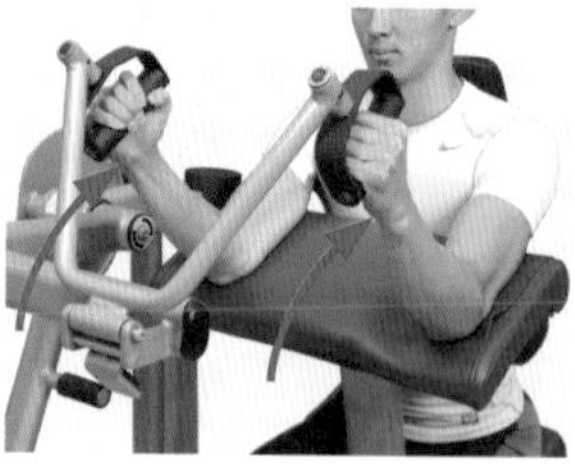

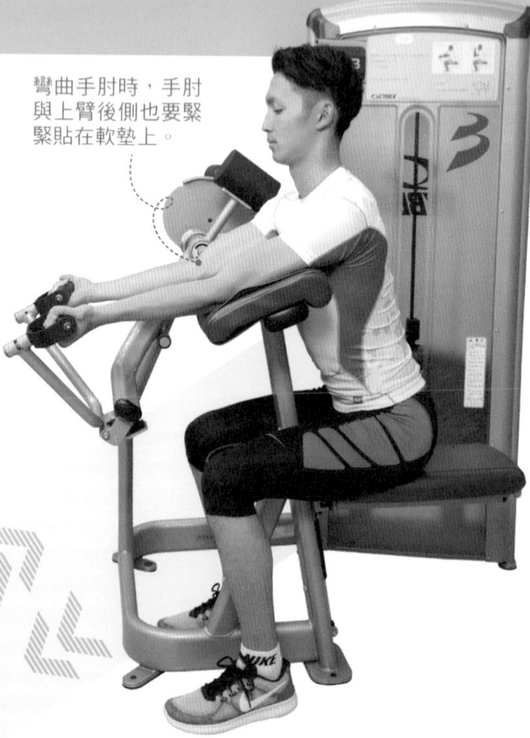
彎曲手肘時，手肘
與上臂後側也要緊
緊貼在軟墊上。

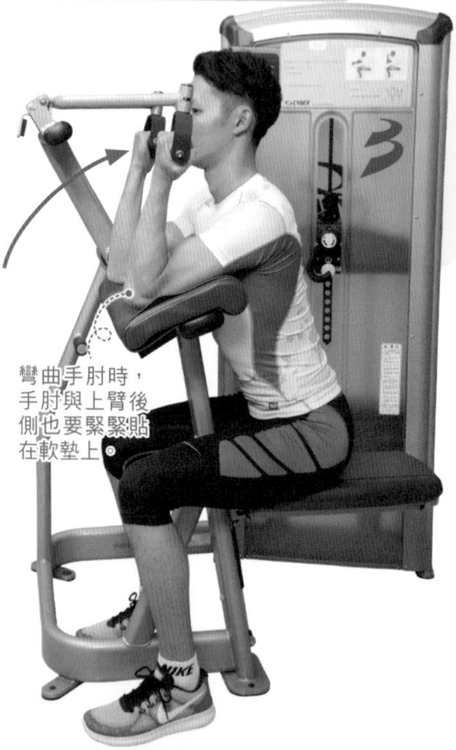
彎曲手肘時，
手肘與上臂後
側也要緊緊貼
在軟墊上。

1 手肘與上臂後面會接觸到的軟墊調高一點，接著放上雙臂後握住前方的握把，手肘輕輕彎曲。

2 就像將握把往上捲動一樣彎曲手肘，過程中手肘與上臂後面都要緊密接合軟墊，僅以手肘的力量運動。這台機器的優點是就算彎曲手肘，負荷也不容易流失，所以建議徹底運用手肘的可動範圍，擺動幅度愈大愈好。

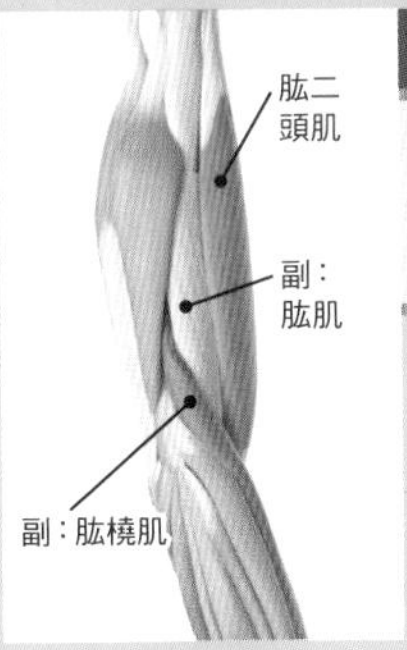
肱二頭肌
副：肱肌
副：肱橈肌

肱二頭肌的項目 3

自由重量

二頭肌集中彎舉

主要鍛鍊肱肌、肱橈肌等前臂前面

和機械彎舉一樣，會在肱二頭肌放鬆的狀態下彎曲手肘，因此會進一步動用到肱肌與肱橈肌。就算手肘彎曲，負荷也不容易流失。

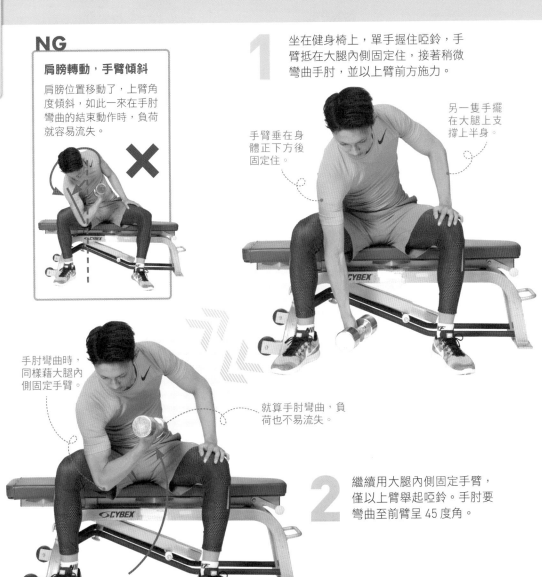

NG

肩膀轉動，手臂傾斜

肩膀位置移動了，上臂角度傾斜，如此一來在手肘彎曲的結束動作時，負荷就容易流失。

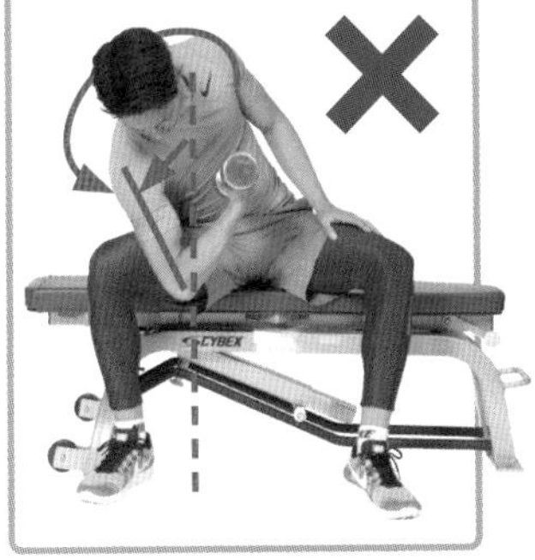

1 坐在健身椅上，單手握住啞鈴，手臂抵在大腿內側固定住，接著稍微彎曲手肘，並以上臂前方施力。

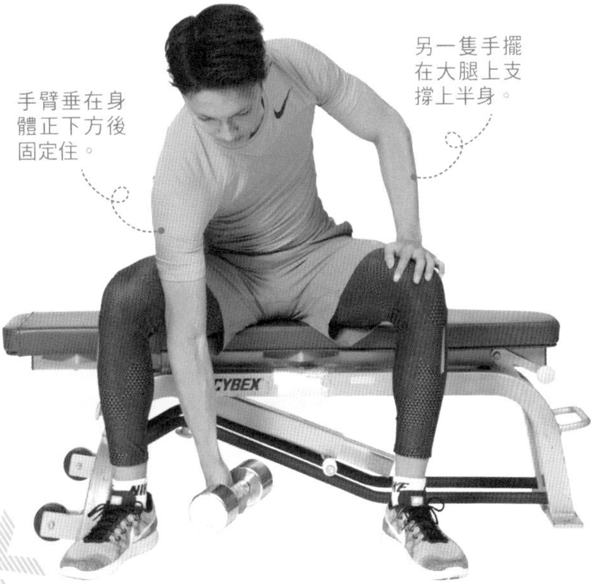
手臂垂在身體正下方後固定住。
另一隻手擺在大腿上支撐上半身。

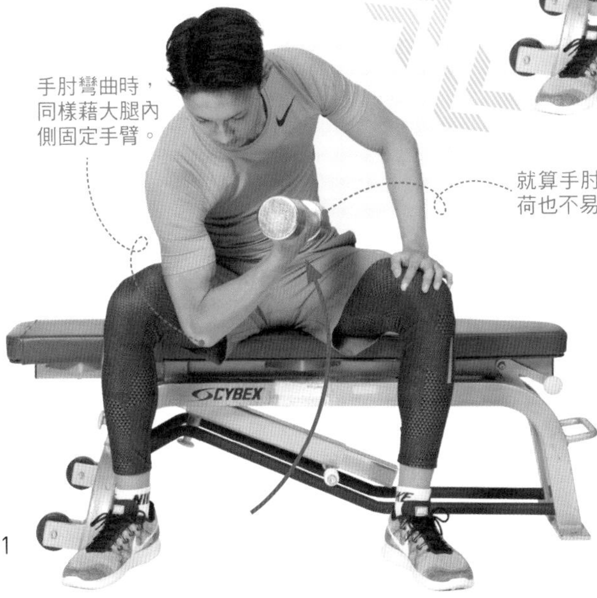
手肘彎曲時，同樣藉大腿內側固定手臂。
就算手肘彎曲，負荷也不易流失。

2 繼續用大腿內側固定手臂，僅以上臂舉起啞鈴。手肘要彎曲至前臂呈 45 度角。

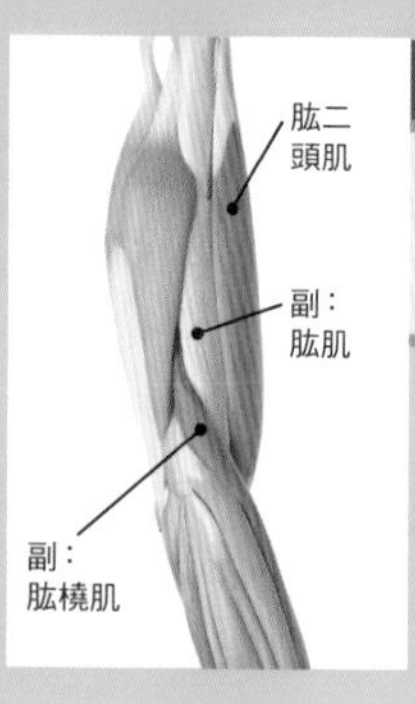
肱二
頭肌
副：
肱肌
副：
肱橈肌

肱二頭肌的項目 4

自由重量

啞鈴彎舉

以肱二頭肌為主，同時鍛鍊整體肘關節屈曲肌

鍛鍊肱二頭肌的代表性項目，會以彎曲手肘的動作舉起啞鈴。還可以同時鍛鍊肱肌與肱橈肌，也可以使用槓鈴。

稍微彎曲手肘，
讓肱二頭肌一開
始就用力。

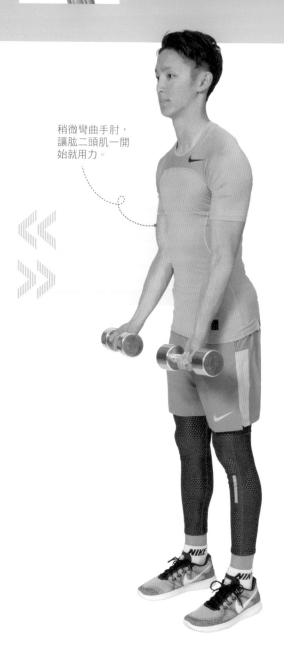

1 握住啞鈴下放手臂，掌心要朝向前方，接著稍微彎曲手肘，對肱二頭肌施加負荷。

NG

手肘擺到後方會縮小可動範圍

下放啞鈴時肩膀轉動，使手肘跑到後方時，手肘就難以伸展，肘關節的可動範圍也會縮小，沒辦法獲得確實的效果。

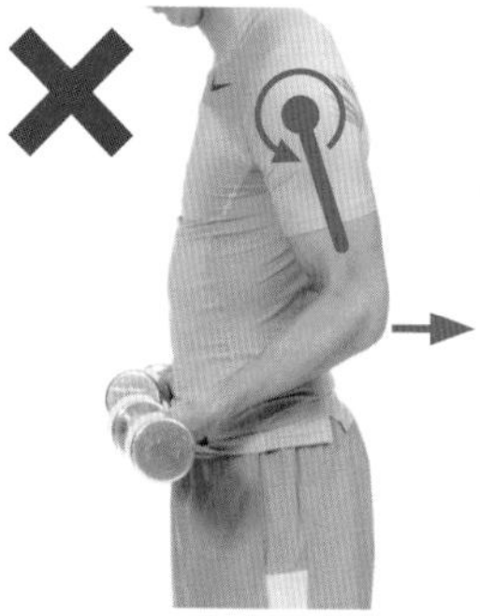

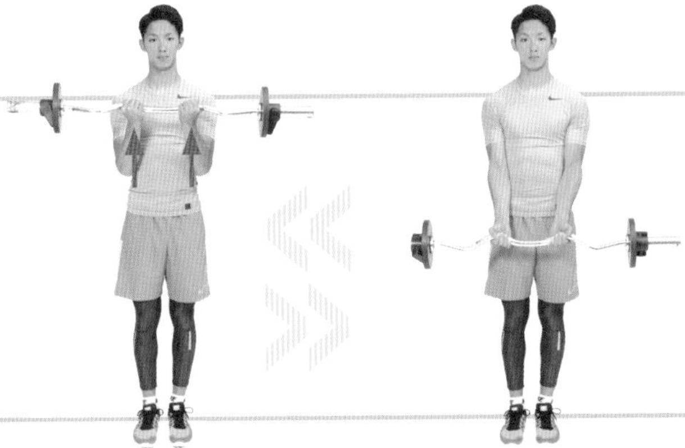

延伸版本

EZ槓鈴彎舉

用 EZ 槓鈴執行的彎舉，前臂稍微朝內轉動（旋前），能夠進一步動用到肱肌與肱橈骨肌，如此一來，就能夠更平均鍛鍊到這三個肘關節屈曲肌。

2 手肘位置固定在身體側邊，僅用手肘的力量舉起啞鈴。手肘要彎曲至前臂與水平線呈 45 ～ 60 度角的程度。

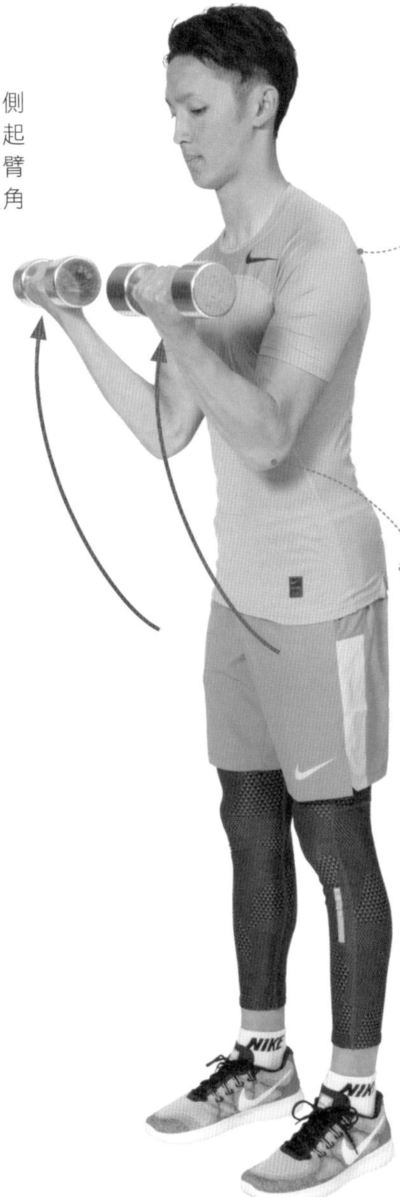
上半身固定，僅透過手肘的動作舉起啞鈴。
手肘彎曲時，手肘位置稍微往前無妨。

延伸版本

啞鈴交替彎舉

左右手肘交替彎曲的啞鈴彎舉，能夠進一步留意手肘動作。彎曲手肘時盡量動用小指側的肌肉，就能夠進一步鍛鍊肱二頭肌。

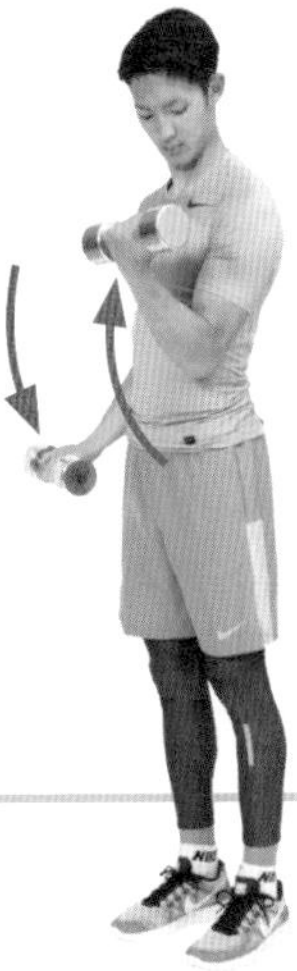

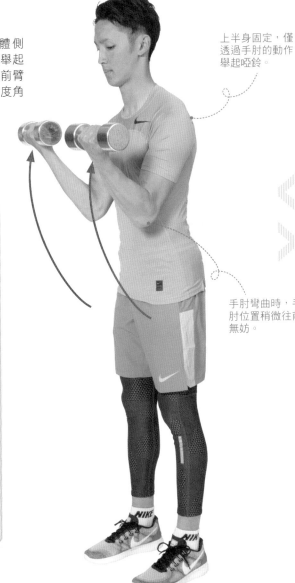

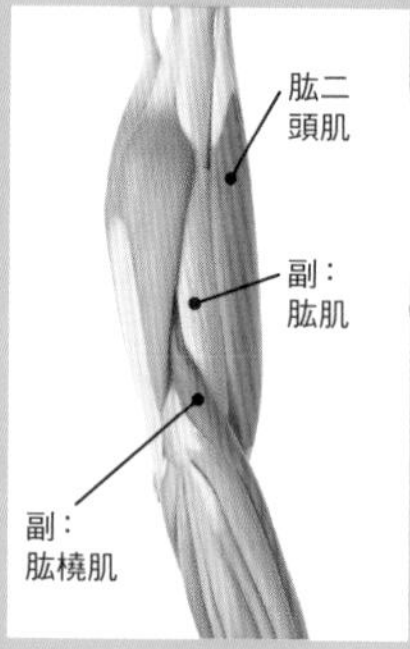

肱二頭肌的項目 5

自由重量

斜躺啞鈴彎舉

在肱二頭肌從肩關節強烈伸展出來時施以刺激

手臂擺動至身後，使雙關節肌的肱二頭肌呈現大幅伸展的狀態。此項目對肌肉伸張狀態的負荷很強，能夠輕易造成肌肉損傷。此外伸展效果也很好。

1

將健身椅的椅背設定為 45 度角，握住啞鈴後坐上，接著下放手臂使肩關節呈伸張狀態。這時屬於雙關節肌的肱二頭肌也會跟著伸展。接著稍微彎曲手肘，對肱二頭肌施加負荷。

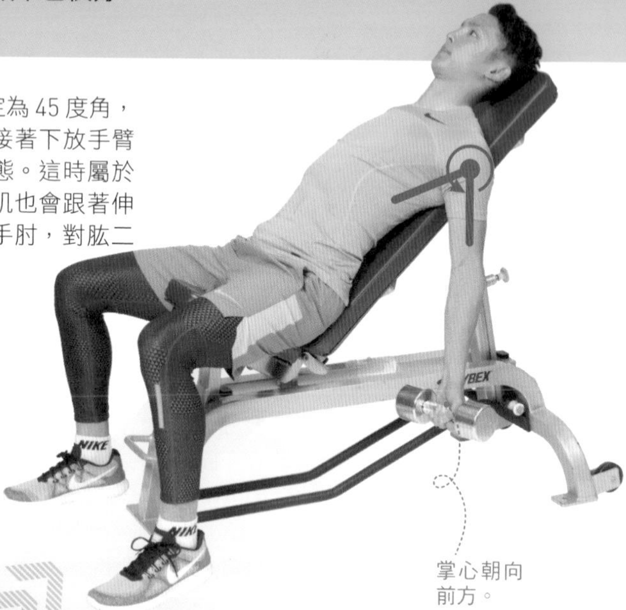

掌心朝向前方。

2

手肘位置固定，僅以手肘的力量舉起啞鈴。彎曲手肘舉起啞鈴的動作最後，手肘稍微移往前方無妨。

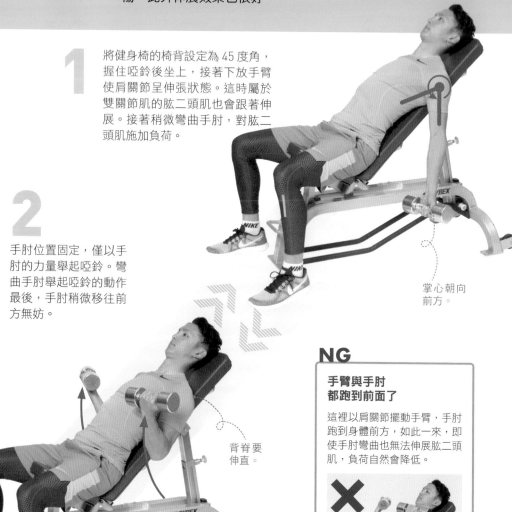

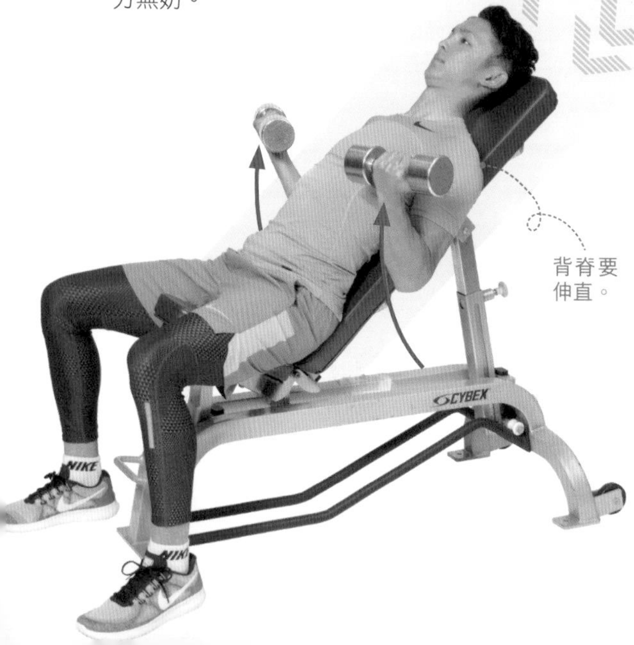

背脊要伸直。

NG

手臂與手肘都跑到前面了

這裡以肩關節擺動手臂，手肘跑到身體前方，如此一來，即使手肘彎曲也無法伸展肱二頭肌，負荷自然會降低。

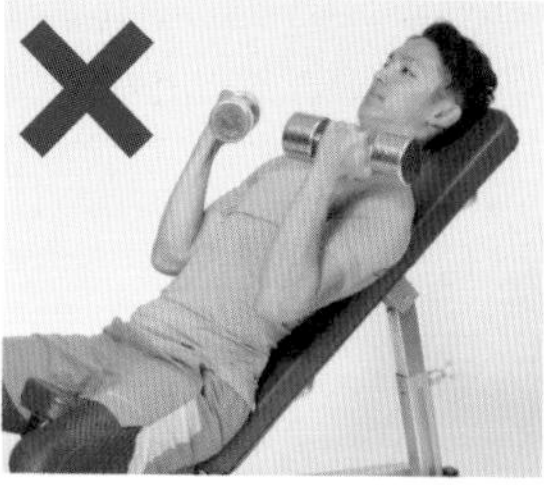

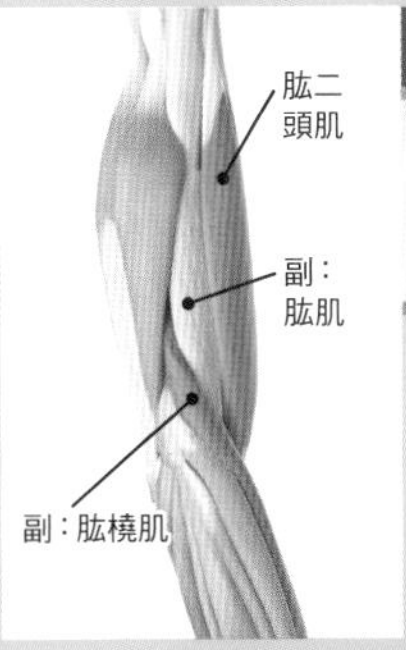

肱二頭肌的項目 6

自由重量

啞鈴錘式彎舉

以大拇指側的肌肉彎曲手肘，強化肱肌與肱橈肌

會在前臂扭進內側的旋前狀態下，鍛鍊肱肌與肱橈肌。
但是旋前狀態就比較難運動到肱二頭肌與橈骨相接處。

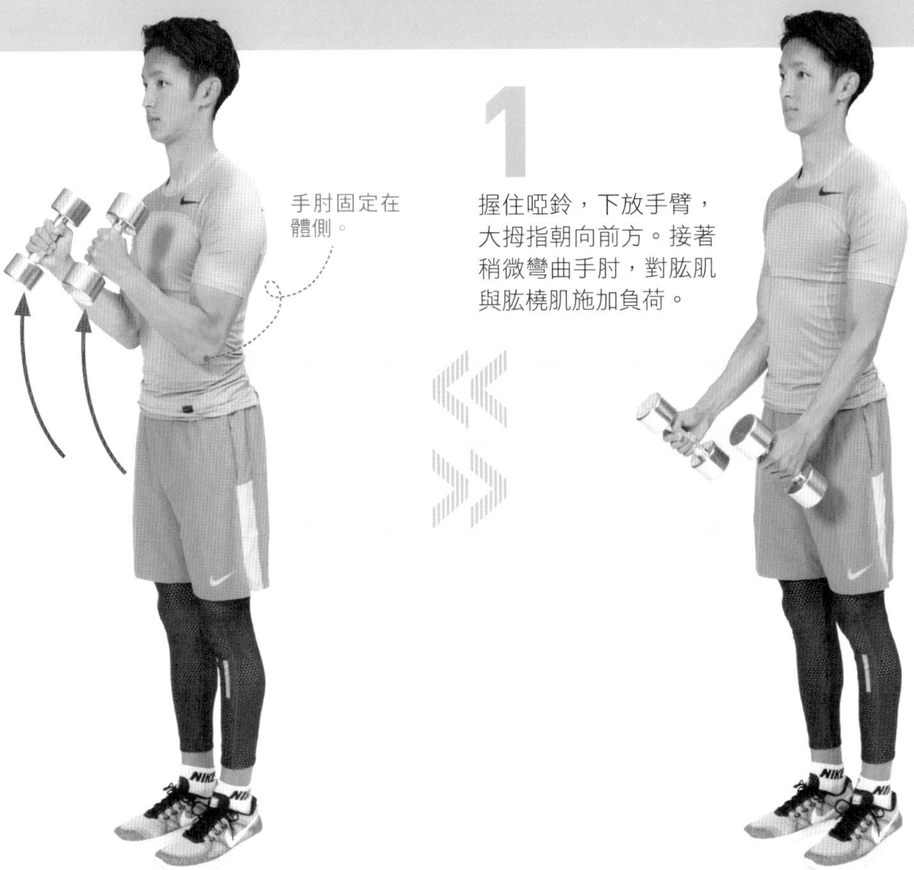

1 握住啞鈴，下放手臂，大拇指朝向前方。接著稍微彎曲手肘，對肱肌與肱橈肌施加負荷。

2 手肘維持在體側，僅以前臂偏大拇指側的肌肉舉起啞鈴，只要舉至前臂呈 45 度角即可。

NG

藉肩膀動作舉起

這裡不是用手肘彎曲的動作舉起啞鈴，而是使用肩關節的屈曲動作，如此一來，對肘關節屈曲肌施加的負荷就會消失。

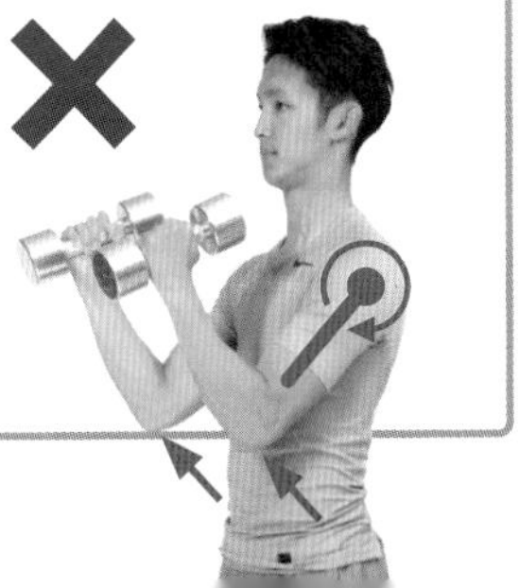

肱三頭肌

主要分成屬於單關節項目的伸張類，以及屬於多關節項目的推舉類

對肘關節伸展的動作施加負荷

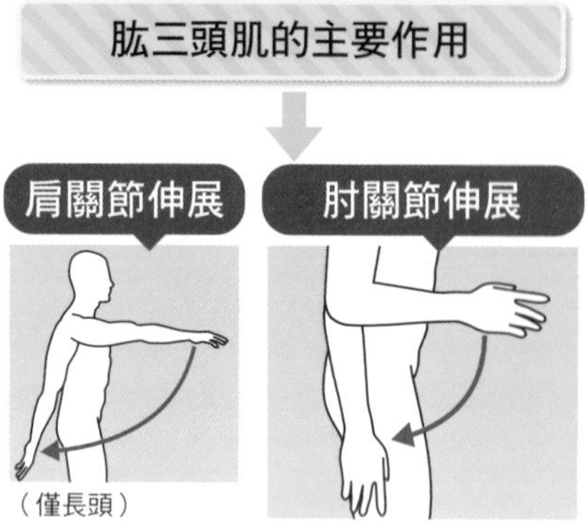
肱三頭肌的主要作用
肩關節伸展
肘關節伸展
（僅長頭）

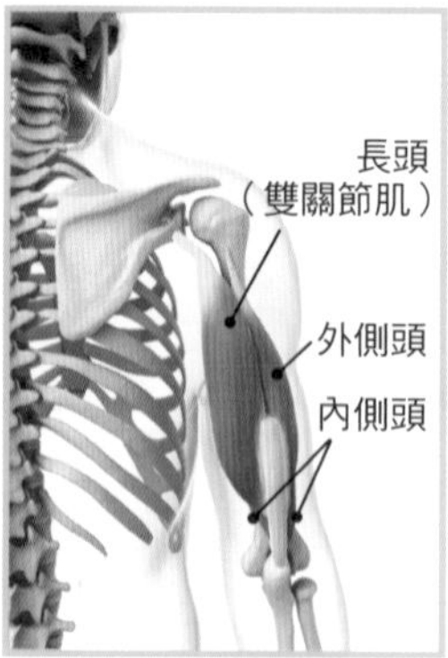
長頭
（雙關節肌）
外側頭
內側頭

肱三頭肌的長頭屬於雙關節肌，因此肩關節至手臂上方擺動時，手肘愈是伸展，對伸張狀態下的負荷就愈強，伸展效果也很好。此外同時運動到肘關節與肩關節的多關節項目，運動量也比僅動用肘關節的項目還要大。

肱三頭肌 項目一覽與選擇基準

▶選擇基準 ▼項目名稱	運動量	負荷流失的難易度	伸張狀態時的負荷	伸展效果	運動方式難易度	居家執行難易度
自體 反向伏地挺身 ➡p.97	中	▲	中	偏低	簡單	○
自體 窄版伏地挺身 ➡p.98	中	▲	中	偏低	簡單	○
阻力帶 阻力帶法式推舉 ➡p.105	小	○	偏弱	偏高	簡單	○
繩索 下壓 ➡p.100	偏小	○	偏弱	低	簡單	✕
自由重量 俯臥抬腿 ➡p.101	小	▲	弱	低	簡單	○
自由重量 臥姿伸張 ➡p.102	偏小	○	偏強	中	普通	✕
自由重量 法式推舉 ➡p.104	偏小	▲	強	偏高	簡單	○
自由重量 單手法式推舉 ➡p.104	小	▲	強	偏高	簡單	○
自由重量 窄握推舉 ➡p.106	偏大	▲	中	低	普通	✕

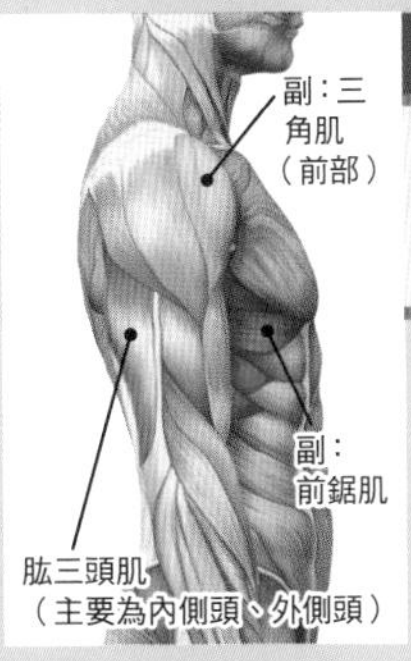

肱三頭肌項目1

自體

反向伏地挺身

可以在自宅輕易執行的肱三頭肌多關節項目

手臂在身體後方，會使屬於雙關節肌的肱三頭肌長頭較鬆緩。手肘伸直則會進一步鍛鍊到屬於單關節肌的內側頭與外側頭。

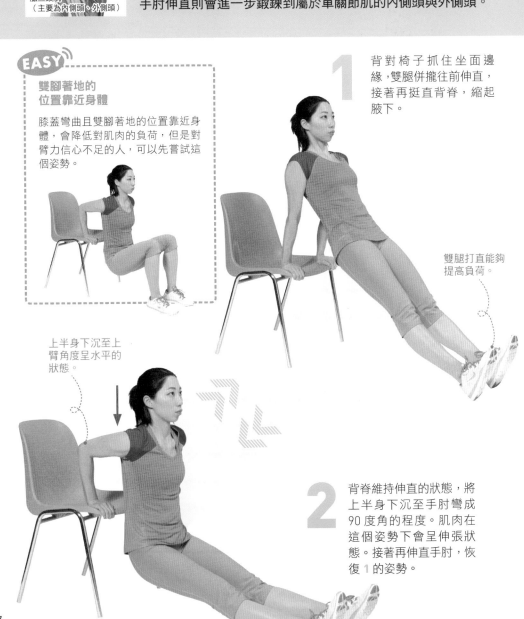

EASY

雙腳著地的位置靠近身體

膝蓋彎曲且雙腳著地的位置靠近身體，會降低對肌肉的負荷，但是對臂力信心不足的人，可以先嘗試這個姿勢。

1 背對椅子抓住坐面邊緣，雙腿併攏往前伸直，接著再挺直背脊，縮起腋下。

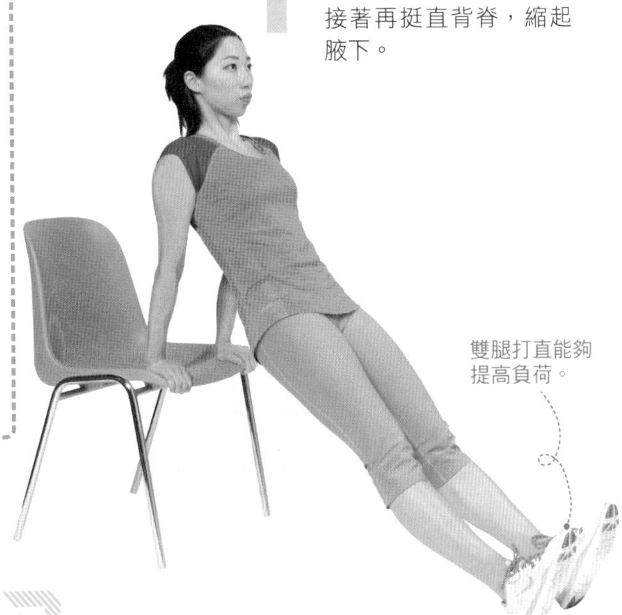

雙腿打直能夠提高負荷。

上半身下沉至上臂角度呈水平的狀態。

2 背脊維持伸直的狀態，將上半身下沉至手肘彎成90度角的程度。肌肉在這個姿勢下會呈伸張狀態。接著再伸直手肘，恢復1的姿勢。

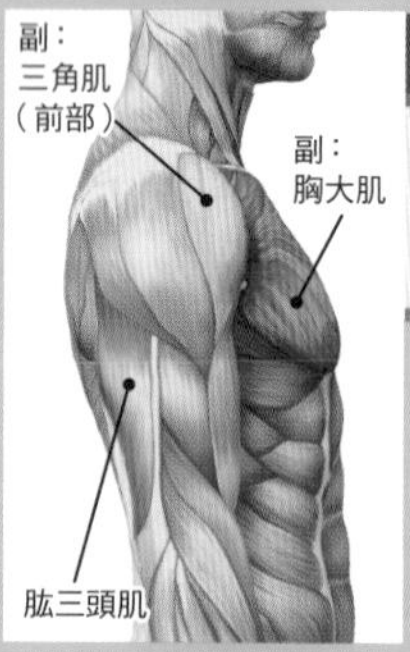
副：
三角肌
（前部）
副：
胸大肌
肱三頭肌

肱三頭肌項目 2

自體

窄版伏地挺身

以自體重量輕鬆鍛鍊肱三頭肌的方法

雙手距離較窄且腋下收緊的伏地挺身，能夠將負荷集中在肱三頭肌上。光憑自體重量的負荷就相當足夠，同時會動到肩關節，整體運動量偏大。

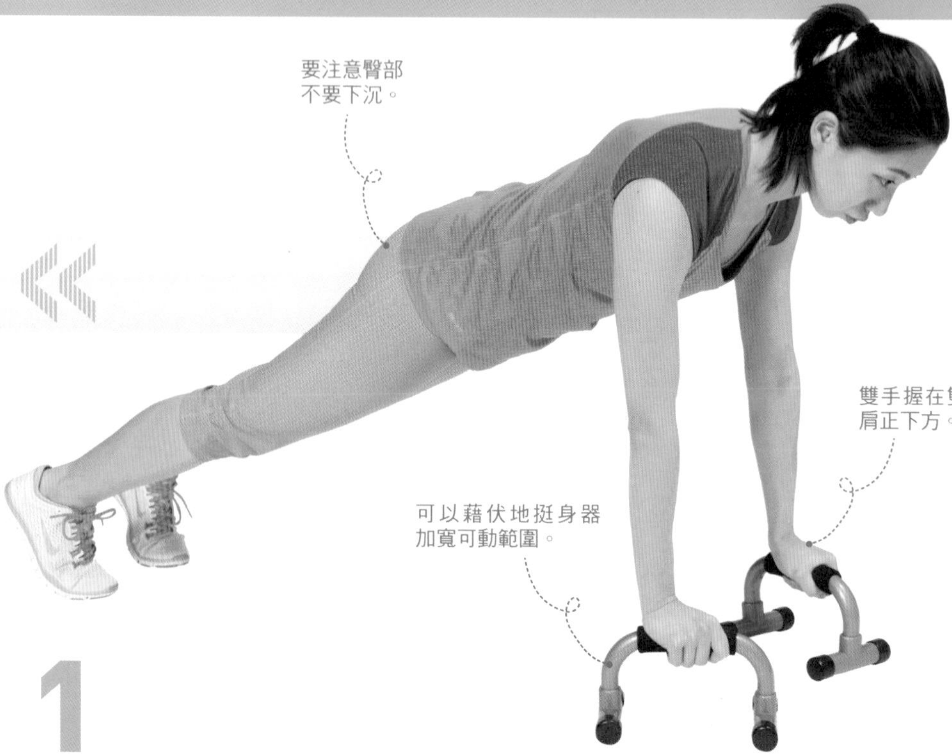
要注意臀部
不要下沉。
雙手握在雙
肩正下方。
可以藉伏地挺身器
加寬可動範圍。

1

雙手與肩同寬，擺出伏地挺身的姿勢。這時手部的位置比一般伏地挺身還偏離頭部的話，較易對肱三頭肌施加負荷。

POINT!

雙手與肩同寬

雙手寬度狹窄的話，比較不用動用到胸大肌，會成為專門鍛鍊肱三頭肌的運動。此外雙手間距過窄也會增加難度，所以與肩同寬即可。

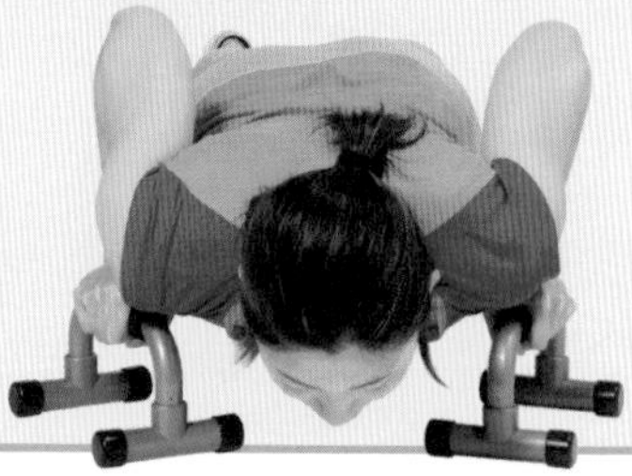

EASY

雙膝著地進行

覺得這個項目太困難的人，可以藉雙膝著地降低負荷。此外不使用伏地挺身器，也是降低難度的方法之一。

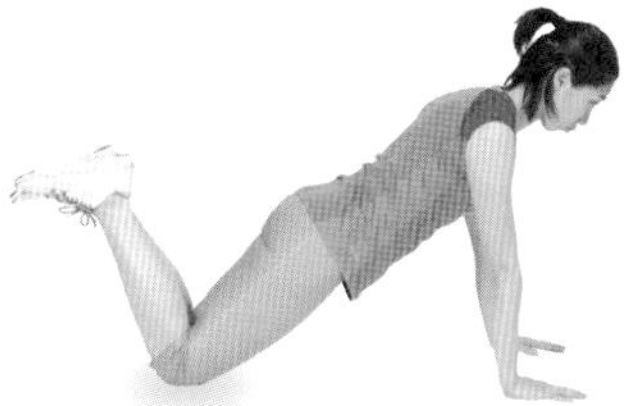

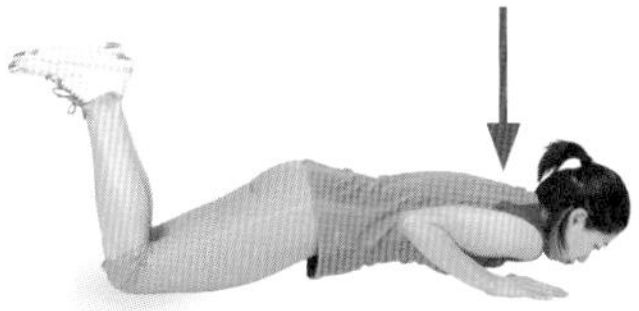

2 全身維持一直線，雙肘彎曲使上半身下沉，並沉至肩膀接近手掌的程度，有助於進一步運動肱三頭肌。

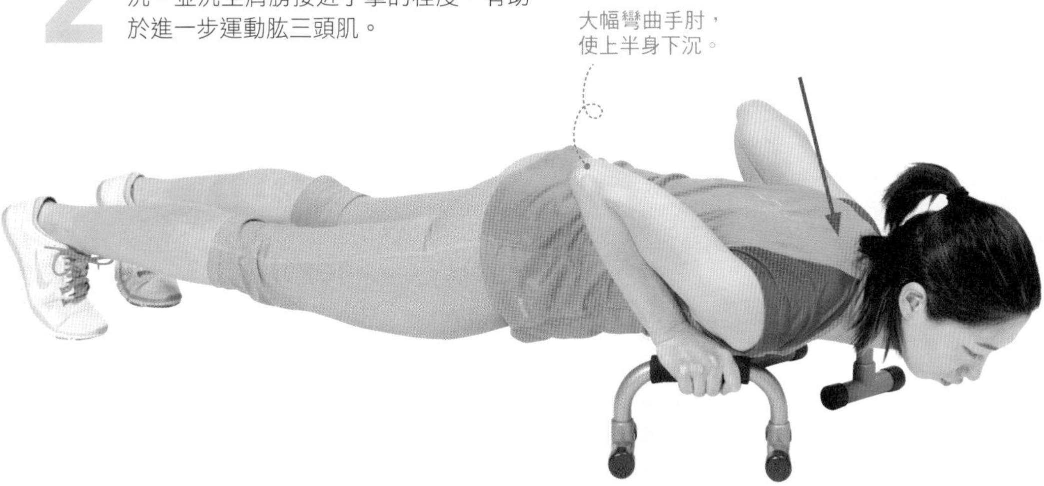

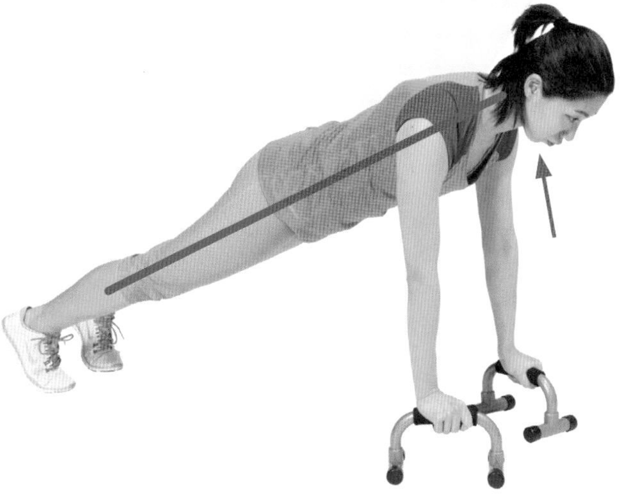

3 全身維持一直線，手肘伸直以抬高上半身，恢復1的姿勢。

肱三頭肌項目 3　繩索

下壓

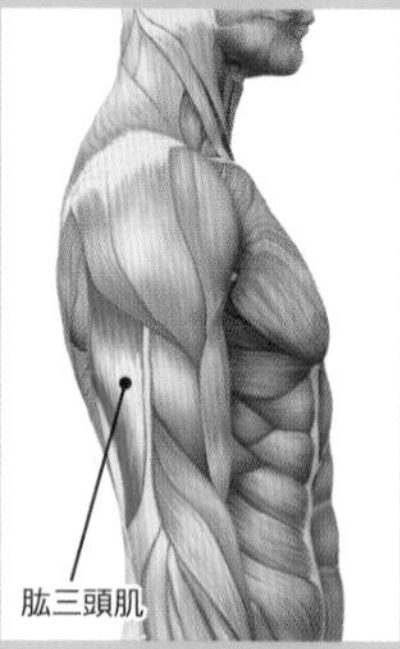

以簡單的姿勢施加高負荷，挑戰肌肉極限

姿勢很簡單，能夠輕易挑戰肌肉極限，且就算伸直手肘也不易造成負荷流失。可以運用繩索訓練機或滑輪機。

2

雙邊腋下收緊，伸直手肘下拉繩索。固定上半身與手肘位置，僅以手肘動作拉動。

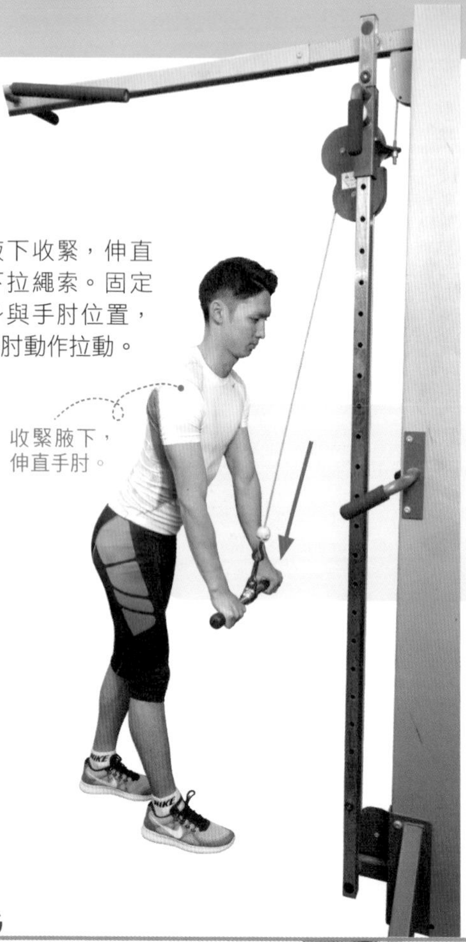

收緊腋下，伸直手肘。

上半身往前傾，就能夠將力量集中在伸直手肘的動作。

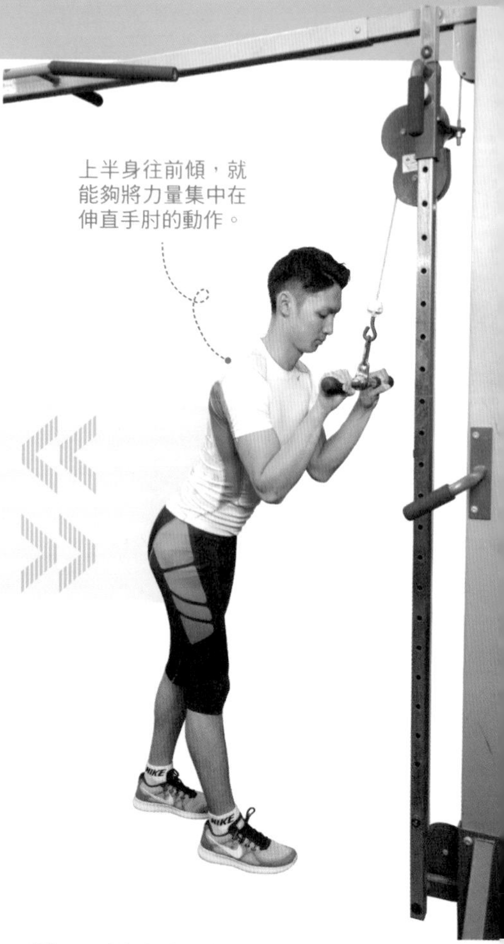

1

將握把拉到頭部，腋下要收緊使手肘呈 90 度彎曲。雙腳一前一後，打直背脊且上半身前傾。運用繩索訓練機時，請將繩索起點設置在最高處。

NG

腋下張開

拉繩索時腋下張開，會分散對胸大肌施加的負荷。但是想要徹底擠出最後一分力量時，可以在最後運用這個技巧。

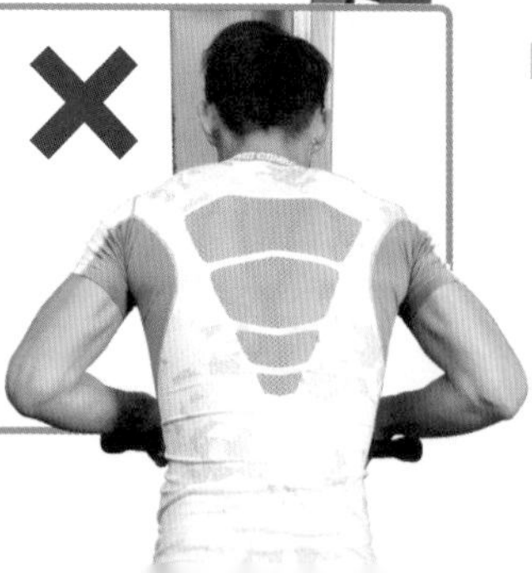

肱三頭肌項目4 自由重量

俯臥抬腿

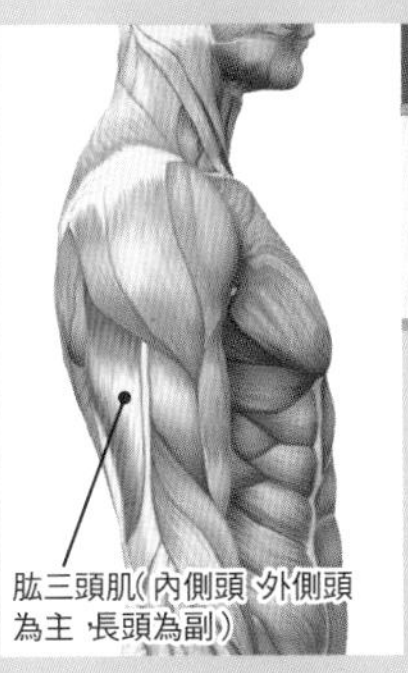
肱三頭肌(內側頭 外側頭為主 長頭為副)

鍛鍊內、外側頭為主的整體肱三頭肌

手臂擺至後方放鬆了屬於雙關節肌的長頭，強化對內、外側頭的鍛鍊。雖然起始動作負荷容易流失，伸張狀態的負荷也偏弱，但是能夠安全挑戰極限。

NG

手肘下放

舉起啞鈴時手肘下放的話，手肘伸展的可動範圍就會變窄，沒辦法充分鍛鍊到肱三頭肌。

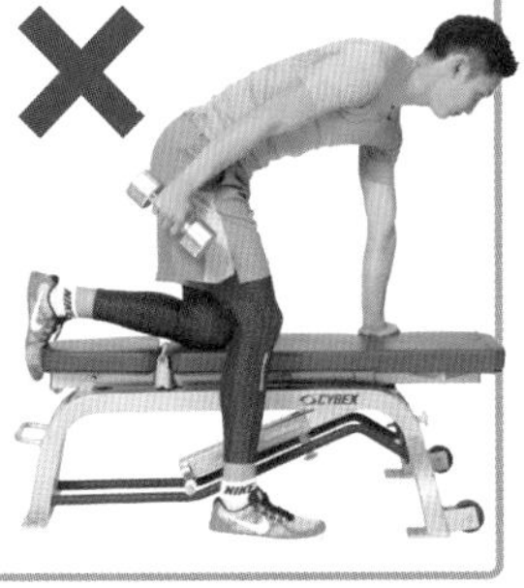

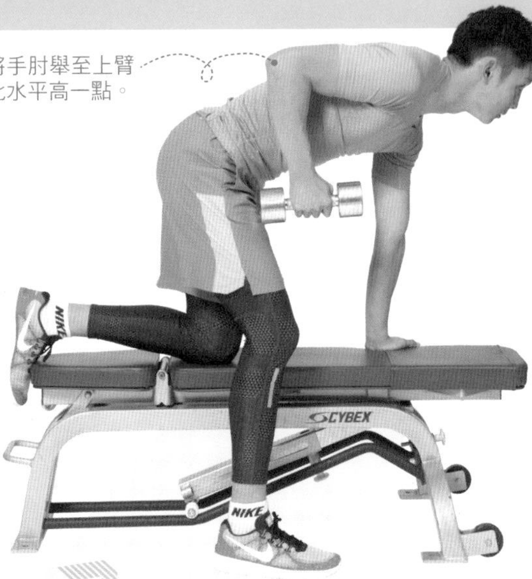
將手肘舉至上臂比水平高一點。

1 單手握住啞鈴，另一隻手與同側膝蓋一樣貼在健身椅上。接著上半身往前傾，啞鈴這隻手的手肘要舉高至上臂高於水平的程度。

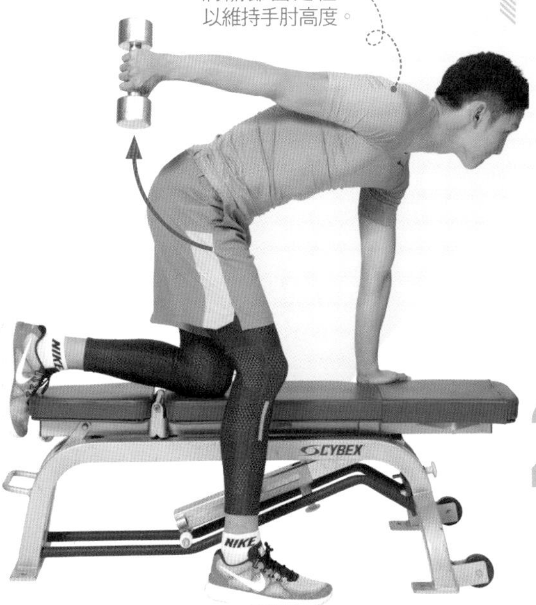
肩關節固定住，以維持手肘高度。

2 伸直手肘以舉起啞鈴，這裡的關鍵是藉由動作維持手肘高度。

肱三頭肌項目 5

自由重量

臥姿伸張

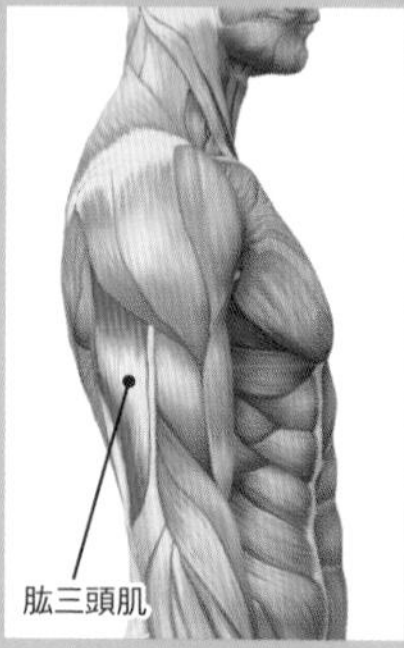

同時鍛鍊長頭、內側頭與外側頭的基本項目

手臂往前舉起，在適度伸展雙關節肌長頭的狀態下鍛鍊。不僅能夠練到整體肱三頭肌，負荷也不易流失、對伸張狀態時的負荷亦偏高。

1 拿著 EZ 槓鈴躺在健身椅上，接著舉至上方。握住槓鈴的雙手間距要窄，手背要朝上，接著再將伸直的手臂往頭部方向傾斜。

手臂比垂直更偏向頭部，能夠避免槓鈴負荷流失。

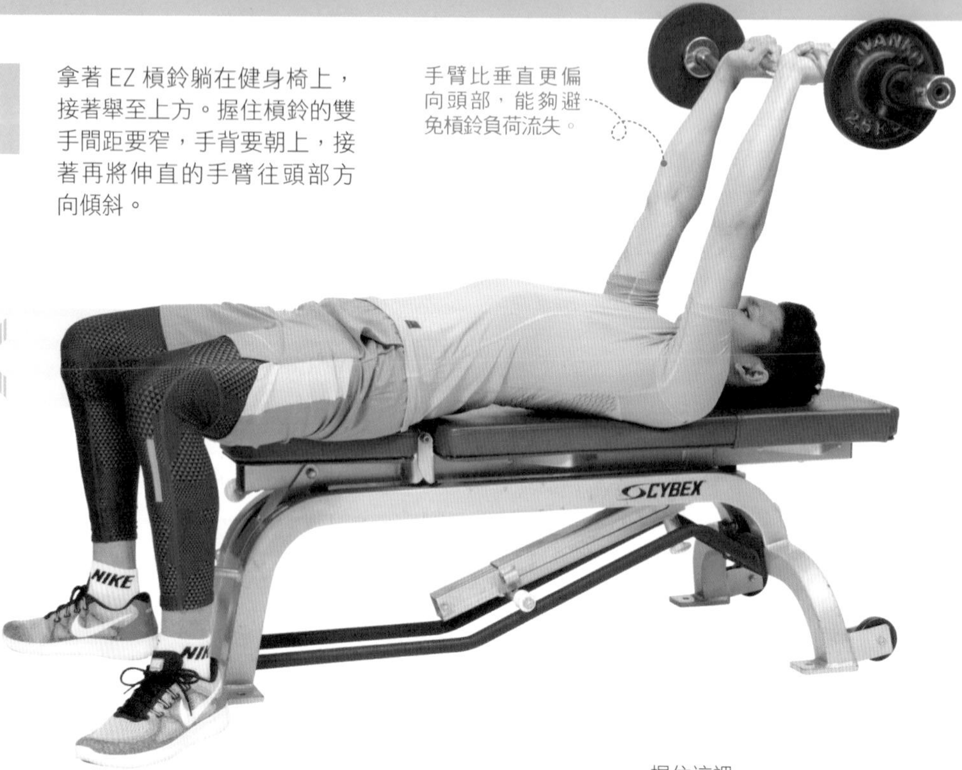

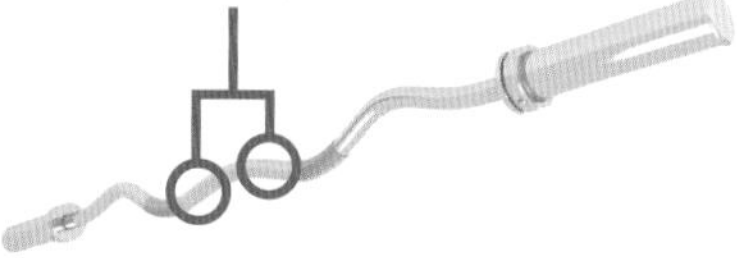

NG

手臂垂直

雙臂伸直後保持垂直的話，手肘伸直時對肱三頭肌造成的負荷就會流失。

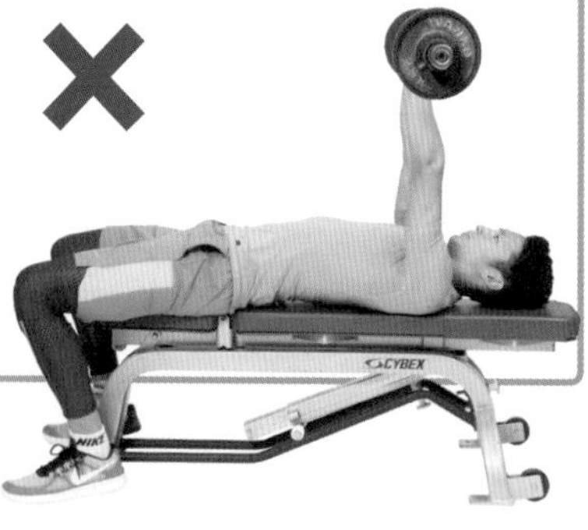

POINT!

手腕稍微彎曲

手腕往掌心方向彎曲（掌屈）較方便用力，但是像這樣手掌翻過來並彎曲手肘的時候，橫桿容易撞到頭，要特別小心。

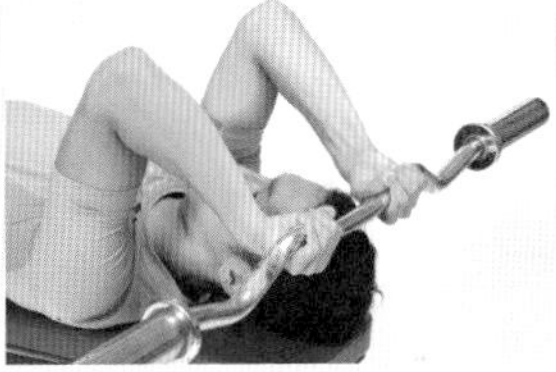

2 固定手肘位置，彎曲手肘下放槓鈴，直到前臂低於水平。手臂在這個姿勢會呈伸張狀態。過度下放槓鈴可能會發生打到頭的危險，請特別留意。

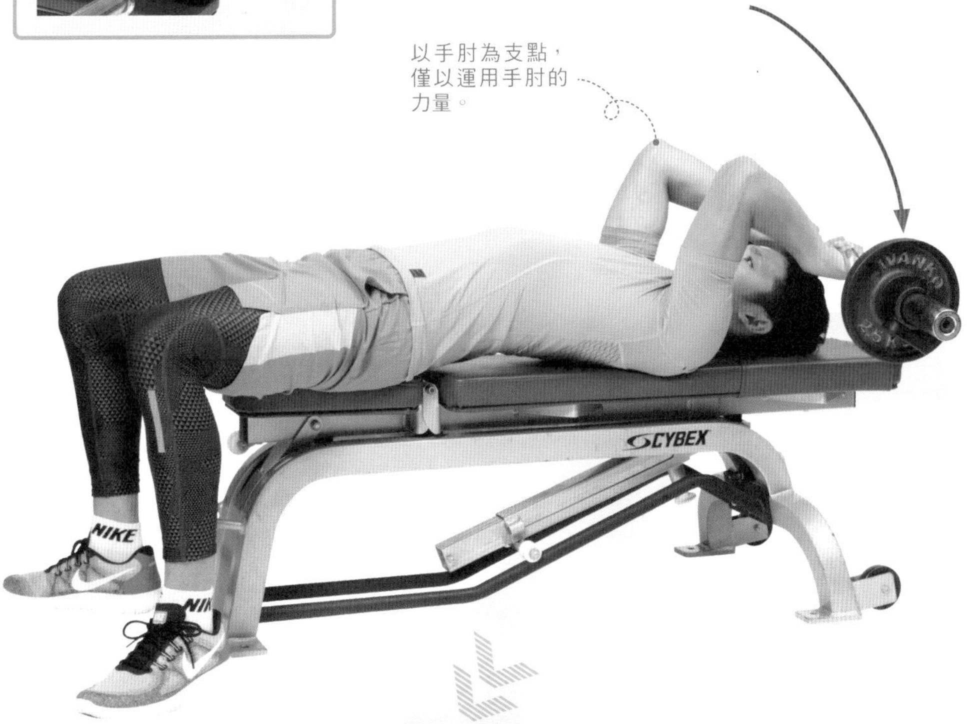

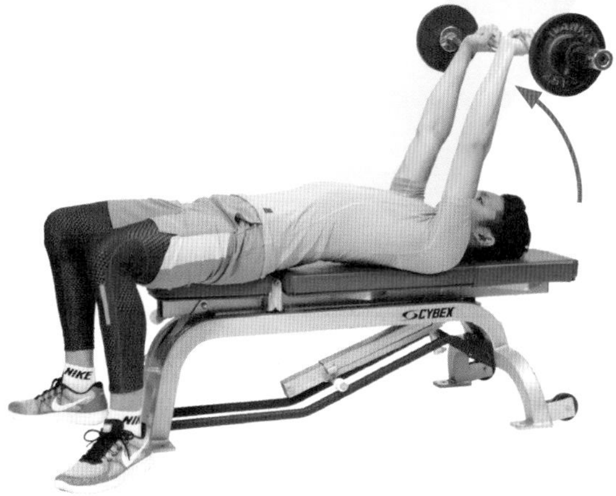

3 固定手肘位置，接著伸直手肘以舉起槓鈴，回到 1 的姿勢。這裡要記得僅以手肘的力量舉起槓鈴。

肱三頭肌項目 6

自由重量

法式推舉

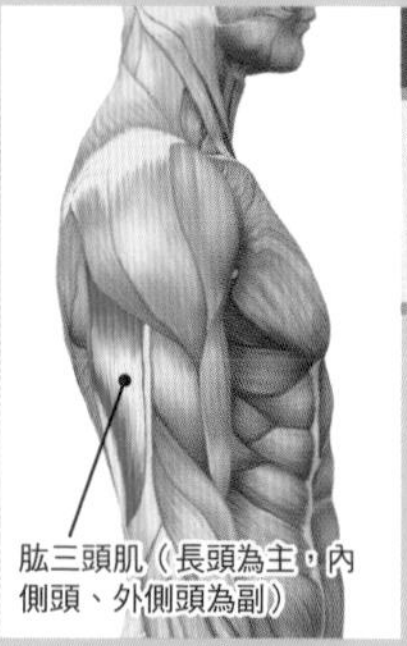

專門鍛鍊肱三頭肌長頭的啞鈴項目

將雙臂舉至頭上，在屬於雙關節肌的長頭大幅伸張的狀態下施加負荷。由於會對伸張狀態下的肌肉施加強烈負荷，因此容易造成肌肉損傷。此外伸展效果也很好。

1 雙手將啞鈴垂直拿起，接著坐在健身椅上，伸直手肘將啞鈴舉至頭頂的後方。

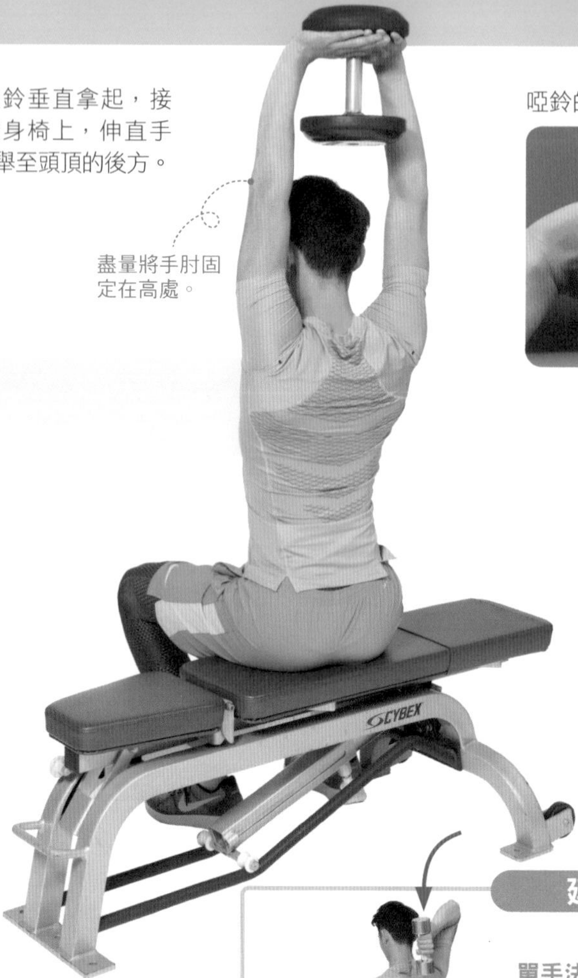

盡量將手肘固定在高處。

啞鈴的握法

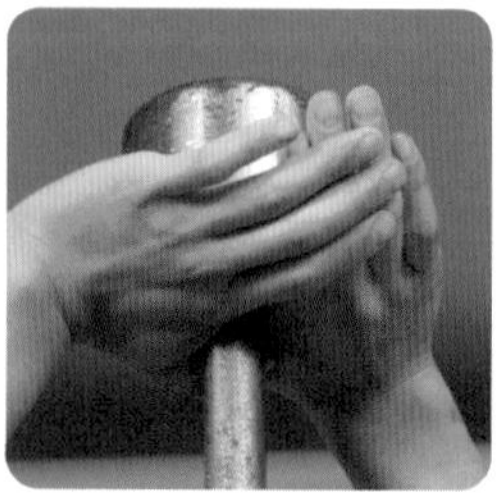

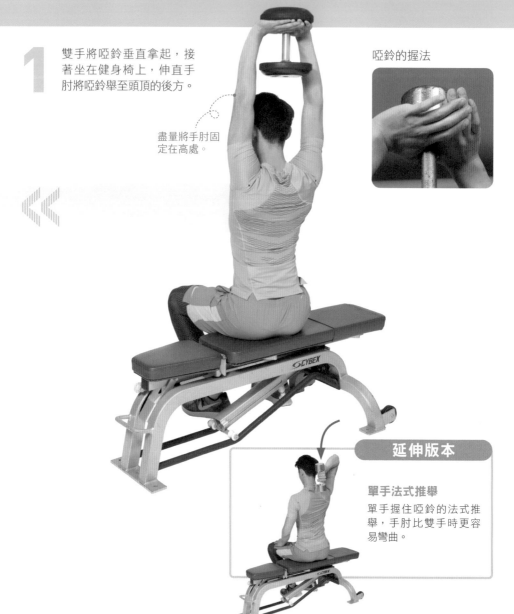

延伸版本

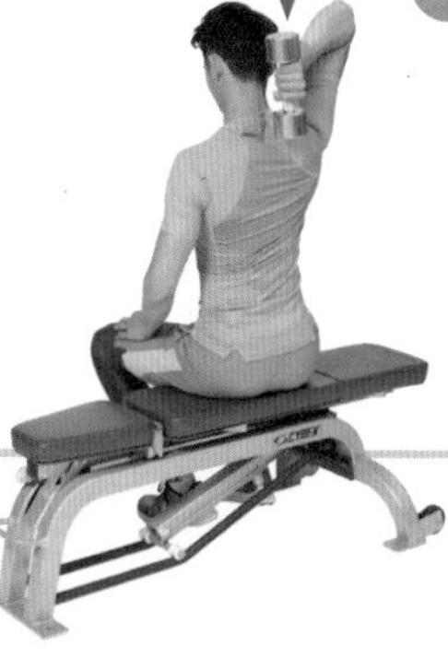

單手法式推舉

單手握住啞鈴的法式推舉，手肘比雙手時更容易彎曲。

延伸版本

阻力帶法式推舉

運用阻力帶的法式推舉，起始姿勢的負荷較弱，但是比較不會在動作過程中流失。

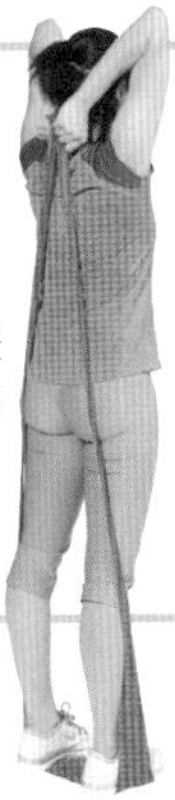

1
握住阻力帶兩端，踩住中央，接著雙臂舉至頭上並彎曲手肘。

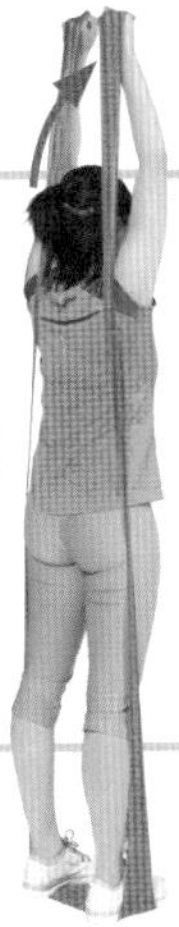

2
手肘固定在高處後伸直，僅以手肘的力量拉動阻力帶。

2
手肘位置固定並彎曲，下放啞鈴至前臂低於水平的程度。肌肉在這個姿勢時，會呈伸張狀態。手臂抬高時彎曲手肘，能夠進一步鍛鍊肱三頭肌。

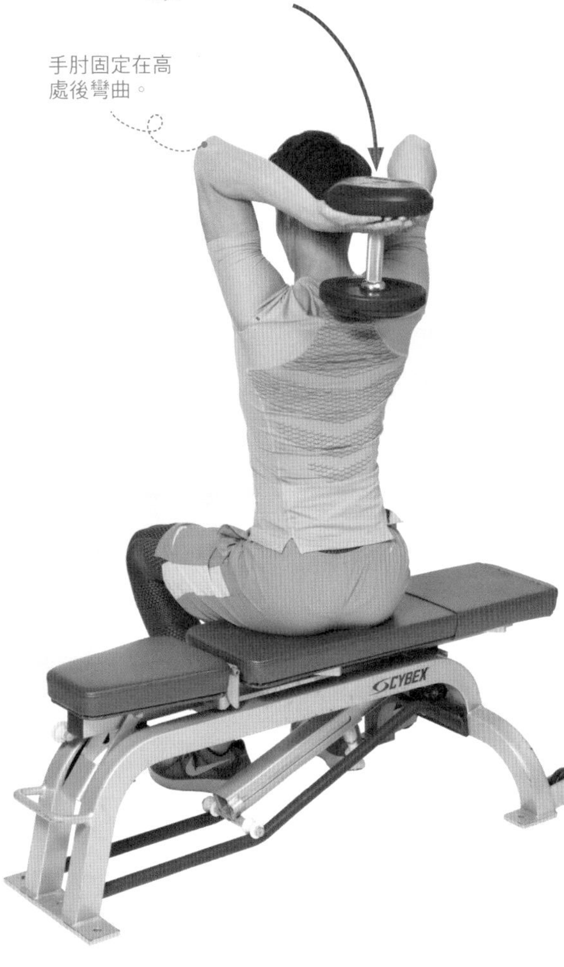
手肘固定在高處後彎曲。
CYBEX

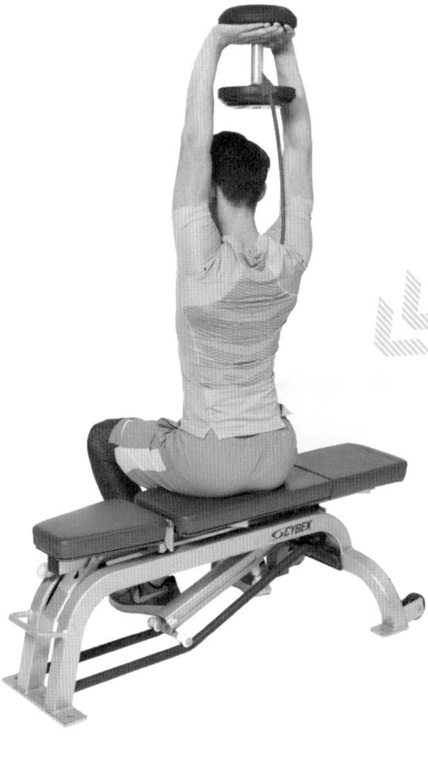
CYBEX

3
手肘位置固定並伸直，將啞鈴重新舉高，回到 1 的姿勢。舉動啞鈴的時候，僅動用手肘的力量即可。

肱三頭肌項目 7

自由重量

窄握推舉

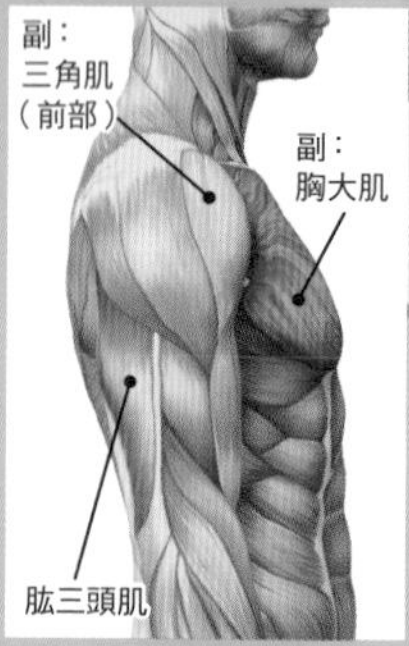
副：
三角肌
（前部）
副：
胸大肌
肱三頭肌

雙手間距狹窄，以加強鍛鍊肱三頭肌的仰臥推舉

雙手間距狹窄，能夠減輕胸大肌的出力，專心鍛鍊肱三頭肌。操作高重量之餘，重量的移動距離也很長，因此運動量很大。

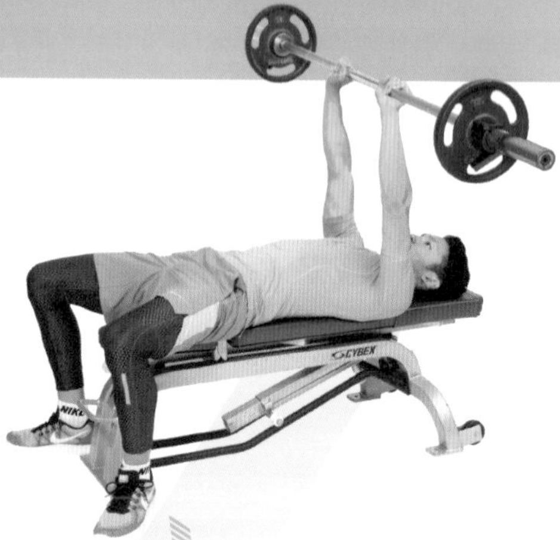

1 躺在仰臥推舉用的健身椅上，握住槓鈴的雙手與肩同寬。接著從上取下槓鈴，舉至肩膀上方。

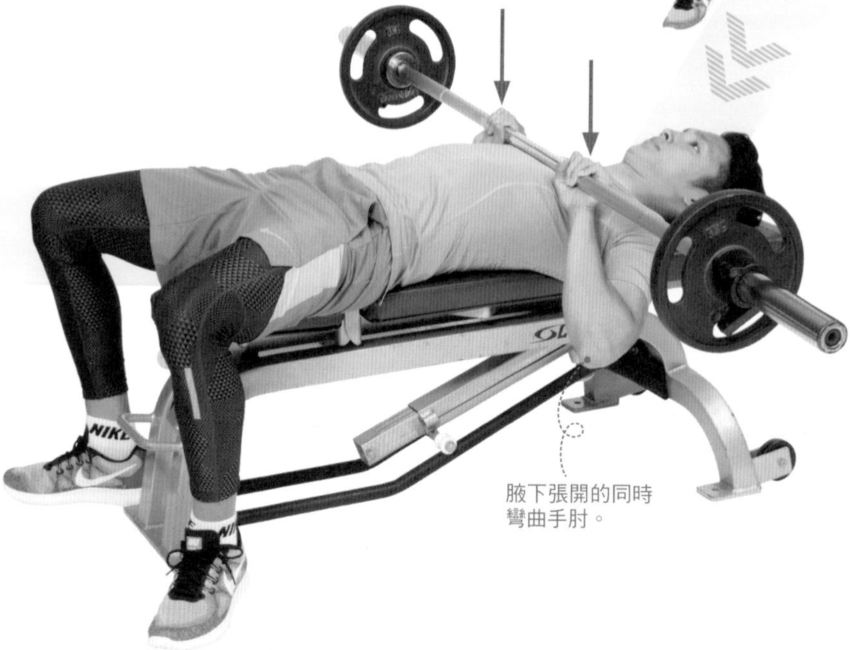
腋下張開的同時
彎曲手肘。

2 不要夾背，將槓鈴下放到乳頭附近。讓槓鈴幾乎接觸身體，手肘才能夠確實彎曲，增加肱三頭肌的可動範圍。

延伸版本

進一步縮短雙手間距的窄握仰臥推舉

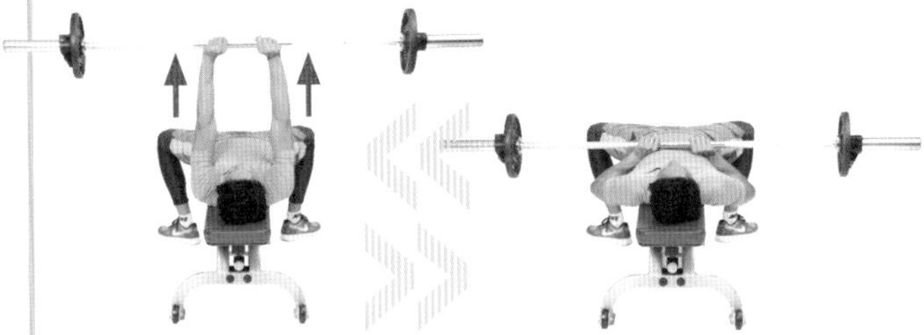

再縮短雙手間距，可以進一步減輕胸大肌的出力，提高對肱三頭肌的鍛鍊。但是有時會造成手腕疼痛，執行時應特別留意。

POINT!

手肘適度往左右張開

下放槓鈴時腋下不要收緊，雙肘適度往左右張開，做起來會比較順暢，還可以降低手肘疼痛的風險。

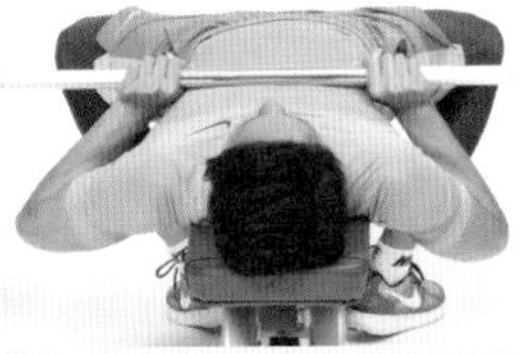

能夠舉起的重量，為一般仰臥推舉的70～80%。

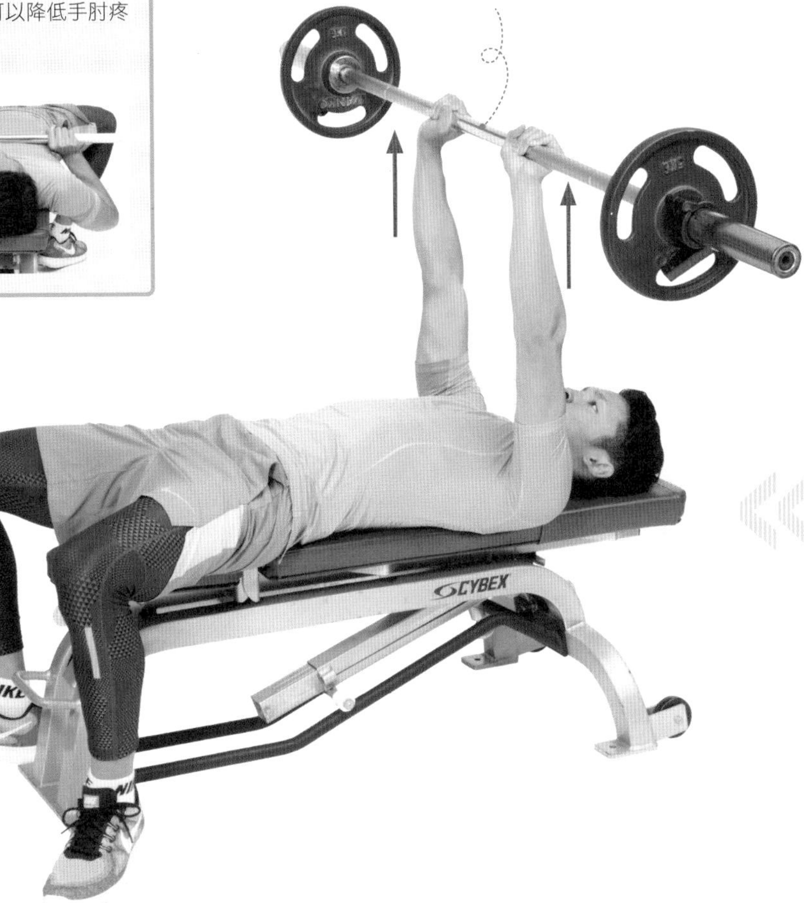

3 伸直手肘舉起槓鈴，回到 1 的姿勢。舉起槓鈴時要運用的不是肩關節，而是以手肘伸直的動作為主。

前臂屈肌群

分別是重視負荷流失問題的阻力帶項目，以及重視伸張狀態負荷的自由重量項目

對手腕彎曲的動作施加負荷，以鍛鍊前臂前方的屈肌群

手關節屈曲

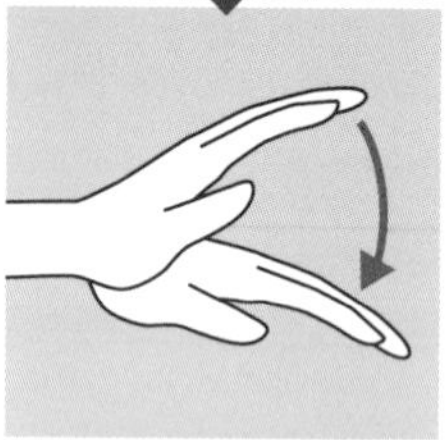

手指屈曲

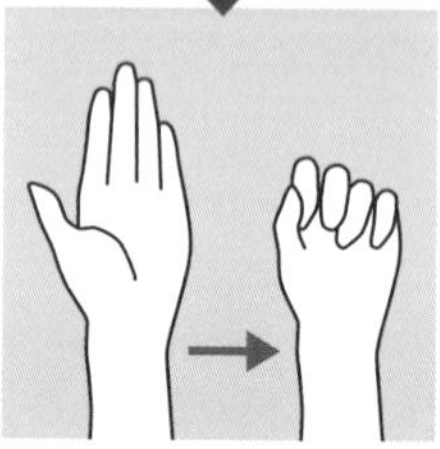

前臂屈肌群的主要作用

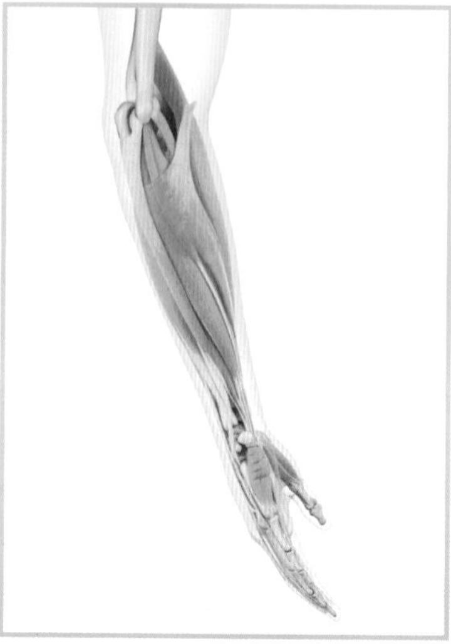

手腕往掌心側彎曲（手關節屈曲）的動作下，發揮作用的前臂屈肌群集中在前臂的前方。啞鈴彎舉在手腕彎曲的最高位置時，負荷很容易流失，但是阻力帶手腕彎舉跟繩索手腕彎舉的負荷，在整個可動範圍內都不易流失。無論是哪一個項目，都屬於單關節項目，僅會動用到前臂的小塊肌肉，因此運動量較小。

此外前臂屈肌群的屈指淺肌與屈指深肌，是大拇指以外的四根手指頭彎曲（握起等）時的主動肌，同時彎曲手腕與這四根手指頭的話，就能夠拓寬可動範圍、提高負荷。

前臂屈肌群 項目一覽與選擇基準

▼項目名稱 ／ ▶選擇基準		運動量	負荷流失的難易度	伸張狀態時的負荷	伸展效果	運動方式難易度	居家執行難易度
阻力帶 阻力帶手腕彎舉	➡p.109	小	○	弱	低	普通	○
繩索 繩索手腕彎舉	➡p.109	小	○	中	中	普通	✕
自由重量 啞鈴手腕彎舉	➡p.110	小	▲	中	中	普通	○

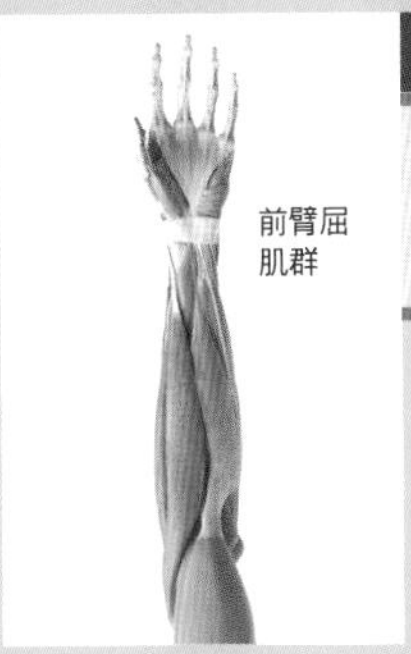
前臂屈
肌群

前臂屈肌群項目 1

阻力帶

阻力帶手腕彎舉

用阻力帶輕鬆鍛鍊前臂屈肌群的方法

起始動作時的阻力帶鬆緩，因此對伸張部位的負荷偏弱。缺點是手指不好伸展，優點是動作過程中的負荷不易流失。

1 坐在椅子上，雙手握住阻力帶兩端，雙腳踩住中央。前臂擺在大腿上，重握阻力帶調節長度，保持手腕能夠翻過來的狀態。

2 將前臂固定在大腿上，僅手腕往上彎曲。同時將注意力放在彎曲手腕與握住手指的動作，可以進一步收縮前臂屈肌群。

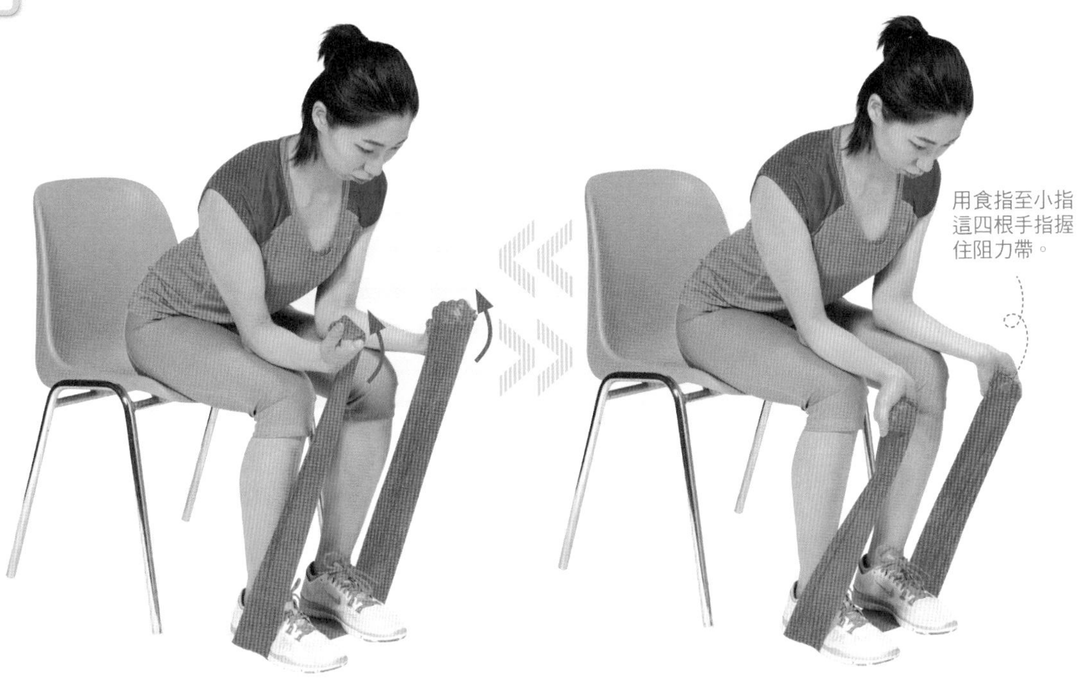
用食指至小指
這四根手指握
住阻力帶。

延伸版本

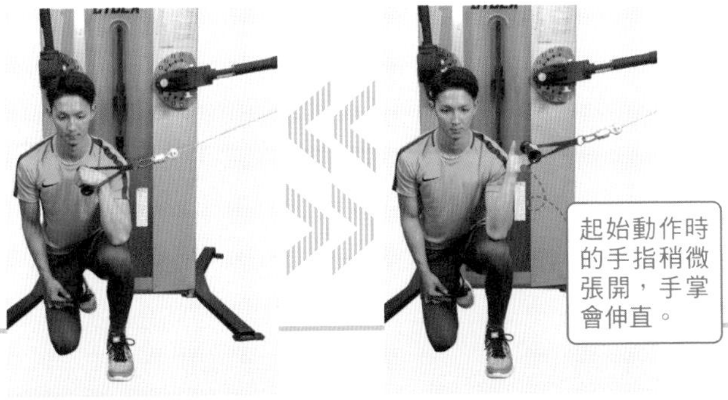
起始動作時
的手指稍微
張開，手掌
會伸直。

繩索手腕彎舉

運用繩索訓練器的手腕彎舉，首先將繩索的吊臂往正側邊放倒，再以單手握住握把，擺好單膝跪地的姿勢。接著將手肘擺在膝蓋上固定好。這個項目的優點，即是負荷不易流失。

前臂屈肌群項目 1

自由重量

啞鈴手腕彎舉

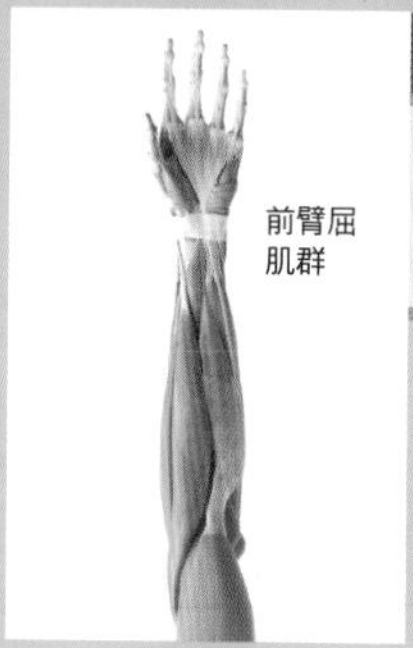
前臂屈
肌群

從手指開始以寬廣的可動範圍運動，鍛鍊前臂屈肌群

起始動作時會攤開掌心，所以前臂屈肌群的伸展程度大於阻力帶。小缺點是手腕彎曲至最高位置時負荷會流失。

1 拿著啞鈴，將前臂擱在健身椅上。並藉啞鈴的重量翻好手腕，同時伸展手指。同時動用手腕與手指，能夠鍛鍊整體前臂屈肌群。

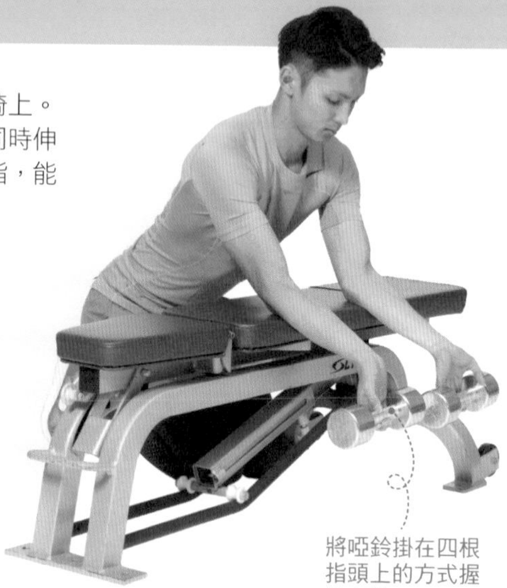
將啞鈴掛在四根
指頭上的方式握
住啞鈴。

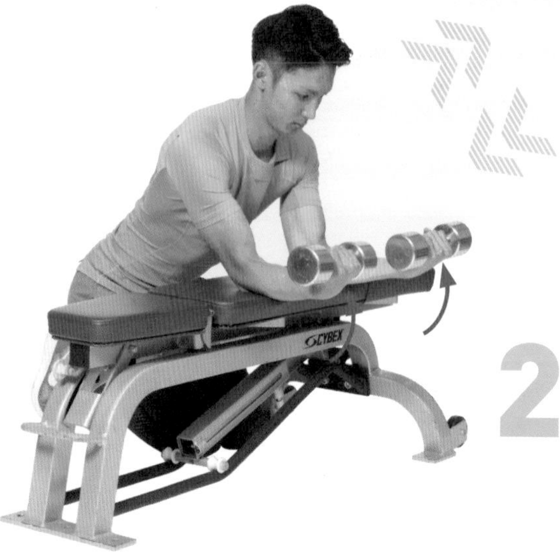

2 將前臂固定在健身椅上，彎曲手腕與手指直到兩者都拱成圓形，藉此將啞鈴舉至最高位置。在自宅執行時，也可以像阻力帶手腕彎舉一樣坐在椅子上進行。

延伸版本

2 確實轉動手腕，直到啞鈴舉至「八字形」。

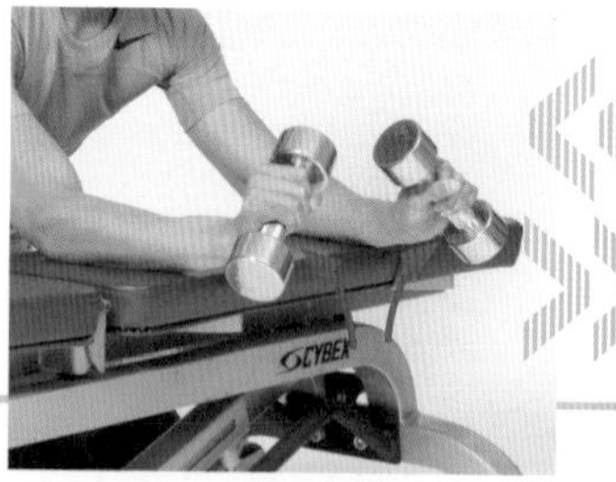

1 藉啞鈴的重量將手腕往下拉彎，拉直前臂的後側肌肉。

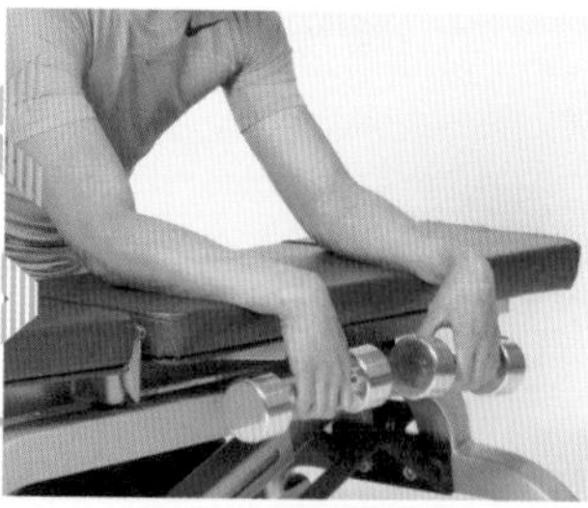

啞鈴反向手腕彎舉

能夠鍛鍊前臂後方的前臂伸肌群。會對手背朝上，以及手腕轉動的動作施加負荷。

第 4 章

鍛鍊 臀部、腿部

臀部鍛鍊會對形成臀部的臀大肌、側面的臀中肌施加高強度的負荷。腿部鍛鍊則會將大腿分成前面的大腿四頭肌、後側的膕繩肌，以及內側的內收肌群這三個部分鍛鍊。另外也會鍛鍊到骨盆前方的髂腰肌與小腿肚的肌肉。

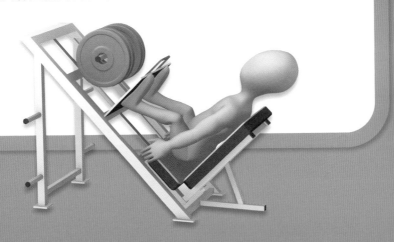

臀大肌

分成重視負荷流失問題的臀推類，以及能夠同時鍛鍊整體肌肉的單腳蹲、單腳硬舉類

對腿部往後方擺動或是抬起上半身的髖關節伸展動作施加負荷

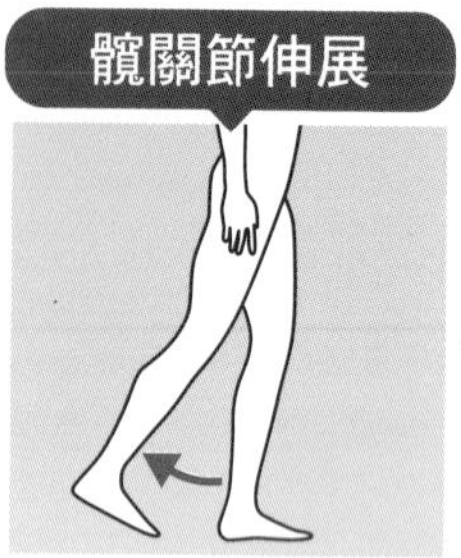

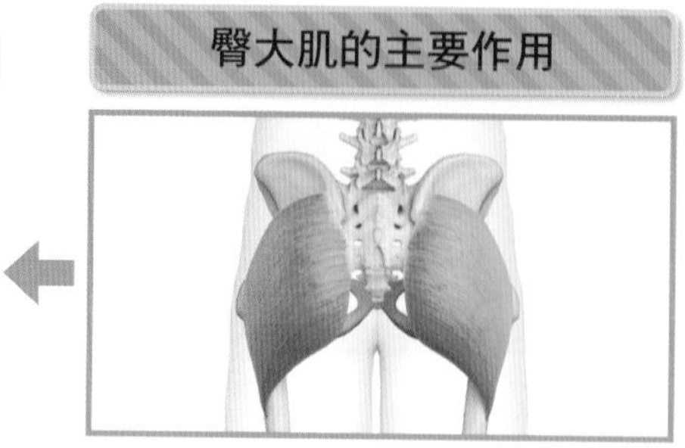

臀大肌的體積較大，所以臀大肌項目整體來說運動量偏大。其中臀推項目的優點是負荷不易流失，缺點則是對伸張狀態產生的負荷較弱。相對的保加利亞單腳蹲與單腳硬舉等單腳項目，對伸張狀態時的負荷很強，伸展效果也很好。此外這類項目在運動髖關節的同時，也會動用到膝關節，再加上後腳的荷重，整體運動量非常大。

臀大肌 項目一覽與選擇基準

▼項目名稱 ／ ▶選擇基準	頁數	運動量	負荷流失的難易度	伸張狀態時的負荷	伸展效果	運動方式難易度	居家執行難易度
自體　自體重量臀推	➡p.113	中	○	偏弱	低	偏簡單	○
自體　單腳自體重量臀推	➡p.113	中	○	偏弱	低	偏簡單	○
機械　髖伸展	➡p.114	中	▲	中	中	簡單	×
繩索　繩索髖伸展	➡p.115	中	▲	中	中	偏簡單	×
自由重量　保加利亞單腳蹲	➡p.116	大	▲	強	偏高	普通	○
自由重量　單腳硬舉	➡p.117	大	▲	強	偏高	偏難	○
自由重量　臀推	➡p.118	偏大	○	偏弱	低	偏簡單	×
自由重量　槓鈴弓步蹲	➡p.119	偏大	×	強	偏高	普通	×

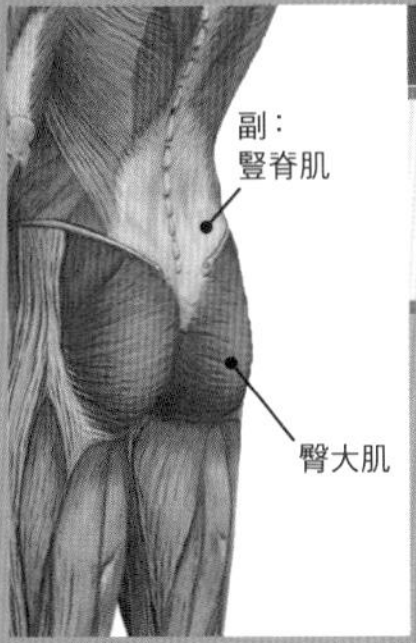
副：
豎脊肌
臀大肌

臀大肌項目 1

自體

自體重量臀推

以自體重量輕鬆鍛鍊臀大肌的方法

藉由髖關節伸展以抬起臀部的動作，鍛鍊臀大肌的自體重量項目。優點是到最後一刻負荷都不易流失，很適合只想鍛鍊臀部的人。

1 將上背靠在椅子上，邊反折背部邊下放臀部，使髖關節屈曲。雙手要交抱在胸前。可以將椅子固定在牆邊，避免滑動。

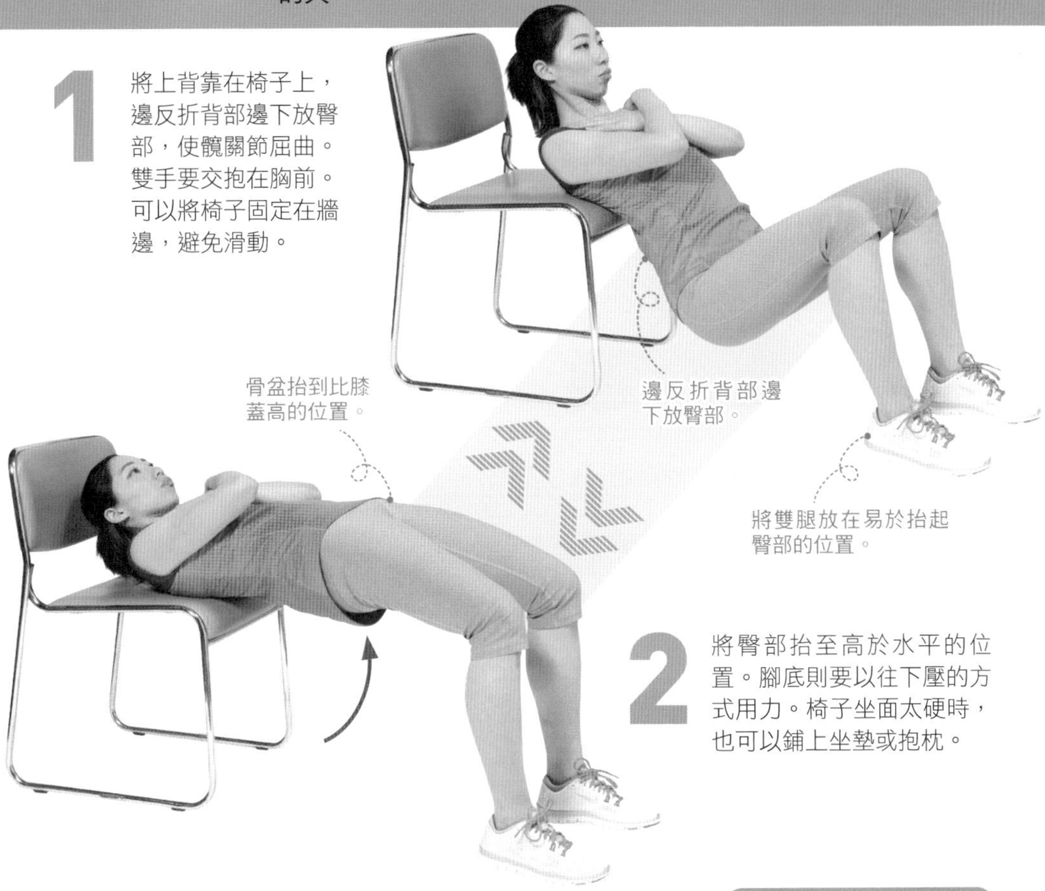
骨盆抬到比膝蓋高的位置。
邊反折背部邊下放臀部。
將雙腿放在易於抬起臀部的位置。

2 將臀部抬至高於水平的位置。腳底則要以往下壓的方式用力。椅子坐面太硬時，也可以鋪上坐墊或抱枕。

延伸版本

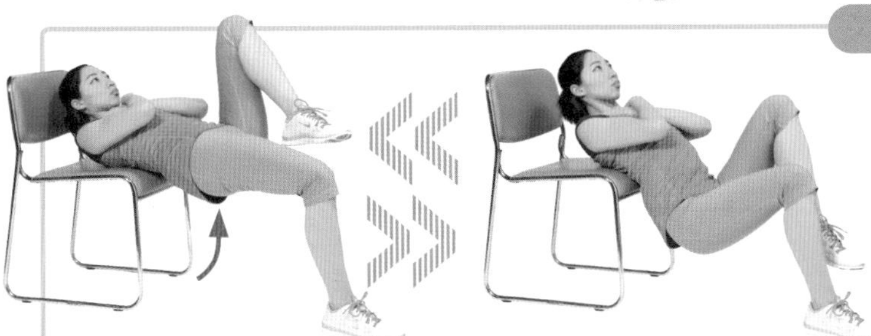

單腳自體重量臀推

藉單腳執行提高負荷，姿勢與雙腳版本幾乎相同。

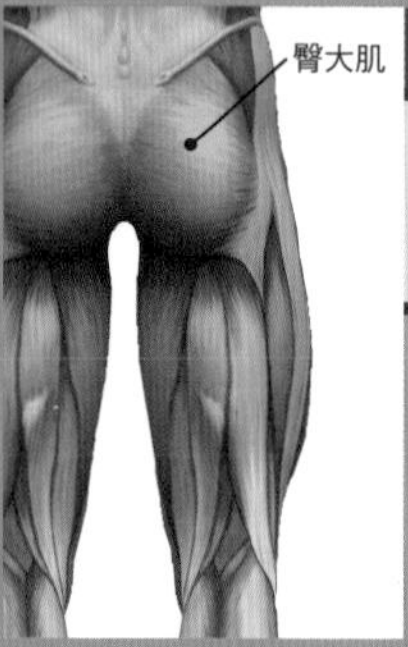

臀大肌項目 2　機械

髖伸展

輕易鍛鍊擺動腿部時，可動範圍很廣的臀大肌

直接對大腿往後擺動的動作施加負荷，能夠輕易鍛鍊臀大肌。姿勢簡單之餘，可動範圍相當廣，能夠安全地挑戰肌肉極限。

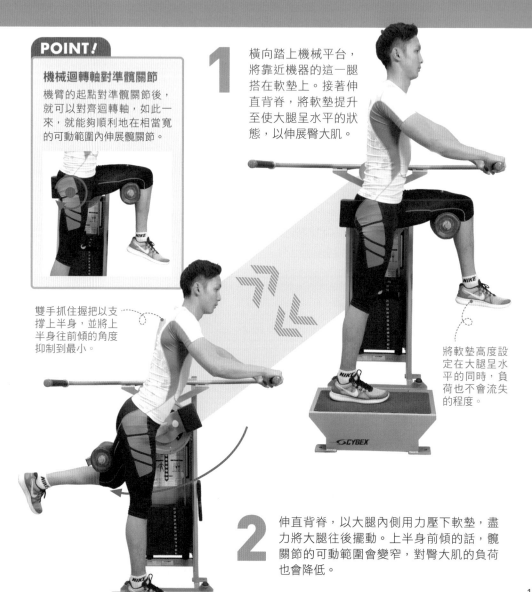

POINT!

機械迴轉軸對準髖關節

機臂的起點對準髖關節後，就可以對齊迴轉軸，如此一來，就能夠順利地在相當寬的可動範圍內伸展髖關節。

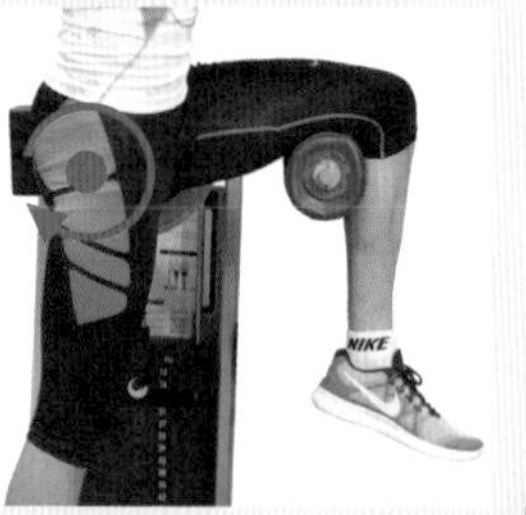

1 橫向踏上機械平台，將靠近機器的這一腿搭在軟墊上。接著伸直背脊，將軟墊提升至使大腿呈水平的狀態，以伸展臀大肌。

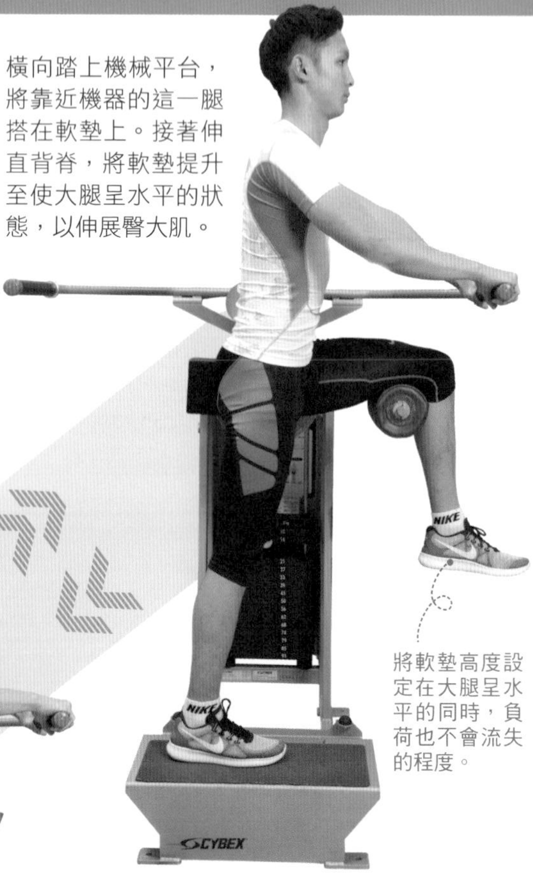

將軟墊高度設定在大腿呈水平的同時，負荷也不會流失的程度。

雙手抓住握把以支撐上半身，並將上半身往前傾的角度抑制到最小。

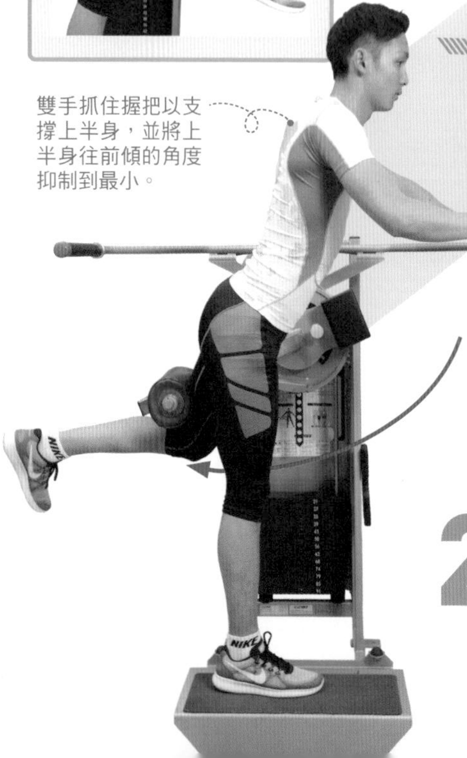

2 伸直背脊，以大腿內側用力壓下軟墊，盡力將大腿往後擺動。上半身前傾的話，髖關節的可動範圍會變窄，對臀大肌的負荷也會降低。

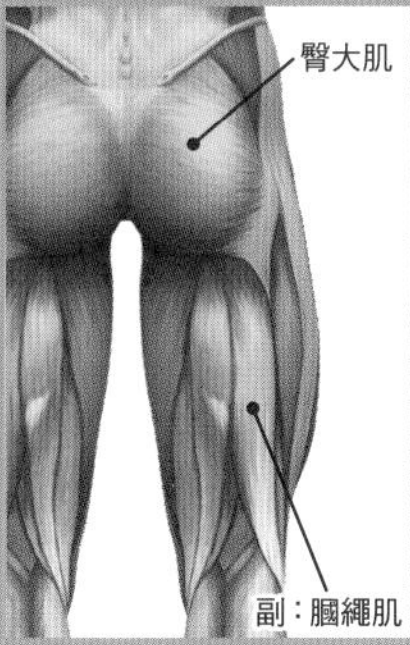

臀大肌項目3

繩索

繩索髖伸展

運用繩索訓練器的髖伸展

髖關節的可動範圍機械版窄一些，但是膝蓋會伸直，所以能夠進一步鍛鍊到跨至膝關節的雙關節肌——膕繩肌。

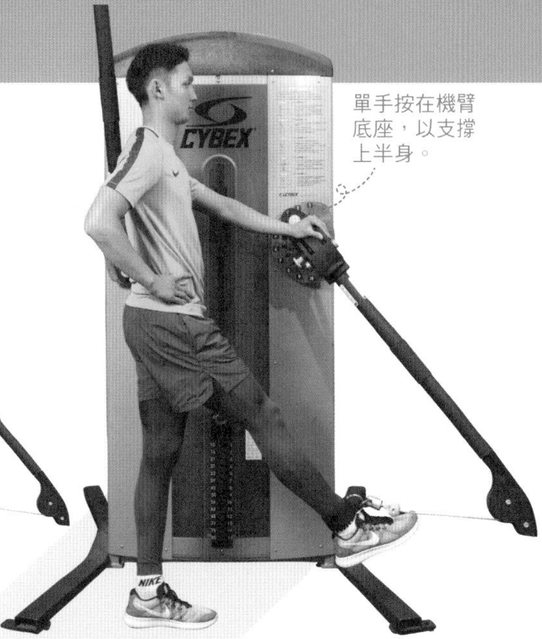

單手按在機臂底座，以支撐上半身。

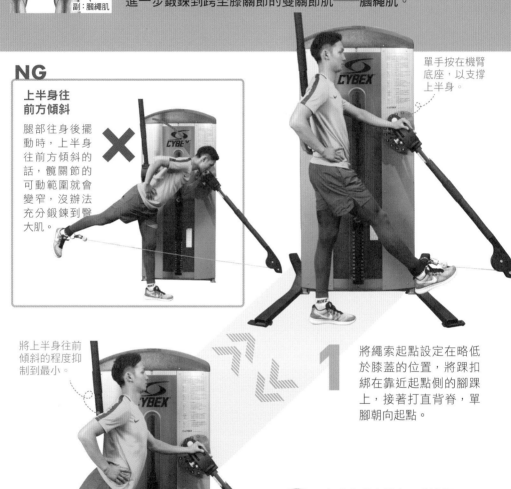

NG

上半身往前方傾斜

腿部往身後擺動時，上半身往前方傾斜的話，髖關節的可動範圍就會變窄，沒辦法充分鍛鍊到臀大肌。

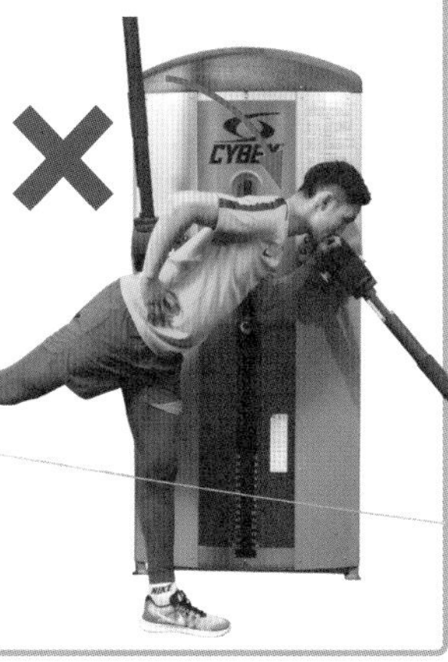

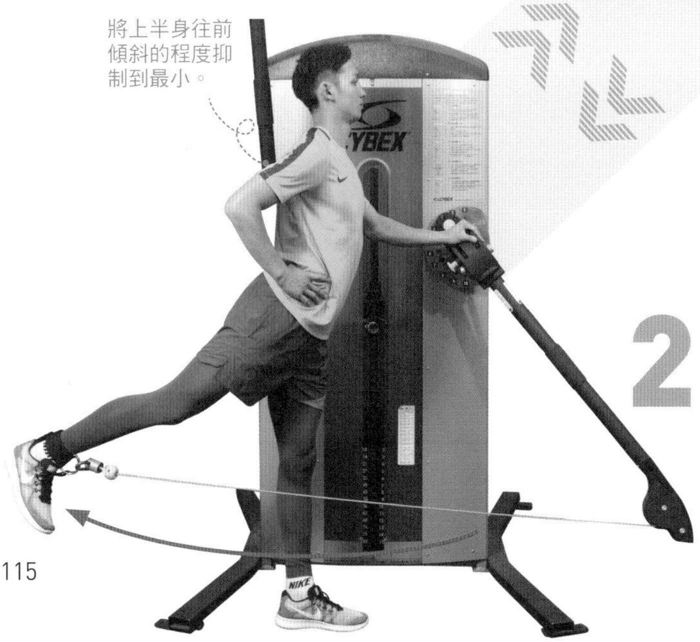

將上半身往前傾斜的程度抑制到最小。

1 將繩索起點設定在略低於膝蓋的位置，將踝扣綁在靠近起點側的腳踝上，接著打直背脊，單腳朝向起點。

2 上半身垂直挺立，背脊打直，用腳將繩索拉至後方。並拉至膝蓋伸直時能夠拉到最遠的位置。健身房裡沒有踝扣的話，可以自行上網購買。

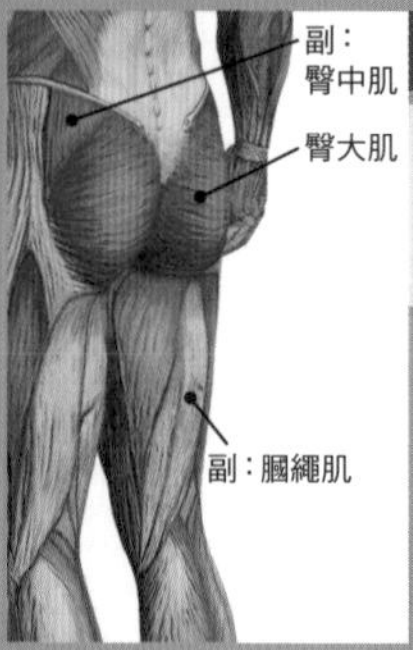
副：
臀中肌
臀大肌
副：膕繩肌

臀大肌項目 4

自由重量

保加利亞單腳蹲

對臀大肌施加的負荷，比一般的深蹲更大

單腳執行時可用的重量，比一般深蹲還要少，因此會減輕對腰背的負擔，並將負荷集中在單側的髖關節上。

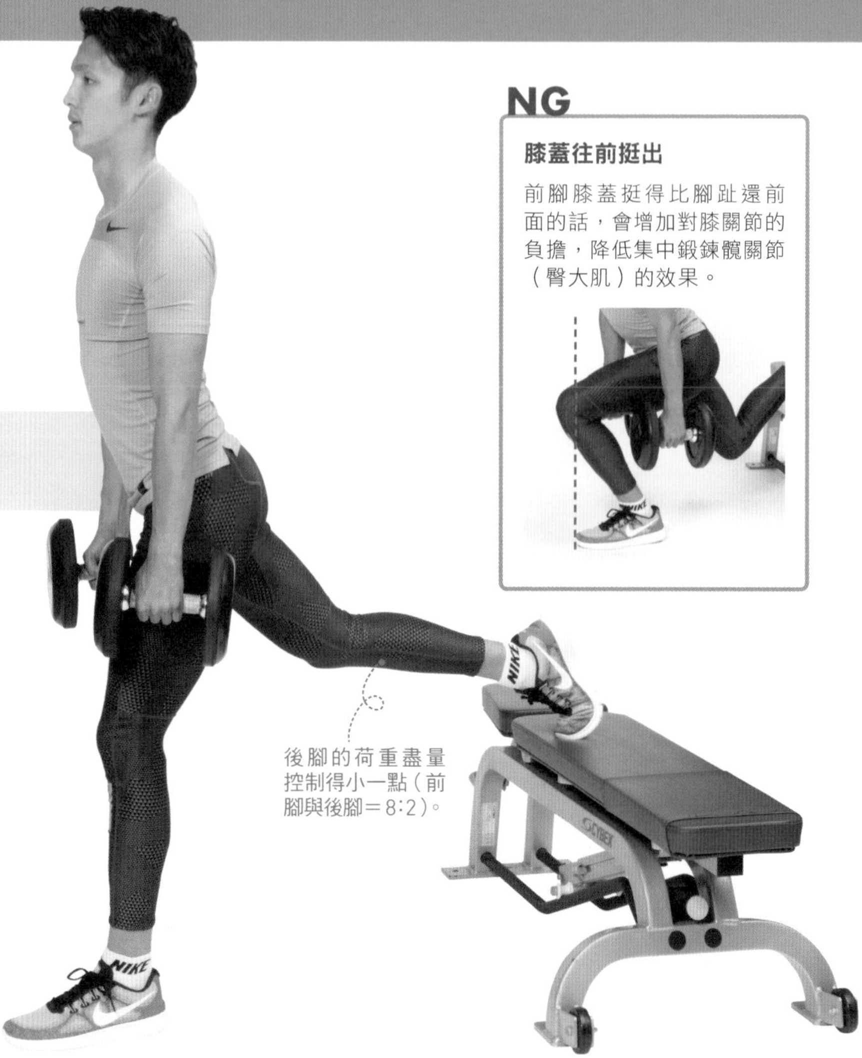
後腳的荷重盡量
控制得小一點（前
腳與後腳＝8：2）。

NG

膝蓋往前挺出

前腳膝蓋挺得比腳趾還前面的話，會增加對膝關節的負擔，降低集中鍛鍊髖關節（臀大肌）的效果。

1 背對健身椅，手持啞鈴，單腳拉往後方以腳尖抵在健身椅上。接著背脊打直，稍微彎曲前腳膝蓋。

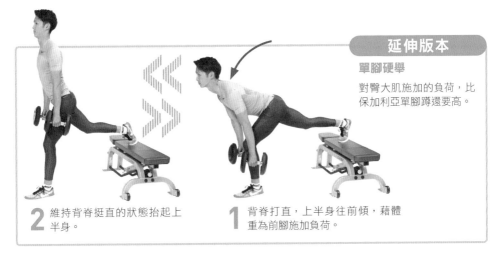

延伸版本

單腳硬舉

對臀大肌施加的負荷，比保加利亞單腳蹲還要高。

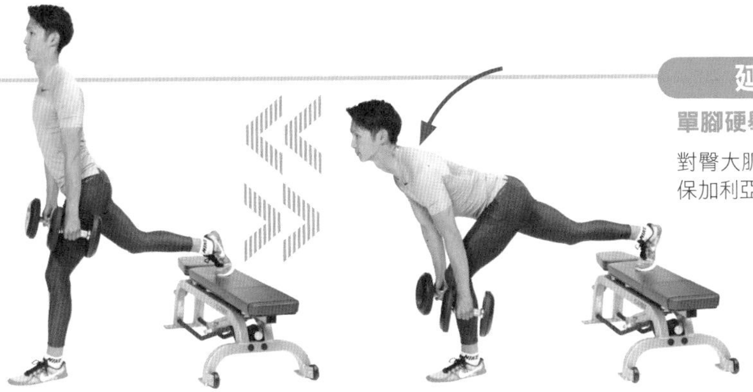

1 背脊打直，上半身往前傾，藉體重為前腳施加負荷。

2 維持背脊挺直的狀態抬起上半身。

2 背脊伸直，上半身適度前傾，臀部壓低至前腳大腿呈水平的狀態。這個姿勢下的臀大肌，會呈伸張狀態。

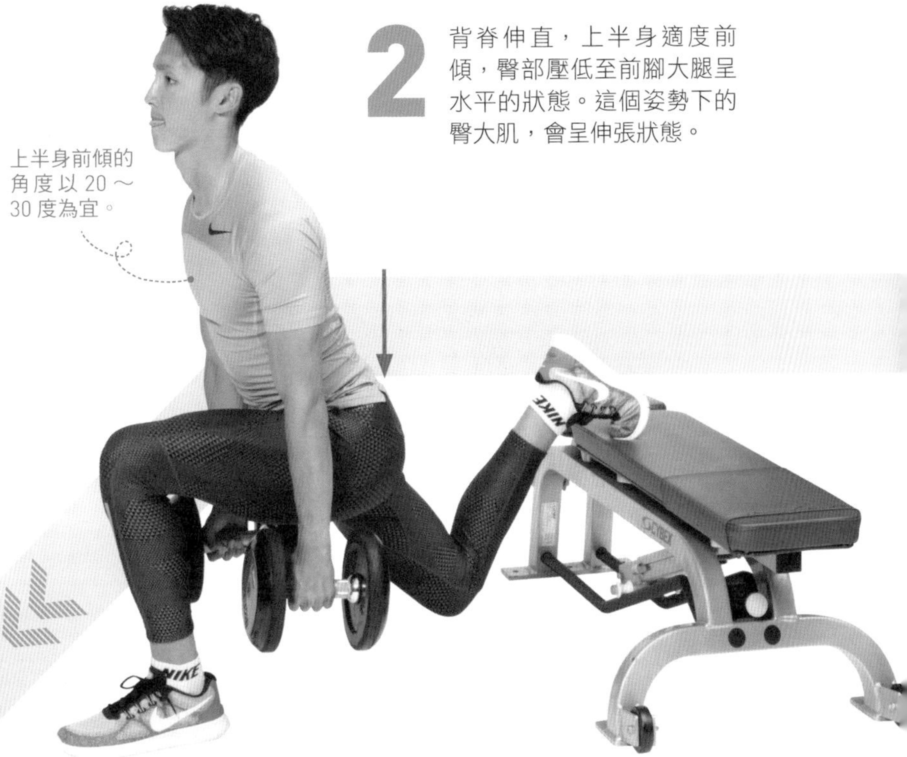

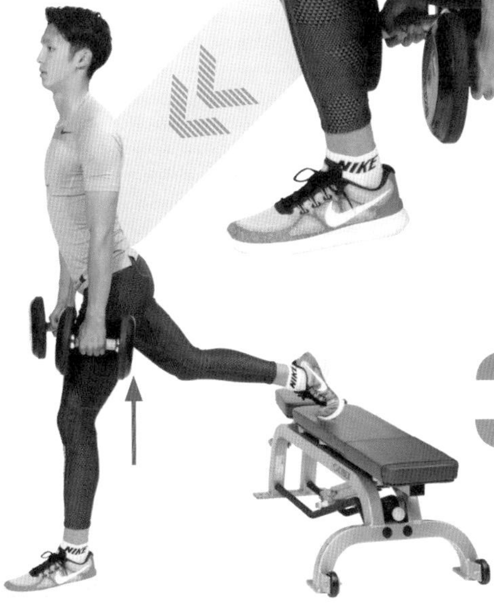

3 背脊挺直，恢復 **1** 的姿勢。過程中骨盆會保持水平，因此也能夠發揮髖關節外轉的力量（大腿往外側擺動的力量），除了鍛鍊臀大肌之外，還會動用到臀側的臀中肌。

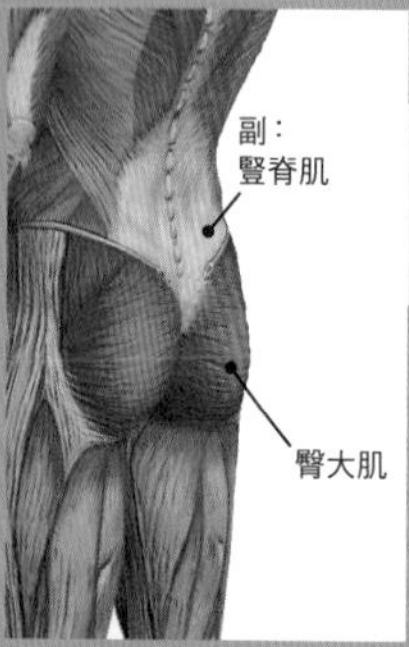
副：
豎脊肌
臀大肌

臀大肌項目 5

自由重量

臀推

以槓鈴施加高負荷的臀推

能夠操作高重量的臀推，姿勢簡單且負荷不易流失。另外也可以搭配能夠輕易設置高重量的史密斯機。

POINT!

藉軟墊或坐墊等
預防橫桿陷入身體

橫桿陷入身體的話會很痛，所以建議用軟墊包住，或是在身體與橫桿之間墊上毛巾、坐墊等。

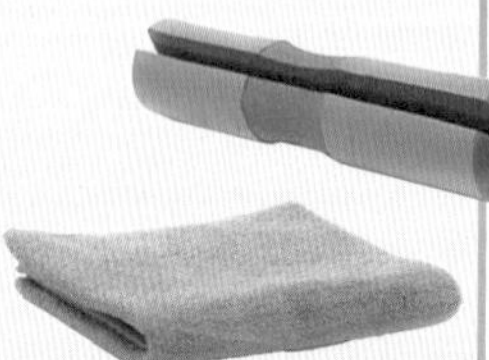

1 將上背部靠在健身椅上，背部反折的同時下壓臀部，使髖關節屈曲。接著將槓鈴的橫桿擱在大腿根部，並以雙手穩住槓鈴。

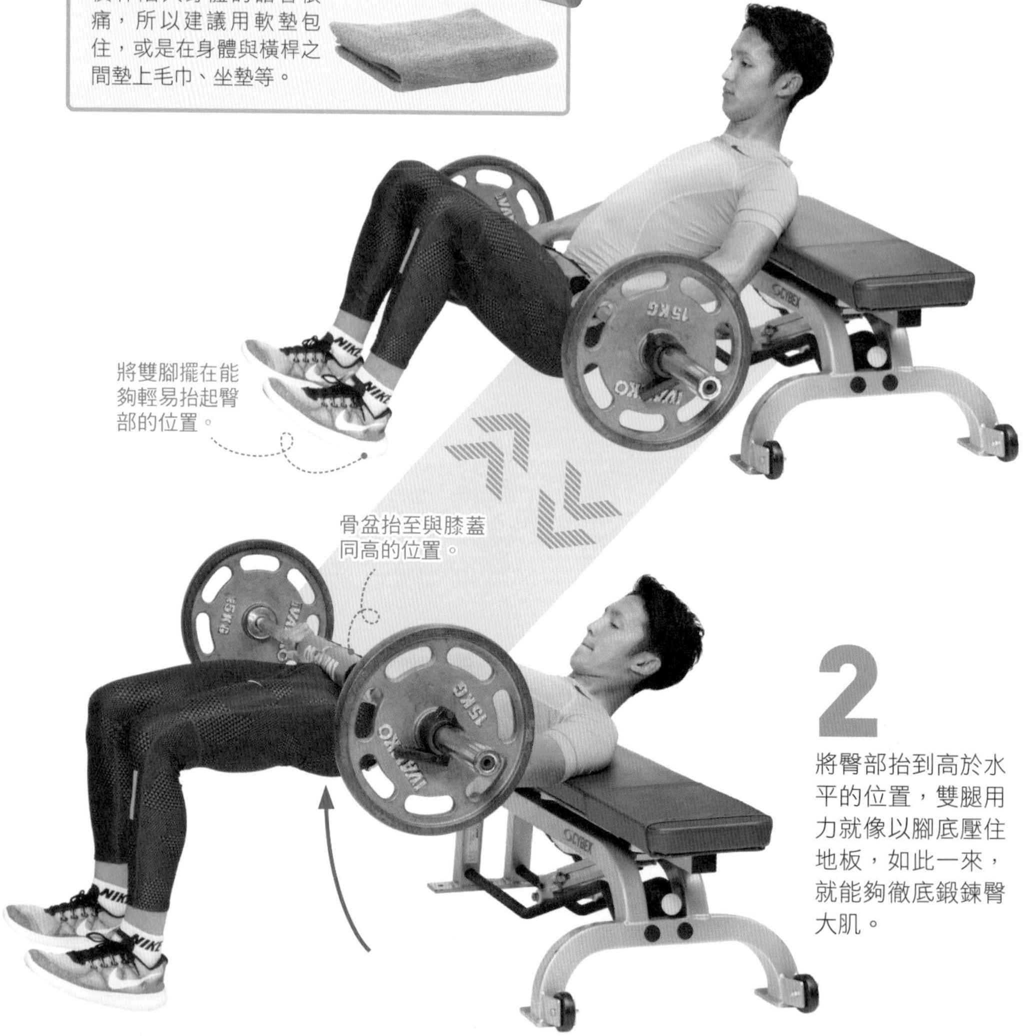
將雙腳擺在能夠輕易抬起臀部的位置。
骨盆抬至與膝蓋同高的位置。

2 將臀部抬到高於水平的位置，雙腿用力就像以腳底壓住地板，如此一來，就能夠徹底鍛鍊臀大肌。

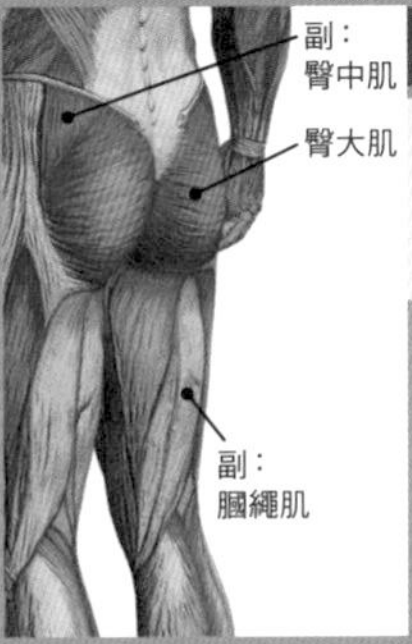

臀大肌項目6

自由重量

槓鈴弓步蹲

以臀大肌為主，鍛鍊整體下半身肌群

對伸張狀態時的負荷很強，伸展效果也很好。缺點是站起時負荷會流失，且姿勢比較難以保持穩定，不容易挑戰肌肉極限。

延伸版本

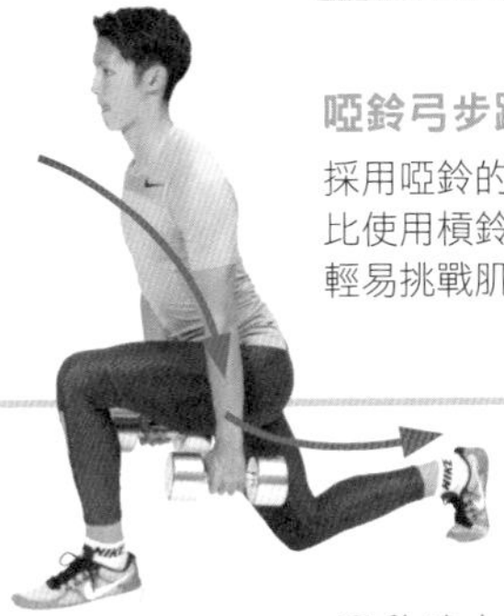

啞鈴弓步蹲

採用啞鈴的弓步蹲，姿勢比使用槓鈴時穩定，能夠輕易挑戰肌肉極限。

1

從架上卸下槓鈴後扛起，接著伸直背脊，將重心移往其中一隻腳，準備拉出另外一隻腳。

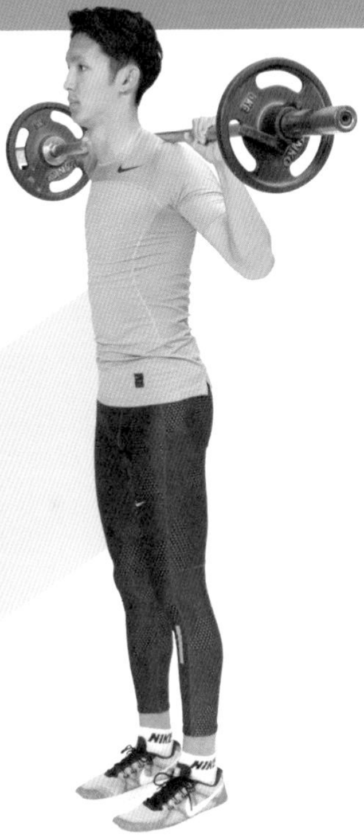

運動時上半身稍微前傾，將體重壓在前腳上。

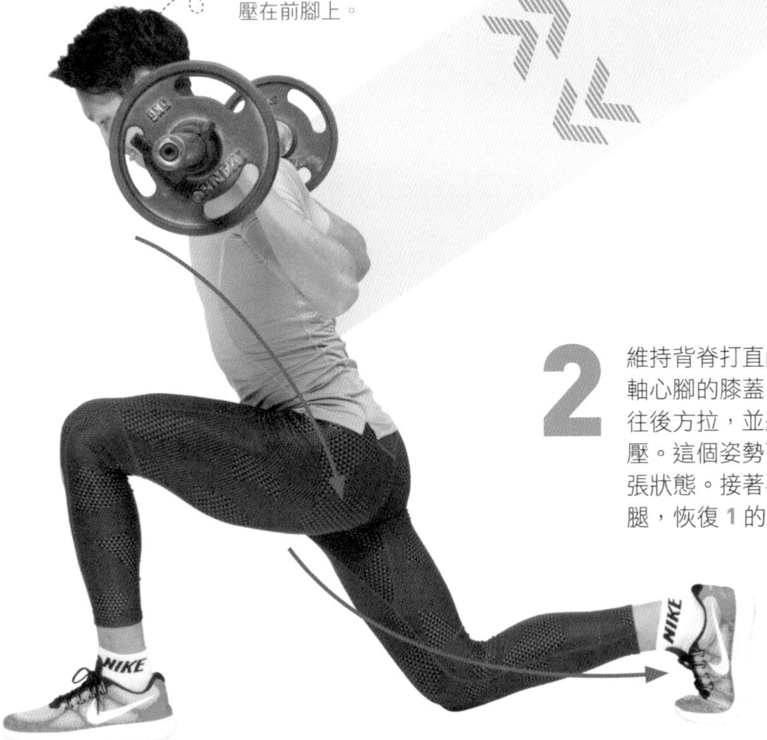

2

維持背脊打直的狀態，邊彎曲軸心腳的膝蓋，邊將另一隻腳往後方拉，並將臀部深深往下壓。這個姿勢下的肌肉會呈伸張狀態。接著再踢動往後拉的腿，恢復 **1** 的姿勢。

臀中肌

分成屬於單關節運動的機器、繩索項目，以及屬於多關節運動的單腳硬舉類項目

對腿部往側邊打開的髖關節外轉動作，以及維持骨盆不要傾斜的動作施加負荷，鍛鍊臀中肌

髖關節外轉

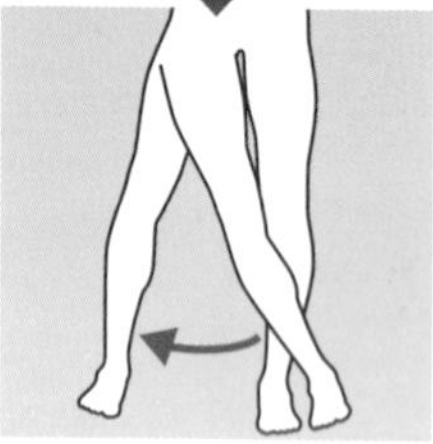

臀中肌主要作用

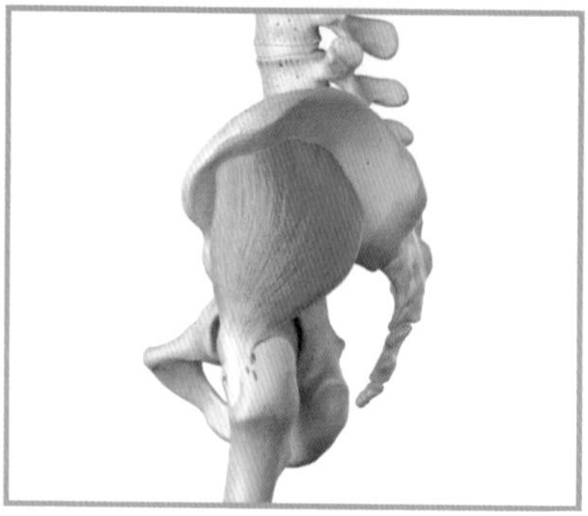

位在臀部側邊的臀中肌，是髖關節外轉時的主動肌。臀中肌的體積小於臀大肌，所以運動量比臀大肌項目小。像是單手單腳硬舉中，會對立著的這隻腳（軸）與另一側的手施加負荷，讓上半身邊扭轉邊起身，因此能夠鍛鍊具有髖關節外轉作用的臀中肌。但是臀中肌的肌纖維無法大幅伸縮，因此整體伸展效果比臀大肌的單腳項目還要低。

臀中肌 項目一覽與選擇基準

▶選擇基準 ▼項目名稱	運動量	負荷流失的難易度	伸張狀態時的負荷	伸展效果	運動方式難易度	居家執行難易度
阻力帶 阻力帶單手單腳硬舉 ➡p.121	偏小	▲	強	中	偏難	○
阻力帶 單手單腳硬舉 ➡p.121	中	○	中	中	偏難	○
機械 機械髖外展 ➡p.122	中	▲	中	低	簡單	✕
繩索 繩索髖外展 ➡p.123	偏小	▲	中	偏低	偏簡	✕
自由重量 單手單腳硬舉 ➡p.124	偏大	▲	強	中	偏難	○

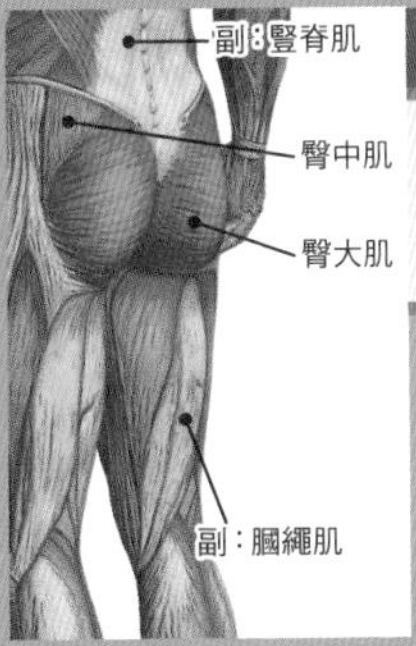

臀中肌項目 1

阻力帶

阻力帶單手單腳硬舉

能夠在自宅輕鬆鍛鍊臀中肌的阻力帶項目

雖然起始動作時的阻力帶鬆緩，但是站起時的負荷不易流失。將阻力帶拿短一點，能夠持續對臀中肌施加負荷，有助於挑戰肌肉極限。

延伸版本

單手單腳硬舉

運用自身重量的版本，背部反折的同時讓上半身從腿根處往前傾斜。不用勉強摸到地板，否則很容易忘記運用髖關節，而改用拱起背部的動作執行。

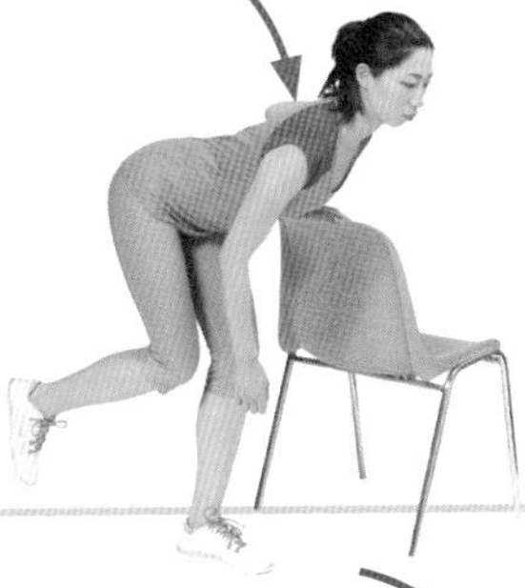

1 一手撐在椅子或平台上，另一手同時拉住阻力帶的兩端，接著以靠近椅子的腿踩在阻力帶正中央，再用金雞獨立的姿勢抬起上半身。

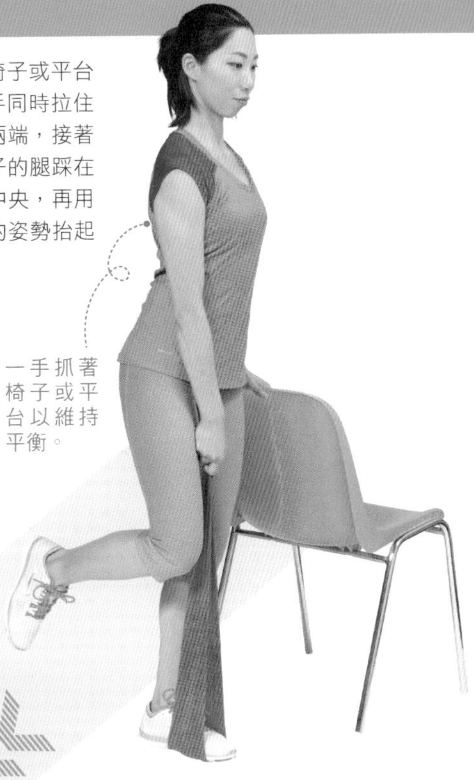

一手抓著椅子或平台以維持平衡。

扭轉上半身，降下右肩的同時，讓上半身以斜向傾斜的方向往前倒下。

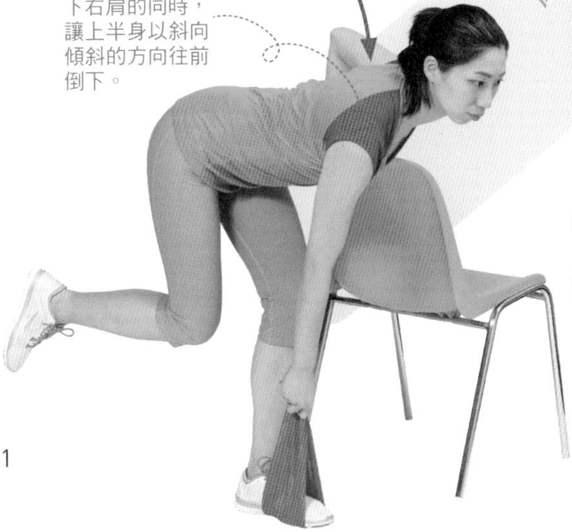

2 膝蓋稍微彎曲，以腿根為支點扭轉上半身，使雙肩與骨盆線條傾斜、上半身往前方倒下。接著抬起上半身，回到 **1** 的姿勢。抬起的同時要使上半身往反方向扭轉。

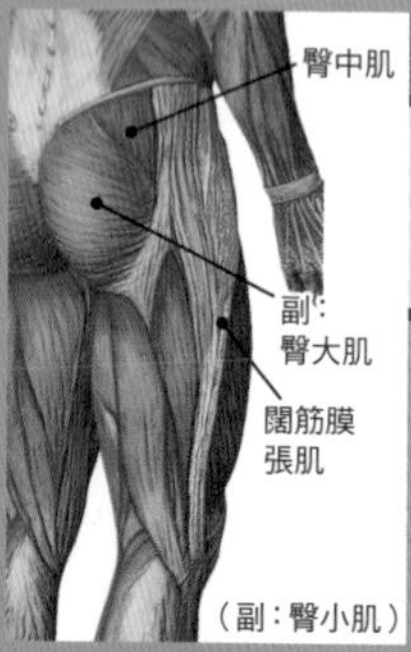

臀中肌項目 2

機械

機械髖外展

腿部軌道穩定，能夠輕易鍛鍊臀中肌的機械項目

腿部軌道固定，能夠輕鬆維持姿勢，有效鍛鍊臀中肌。起始動作時的負荷容易流失，但是能夠安全挑戰肌肉極限。

POINT!

雙腿併起時別讓負荷流失

將張開的雙腿合起時，不要完全併攏，維持在負荷不會流失的程度即可。每次併起雙腿時負荷就流失的話，鍛鍊效果會變差，應特別留意。

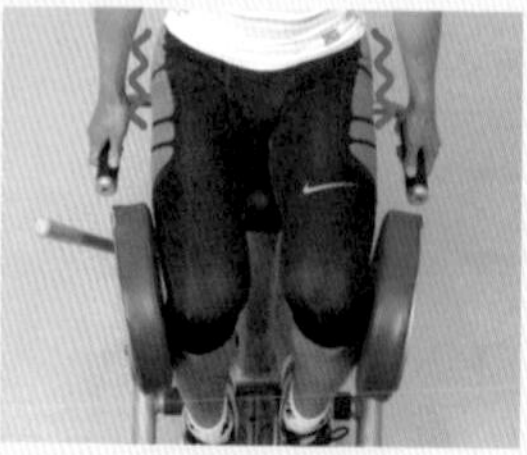

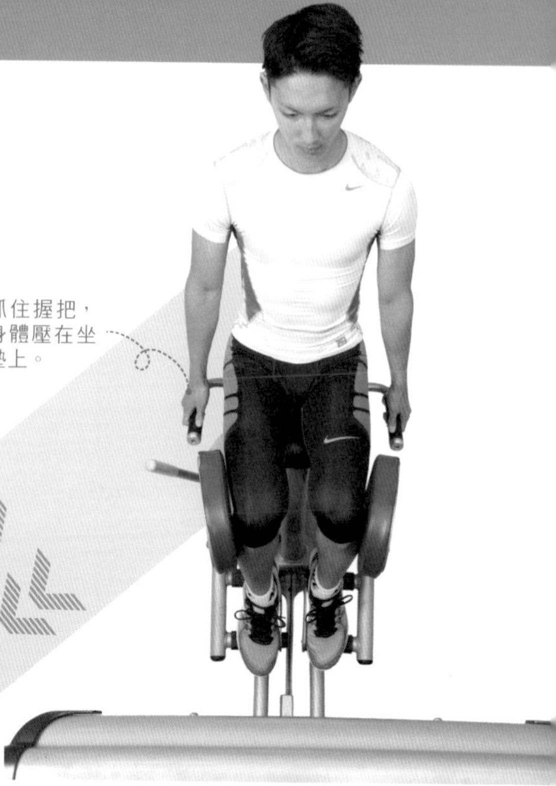

抓住握把，身體壓在坐墊上。

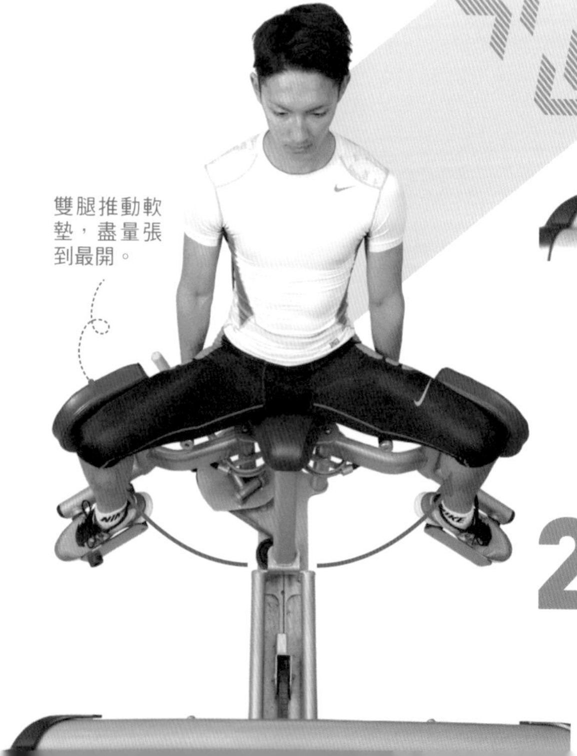

雙腿推動軟墊，盡量張到最開。

1 坐上椅子後抓住握把，膝蓋外側抵住軟墊。稍微張開雙腿，對臀中肌施加負荷。

2 腿部推動軟墊，往側邊打開。腿部要盡可能張開，在寬廣的可動範圍內施加負荷，以避免結束動作時負荷流失。

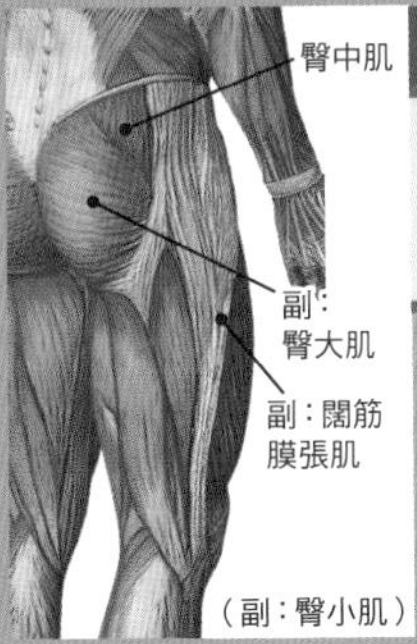

臀中肌項目3

繩索

繩索髖外展

在廣闊的可動範圍內運動髖關節，以鍛鍊臀中肌

雖然難以操作高重量，但是腿部往內側大幅擺動，能夠拓寬可動範圍。起始動作時負荷容易流失，但是抬起腿部時的負荷不易流失。

NG

身體往側邊傾斜

起始動作時身體往側邊傾斜，會使髖關節外轉的可動範圍變窄，無法充分鍛鍊臀中肌。

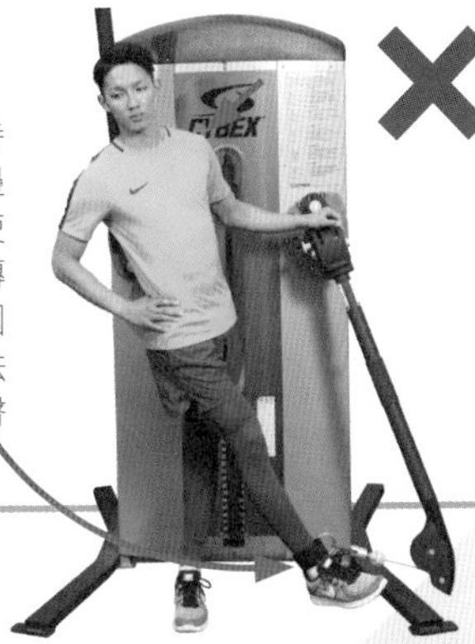

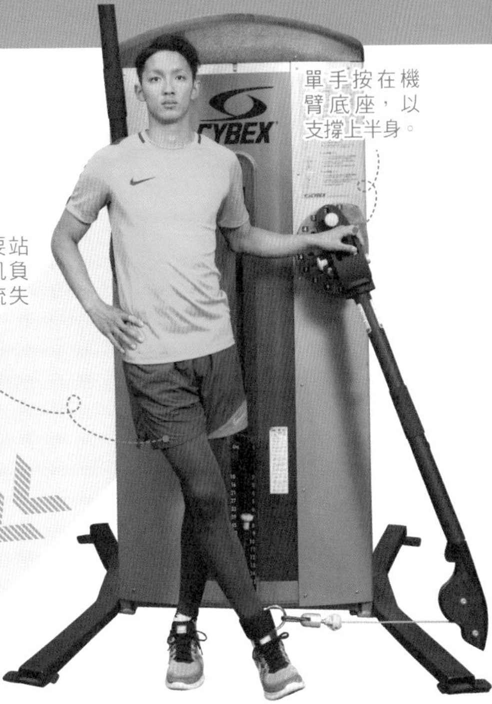

單手按在機臂底座，以支撐上半身。

一開始要站在臀中肌負荷不易流失的位置。

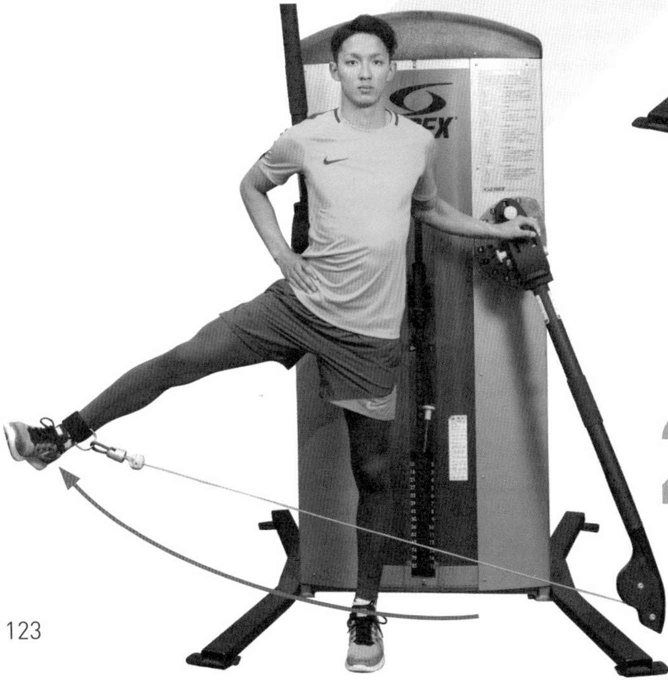

1 將繩索起點設在最低處，將踝扣綁在靠近起點側的腳踝上，接著打直背脊，以外側的腿將繩索拉往內側。

2 以腿將繩索拉往外側。這個項目的負荷到最後都不易流失，腿部也會大幅張開，能夠在廣闊的可動範圍內對臀中肌施加負荷。

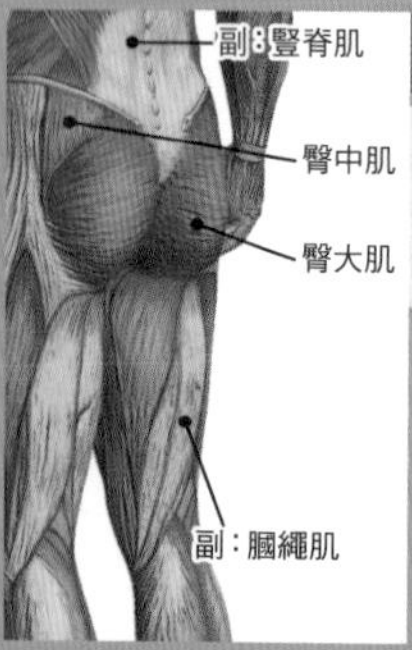

臀中肌項目 4

自由重量

單手單腳硬舉

針對臀中肌的臀部鍛鍊型單腳硬舉

可以動用到雙腿項目難以鍛鍊的臀中肌與臀大肌上部。伸張狀態下的負荷、伸展效果都很高，運動量也偏大。

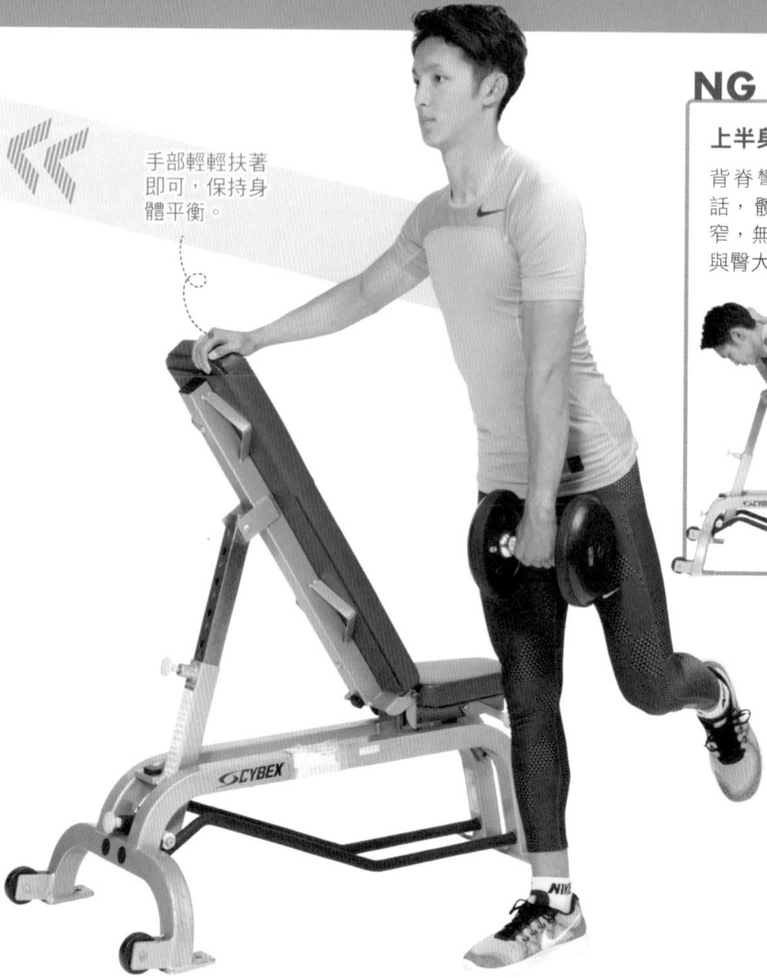

手部輕輕扶著即可，保持身體平衡。

NG

上半身拱起

背脊彎曲使上半身拱起的話，髖關節可動範圍會變窄，無法充分鍛鍊到臀中肌與臀大肌。

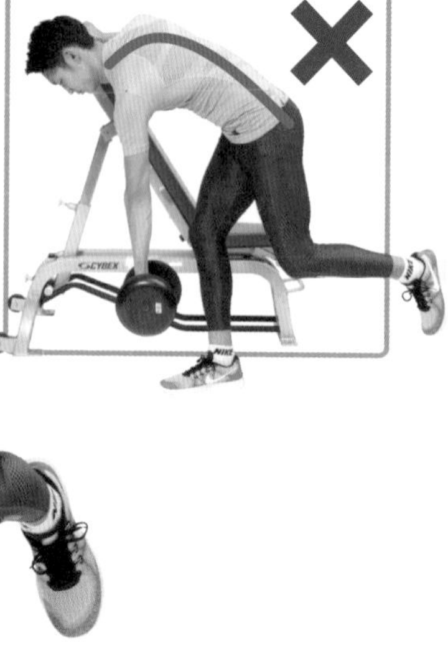

1 單手拿起啞鈴，另一手扶在健身椅的椅背。以扶椅背這側的腿單腳站立，挺起上半身並伸直背脊。

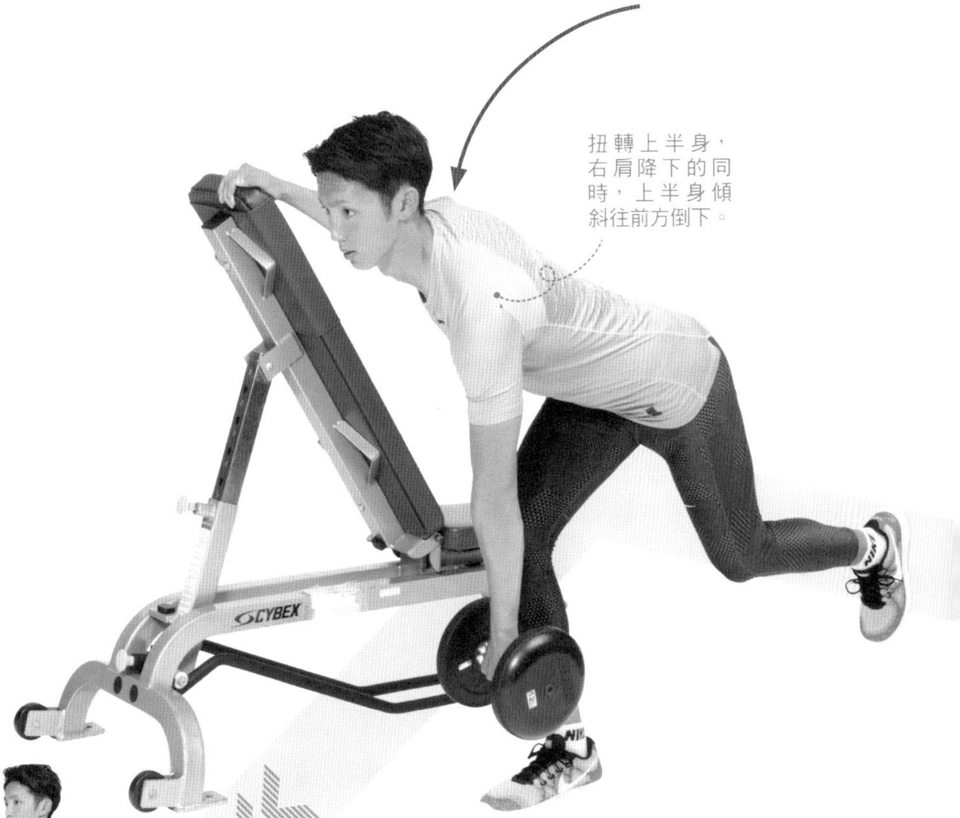
扭轉上半身，右肩降下的同時，上半身傾斜往前方倒下。

2 稍微彎曲膝蓋，以腿根為支點，上半身稍微扭轉的同時，雙肩線條也要跟著傾斜，使上半身往前倒下。

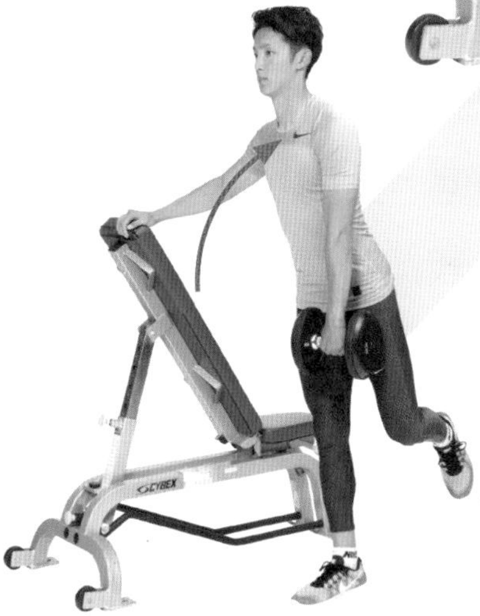

3 上半身往反方向扭轉的同時，藉髖關節撐起上半身，恢復 **1** 的姿勢。

※ ●是成為動作支點的髖關節

POINT!

**邊扭轉上半身
邊動用髖關節**

傾斜雙肩與骨盆線條的同時（右圖降下的是左肩與骨盆左側）壓低上半身，會讓身體在往反方向扭轉時運動到臀中肌，有助於對臀中肌施加負荷。

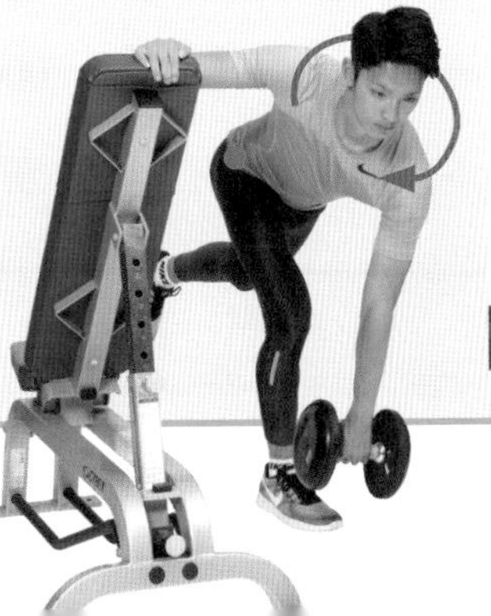

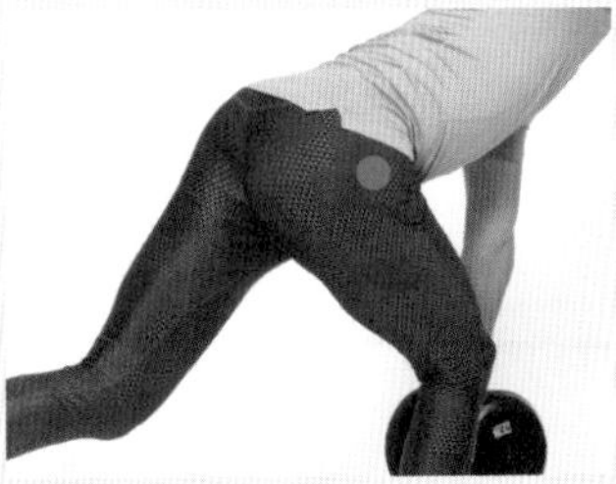

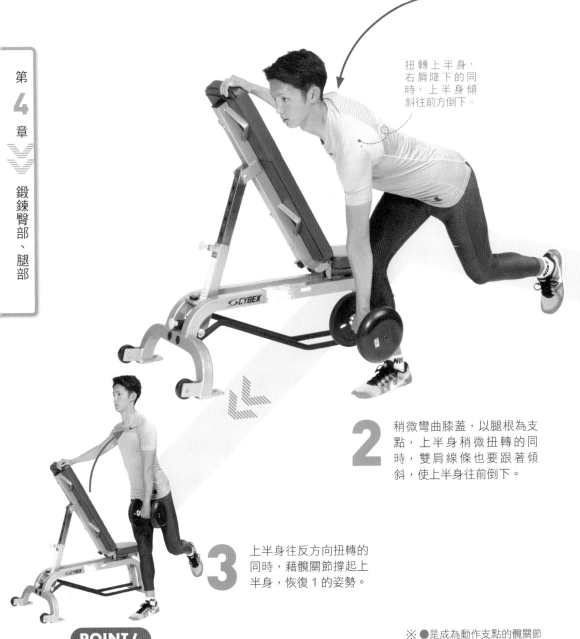

髂腰肌

主要分成抬腿類、髖關節屈曲類與仰臥起坐類這三大類

針對腿部從根部往前方擺動的髖關節屈曲動作施加負荷

髂腰肌的主要作用

↓

髖關節屈曲

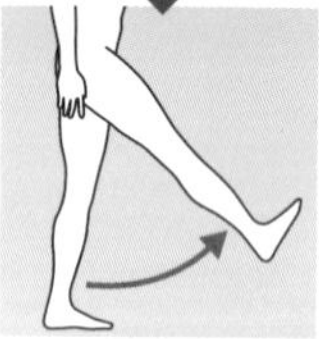

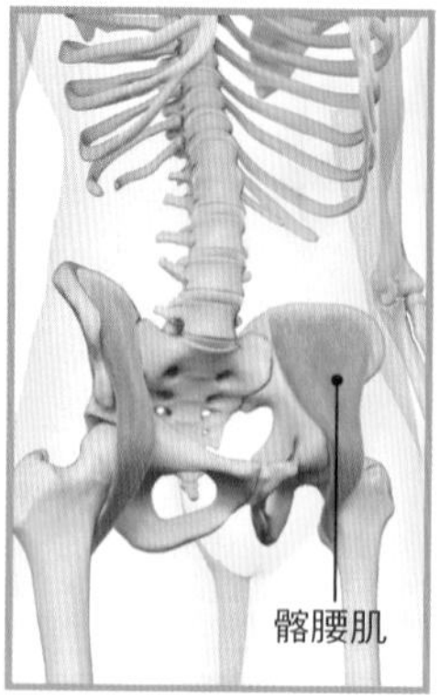

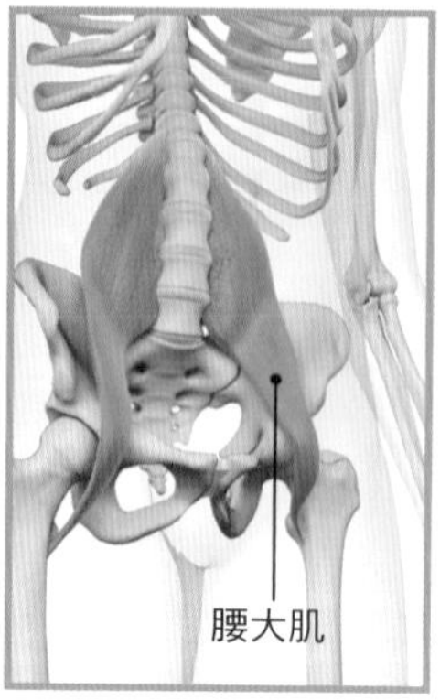

髂腰肌是髖關節屈曲時的主動肌——腰大肌與髂腰肌的總稱。抬腿類項目中挺直上半身執行的懸垂抬腿，會在肌肉短縮時施加最大負荷，仰躺的仰臥直膝抬腿則會在肌肉伸展時施加最大負荷，因此躺著做才能有效對伸張狀態時的肌肉施加負荷。運用機械或繩索的髖關節屈曲類，整體來說對伸張狀態的負荷都偏強，伸展效果也很好，還可以同時鍛鍊到內收肌群的前側。此外，抬腿類項目與髖關節仰臥起坐還可以鍛鍊到腹直肌。

髂腰肌 項目一覽與選擇基準

▼項目名稱 ／ ▶選擇基準	運動量	負荷流失的難易度	伸張狀態時的負荷	伸展效果	運動方式難易度	居家執行難易度
阻力帶 仰臥直膝抬腿 ➡p.127	偏小	✕	偏強	低	簡單	○
機械 髖關節屈曲 ➡p.128	中	○	偏強	偏高	普通	✕
繩索 繩索髖關節屈曲 ➡p.129	中	▲	偏強	偏高	普通	✕
自由重量 髖關節仰臥起坐（腿部固定） ➡p.130	偏大	▲	中	低	偏難	✕
自由重量 懸垂抬腿 ➡p.131	中	▲	弱	低	普通	✕

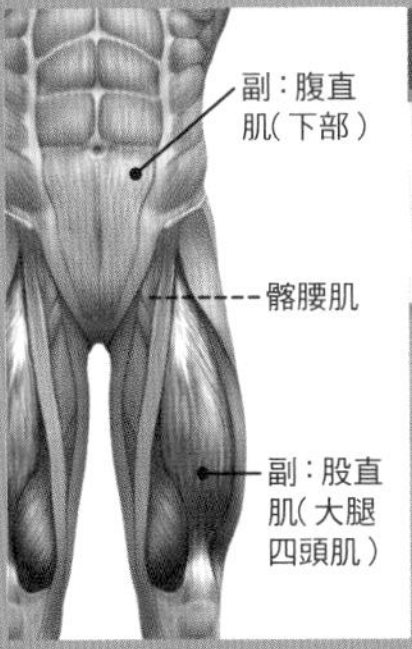
副：腹直肌（下部）
髂腰肌
副：股直肌（大腿四頭肌）

髂腰肌的項目 1

自體

仰臥直膝抬腿

藉腿部重量對髂腰肌施加負荷的自體項目

簡單的動作就能夠鍛鍊髂腰肌，躺在健身椅上可擴大可動範圍。腿部抬起後負荷會流失，但是能夠在肌肉伸張狀態時施加最大負荷。

延伸版本

淺坐在椅子上進行

淺坐在椅子上抬腿的話，腿部抬起時負荷也不易流失。上半身往後仰有助於髂腰肌伸展。

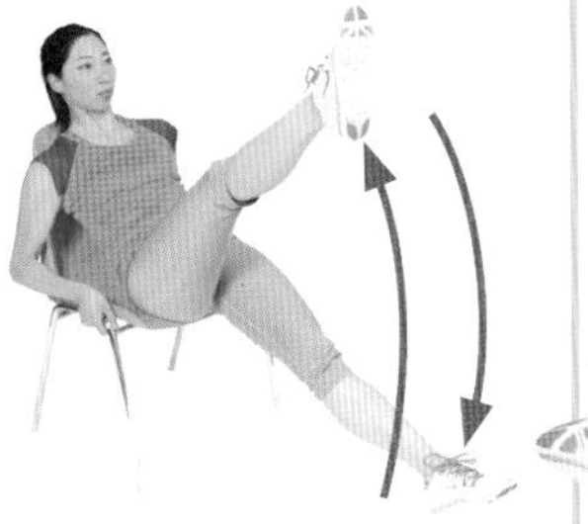

用手臂支撐上半身，維持穩定姿勢。

1 仰躺後伸直雙腿，後腳跟稍微浮起別碰到地板。接著從腿根緩緩抬起單腳，過程中腿部要保持筆直，並抬到與地面呈垂直的狀態。身體僵硬的人可以稍微彎曲膝蓋沒關係。

2 放下抬起的腿部後，再抬起另一隻腿。接著同樣左右兩腿反方向擺動。

後腳跟下放至快要貼到地面的程度，伸直髂腰肌。

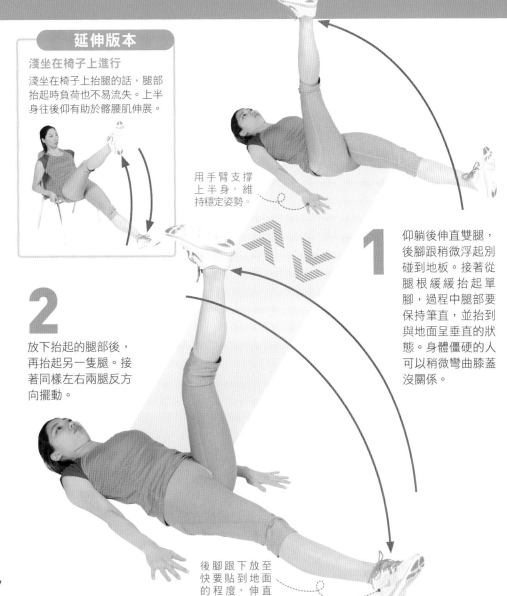

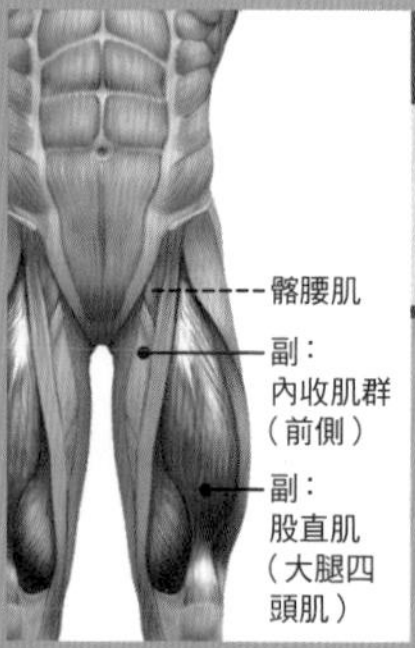
髂腰肌
副：
內收肌群
（前側）
副：
股直肌
（大腿四
頭肌）

髂腰肌的項目 2

機械

髖關節屈曲

優點很多且具備高度肌肉發達效果的機械項目

負荷不易流失，對伸張狀態的負荷也偏強，是效果眾多的優良項目。腿部會朝後方大幅擺動，因此可動範圍很寬，伸縮效果也很好。

NG

髖關節伸展量太低

軟墊沒有設在能夠讓腿部徹底往後方擺動的位置時，髖關節的可動範圍會變窄，也無法伸展到髂腰肌。

1 橫向站上機械平台，靠近機械這一側的大腿下部抵在軟墊上。軟墊要設在這隻腿能拉到最後端的位置上，接著挺直上半身並握住把手，維持上半身穩定。

藉雙手支撐身體，避免過度往前倒。

背脊伸直的狀態下將大腿往前擺動。

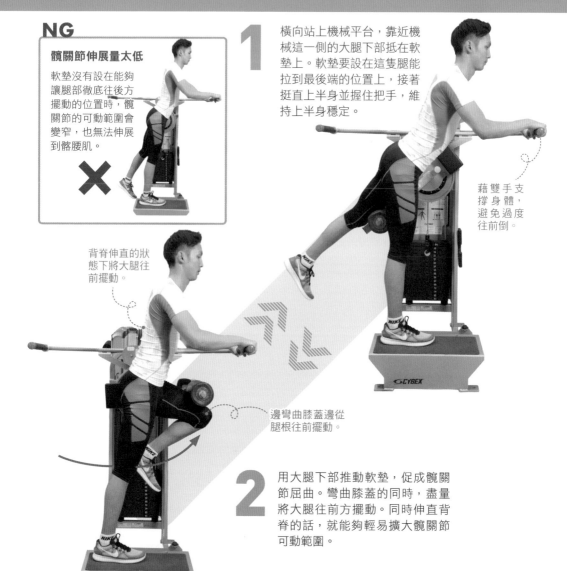

邊彎曲膝蓋邊從腿根往前擺動。

2 用大腿下部推動軟墊，促成髖關節屈曲。彎曲膝蓋的同時，盡量將大腿往前方擺動。同時伸直背脊的話，就能夠輕易擴大髖關節可動範圍。

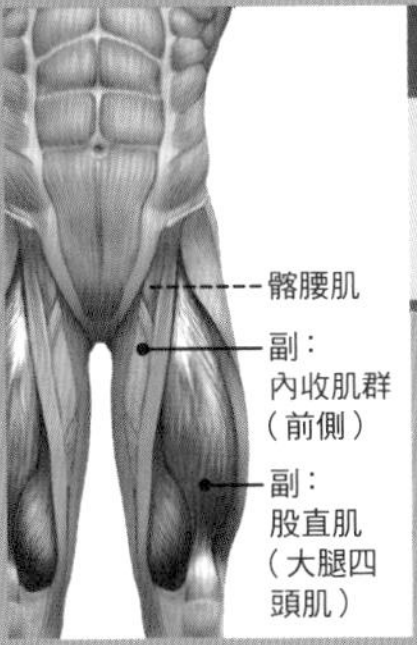
髂腰肌
副：
內收肌群
（前側）
副：
股直肌
（大腿四
頭肌）

髂腰肌的項目 3

繩索

繩索髖關節屈曲

運用繩索訓練機的髖關節屈曲

鍛鍊效果與機械版相同，但是負荷容易流失。健身房沒有專門進行髖關節屈曲的機械時，可以用這個方式代替。

NG

身體向前方傾斜

剛開始腿部被拉往後方時，身體往前傾的話，髖關節的可動範圍會變窄，髂腰肌就無法確實伸展。

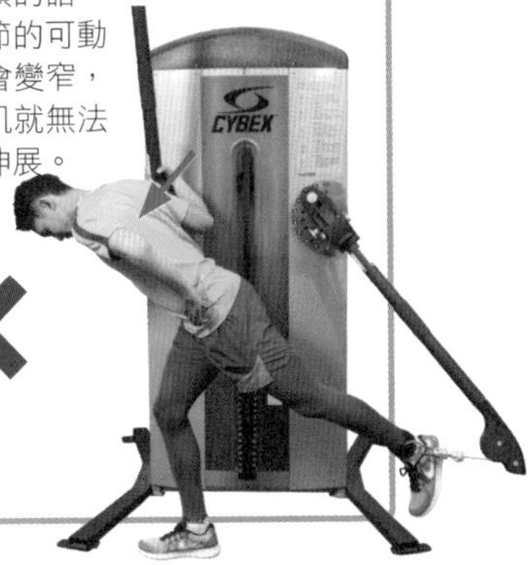
CYBEX

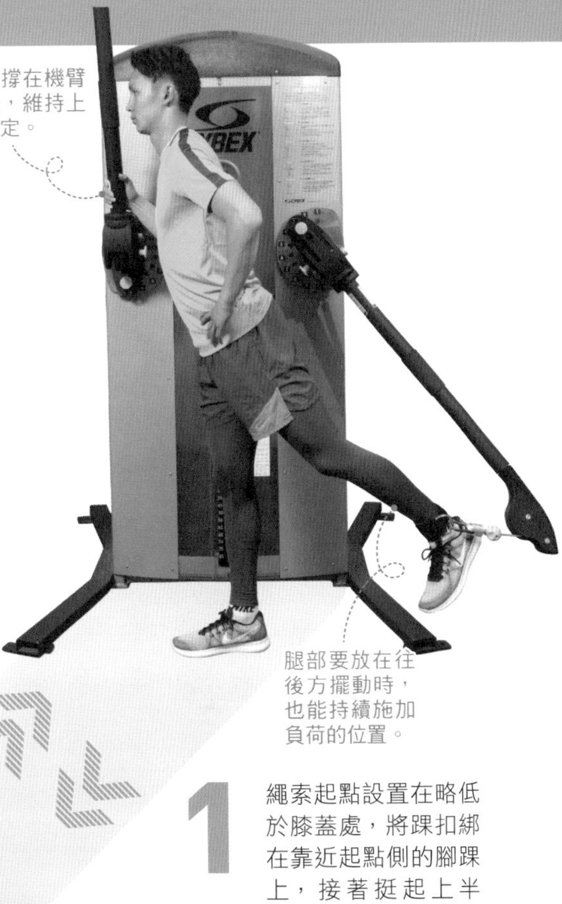
單手支撐在機臂底座上，維持上半身穩定。
CYBEX
腿部要放在往後方擺動時，也能持續施加負荷的位置。

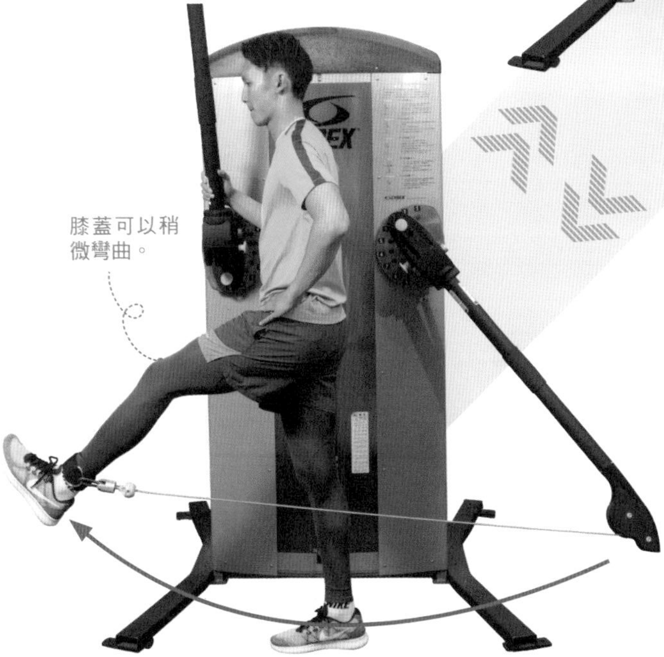
膝蓋可以稍微彎曲。

1 繩索起點設置在略低於膝蓋處，將踝扣綁在靠近起點側的腳踝上，接著挺起上半身，以未使用踝扣的這隻腳單腳站立，並背對繩索。

2 上半身維持挺直狀態，用腿將繩索拉往前方。這時要以腿根出力，擺動幅度愈大愈好。

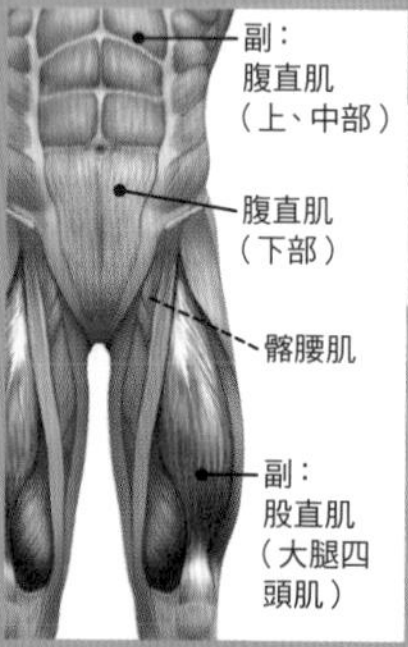
副：
腹直肌
（上、中部）
腹直肌
（下部）
髂腰肌
副：
股直肌
（大腿四
頭肌）

髂腰肌的項目 4

自由重量

髖關節仰臥起坐（腿部固定）

固定腿部以鍛鍊髂腰肌的腹肌項目

藉由從髖關節出發的動作鍛鍊髂腰肌，姿勢難度略高。在能夠鍛鍊到腹直肌下部的項目中，屬於運動量偏大的一種。

延伸版本

單腳髖關節仰臥起坐

僅固定單腳執行的版本，只會用到單邊髂腰肌，能夠提高負荷。

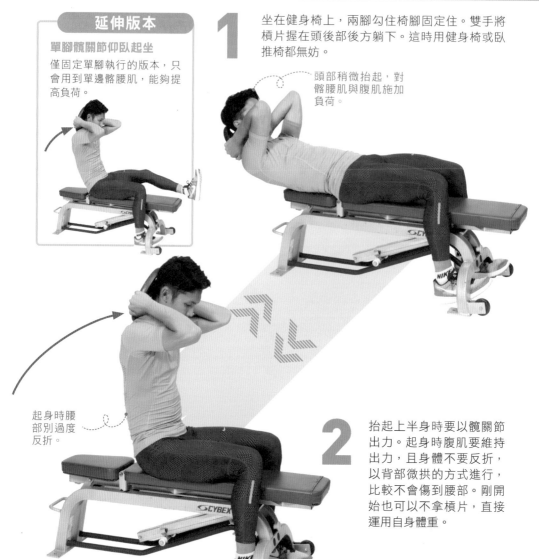

1 坐在健身椅上，兩腳勾住椅腳固定住。雙手將槓片握在頭後部後方躺下。這時用健身椅或臥推椅都無妨。

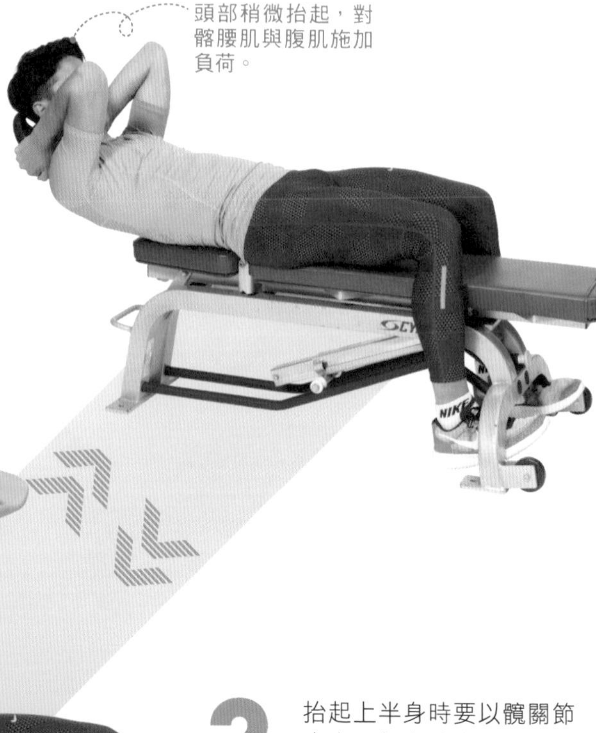
頭部稍微抬起，對
髂腰肌與腹肌施加
負荷。

起身時腰
部別過度
反折。

2 抬起上半身時要以髖關節出力。起身時腹肌要維持出力，且身體不要反折，以背部微拱的方式進行，比較不會傷到腰部。剛開始也可以不拿槓片，直接運用自身體重。

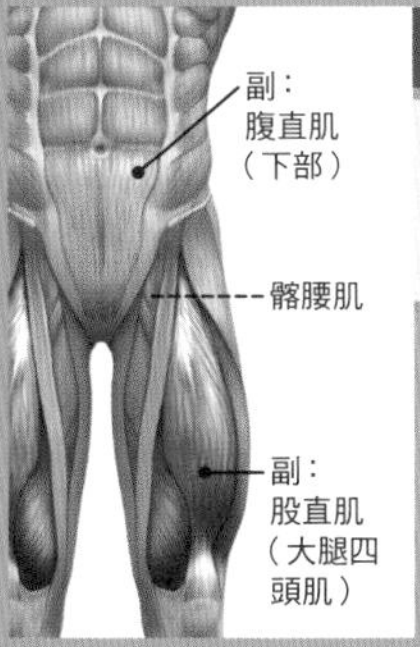

髂腰肌的項目 5

自由重量

懸垂抬腿

雙腿抬得愈高，負荷愈重的訓練法

雖然對伸展狀態下的負荷與伸展效果較低，卻能夠以高負荷挑戰肌肉極限。雙腿高抬時的負荷最大，另外也可以鍛鍊到腹直肌下部。

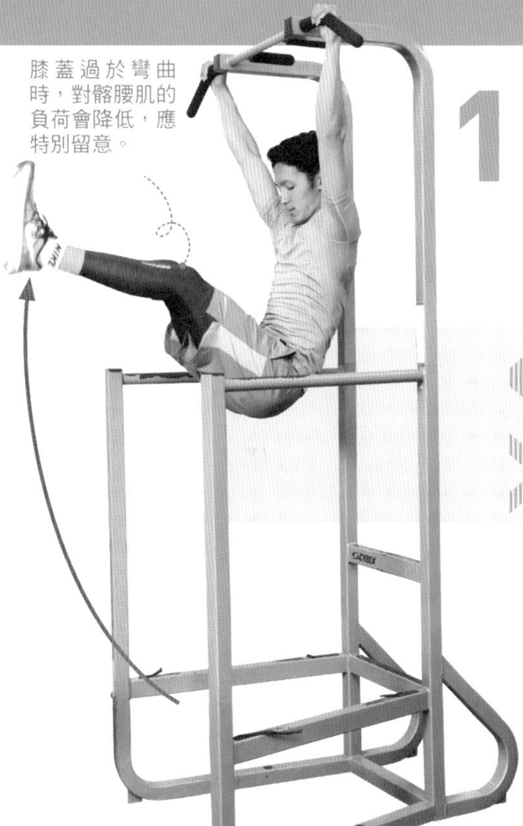

膝蓋過於彎曲時，對髂腰肌的負荷會降低，應特別留意。

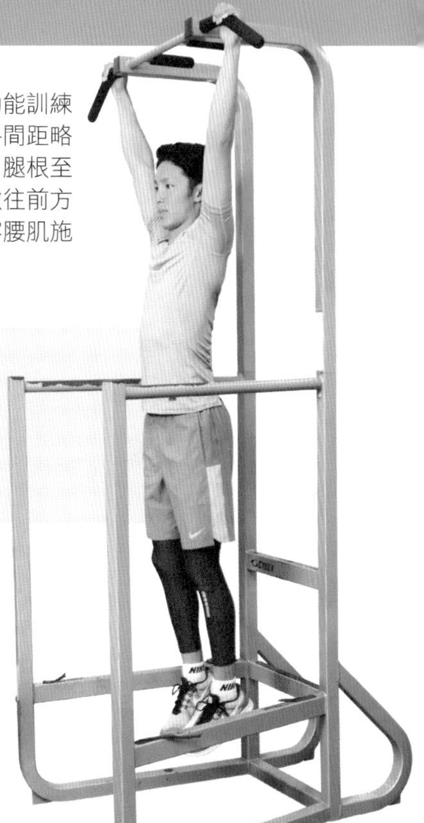

1 懸掛在多功能訓練架上，雙手間距略大於肩寬。腿根至大腿要稍微往前方擺動，對髂腰肌施加負荷。

2 雙腿併攏，以髖關節(腿根)為支點，將腿抬到高於水平的位置，膝蓋稍微彎曲無妨。

※本項目屬於高負荷，因此雖然運用的是自體重量，仍歸類於自由重量。

延伸版本

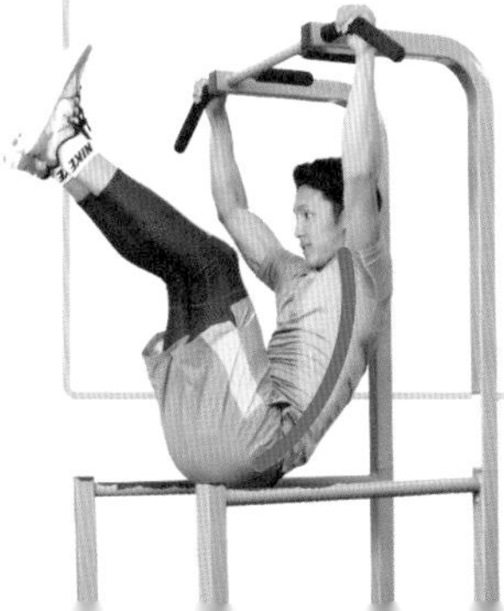

增加體幹屈曲

抬腿的同時拱起脊椎，提高對腹直肌的負荷，能夠進一步鍛鍊腹直肌。

股四頭肌

有仔細鍛鍊細部的單關節運動——伸張類，以及運動量大的多關節運動——深蹲類

對膝蓋伸直的膝關節伸展動作施加負荷

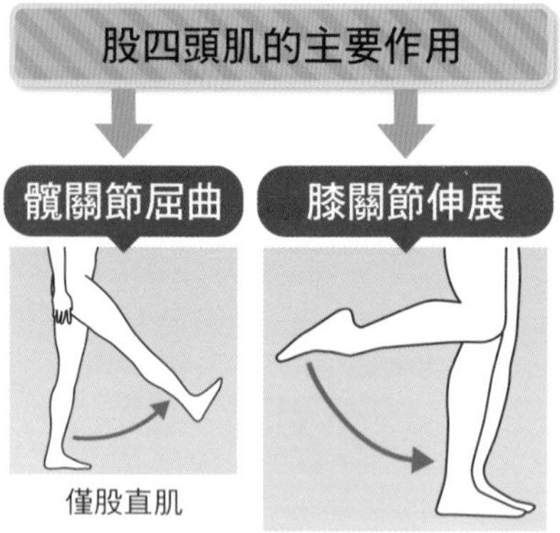
股四頭肌的主要作用
髖關節屈曲
膝關節伸展
僅股直肌

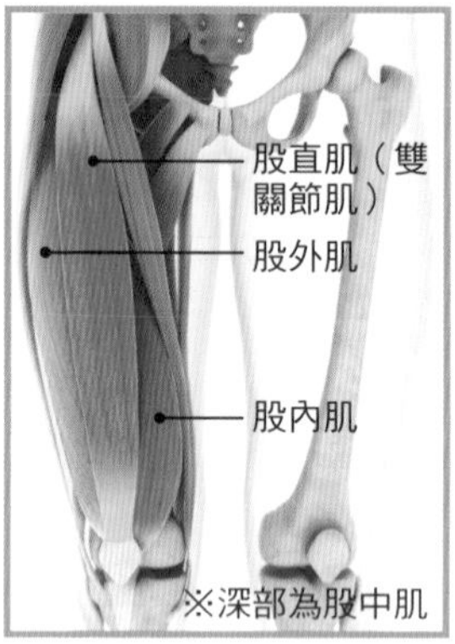
股直肌（雙關節肌）
股外肌
股內肌
※深部為股中肌

大腿前面的股四頭肌，是膝關節伸展時的主動肌，其中僅有屬於雙關節肌的股直肌會在髖關節屈曲時發揮作用。股四頭肌是人體中最大的肌群，每個項目的整體運動量都偏大。尤其是下半身大肌群總動員的深蹲類，更是所有項目中運動量最大的類型。深蹲類項目對伸張狀態施加的負荷很強，缺點是站直後的最高姿勢時負荷容易流失。所以站起時不要把膝蓋完全伸直，就能夠在避免負荷流失的情況下反覆進行。

股四頭肌 項目一覽與選擇基準

▼項目名稱 ／ ▶選擇基準	運動量	負荷流失的難易度	伸張狀態時的負荷	伸展效果	運動方式難易度	居家執行難易度
自體 印度深蹲 ➡p.133	偏大	✕	偏強	低	普通	○
自體 西斯深蹲 ➡p.133	中	▲	強	偏高	偏難	○
機械 腿部伸展訓練 ➡p.134	中	○	偏弱	低	簡單	✕
機械 大腿推蹬訓練 ➡p.135	大	✕	中	低	普通	✕
自由重量 槓鈴深蹲 ➡p.136	特大	✕	偏強	低	難	✕
自由重量 前深蹲 ➡p.136	大	✕	強	低	難	✕

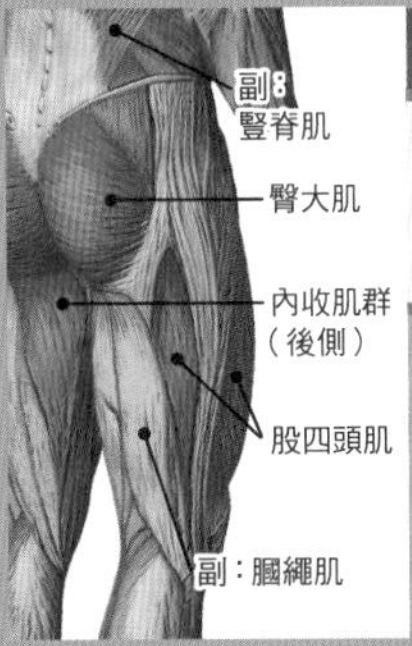
副：豎脊肌
臀大肌
內收肌群（後側）
股四頭肌
副：膕繩肌

股四頭肌項目 **1**

自體

印度深蹲

以股四頭肌與臀大肌為主，藉自體重量鍛鍊下半身

能夠鍛鍊整體下半身，雖然運用的是自體重量，運動量還是偏大。起身時負荷會流失，但是對伸張狀態下的負荷很高，能夠安全挑戰肌肉極限。

延伸版本

西斯深蹲

膝蓋彎曲的同時挺起腰部，能夠使股四頭肌、屬於雙關節肌的股直肌都大幅伸展。必須抓著管狀物或柱子執行。

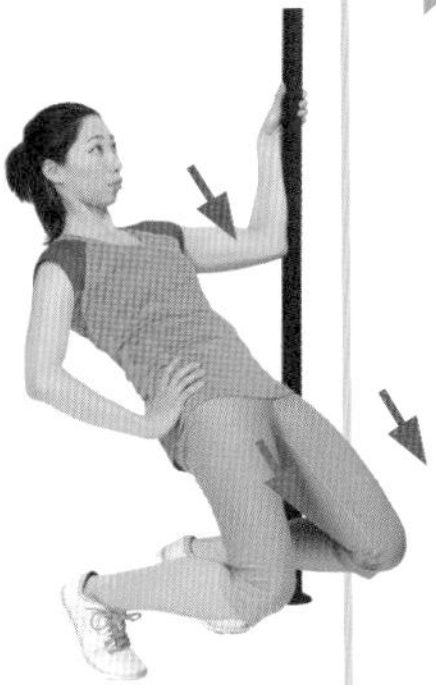

1 雙腿與肩同寬，腳趾稍微朝外，雙手置於耳後附近。接著挺直背脊，稍微彎曲膝蓋以對股四頭肌施力。

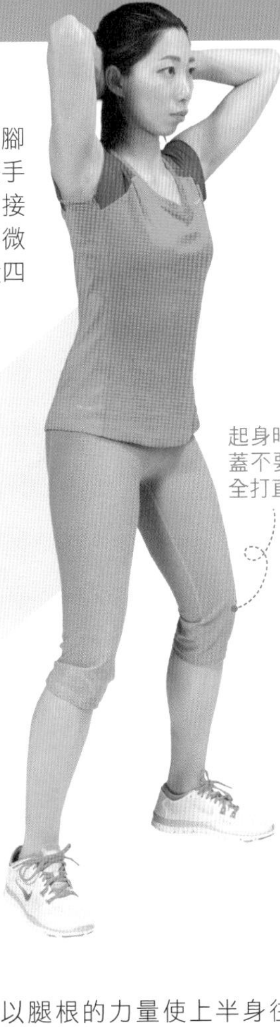

起身時膝蓋不要完全打直。

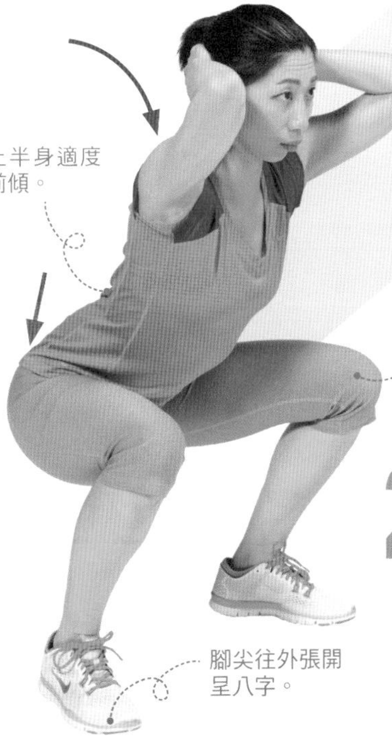

上半身適度前傾。

膝蓋要比腳尖更突出一些。

腳尖往外張開呈八字。

2 挺直背脊，以腿根的力量使上半身往前傾，同時彎曲膝蓋蹲下。這時臀部要下壓至大腿呈水平為止，彎曲的膝蓋則要比腳尖更突出。肌肉會在這個姿勢下呈伸張狀態。接著伸直膝蓋挺起上半身，回到 **1** 的姿勢。

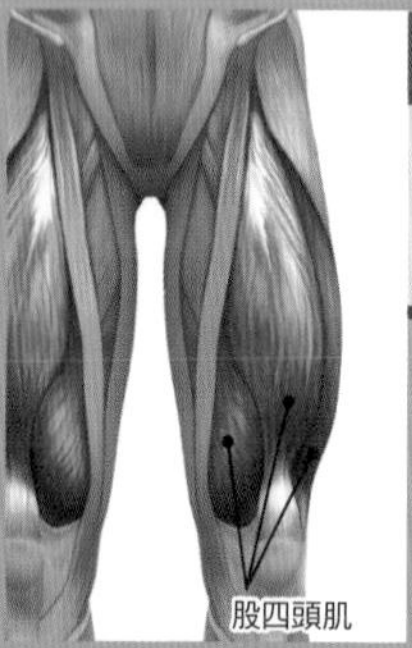

股四頭肌項目 2

機械

腿部伸展訓練

針對股四頭肌的機械項目

以簡單的動作輕易鍛鍊股四頭肌，能夠安全以高重量挑戰肌肉極限。肌肉伸張狀態下的負荷偏弱，但是就算膝蓋伸直，仍可維持一定的負荷到最後。

NG

臀部浮起

伸展膝蓋時臀部浮起的話，上半身就會往後仰，使膝關節的可動範圍變窄，沒辦法充分鍛鍊股四頭肌。

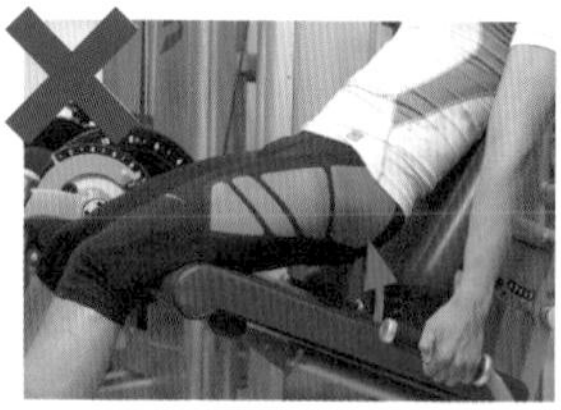

1 坐在椅子上，雙手抓住握把，後腳跟則抵在前方軟墊，雙腿與腰部同寬。

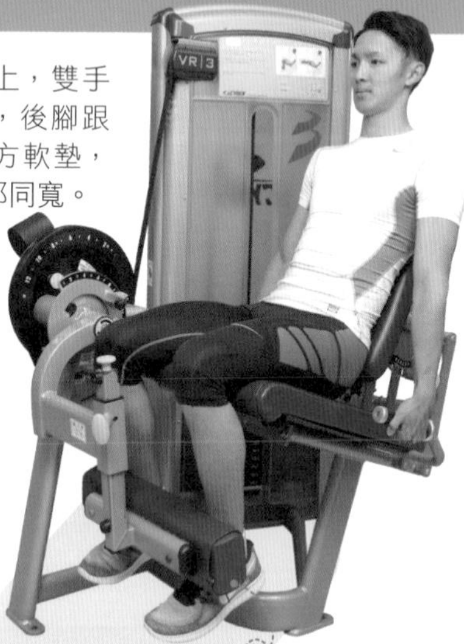

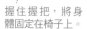

將軟墊設置在膝蓋彎曲至 90 度以上，負荷仍不會流失的位置。

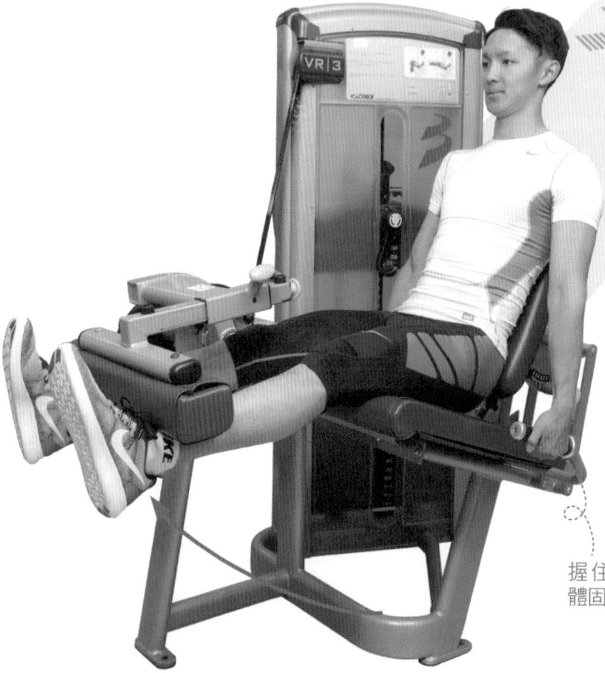

2 伸直膝蓋將軟墊抬起。由於負荷不易流失，所以請抬至膝蓋伸直為止。下放時把膝蓋彎曲的程度，控制在負荷還不會流失的程度。

握住握把，將身體固定在椅子上。

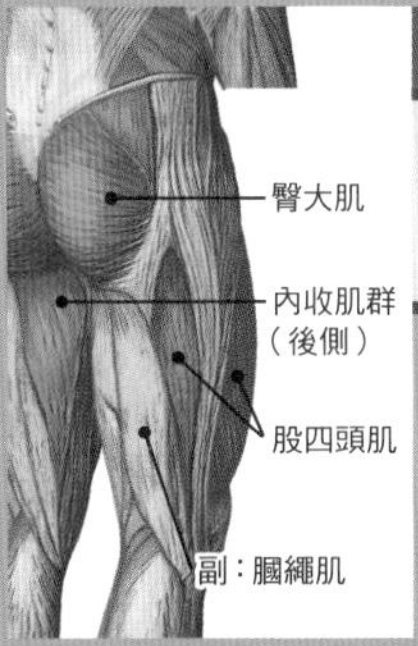

股四頭肌項目3

機械

大腿推蹬訓練

以近似深蹲的動作鍛鍊整體下半身

鍛鍊部位與深蹲幾乎相同，但是姿勢更簡單，對腰部負擔較小。很適合覺得深蹲門檻太高的人。

延伸版本

提升雙腿的高度

提高雙腿的高度，能夠縮小對股四頭肌的負荷，集中鍛鍊臀大肌。腳尖突出板子也沒關係。

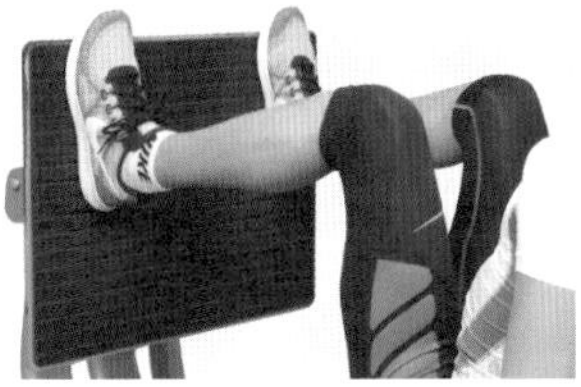

1 雙腳踩在板子中央，腳尖稍微朝外。雙腳與腰部同寬。接著握住握把，伸直背脊。

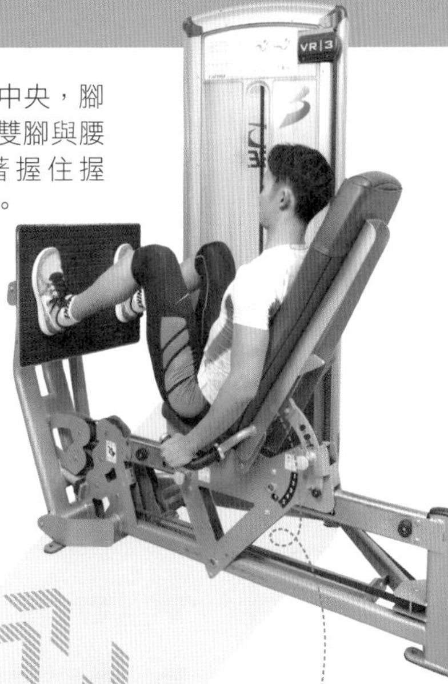

將椅子設定在膝蓋彎曲到90度以上，負荷仍不會流失的位置。

2 伸直膝蓋蹬向板子，直到膝蓋即將伸直的程度。雙腳縮回來時要慢慢彎曲膝蓋，才能夠在避免負荷流失的情況下反覆執行。

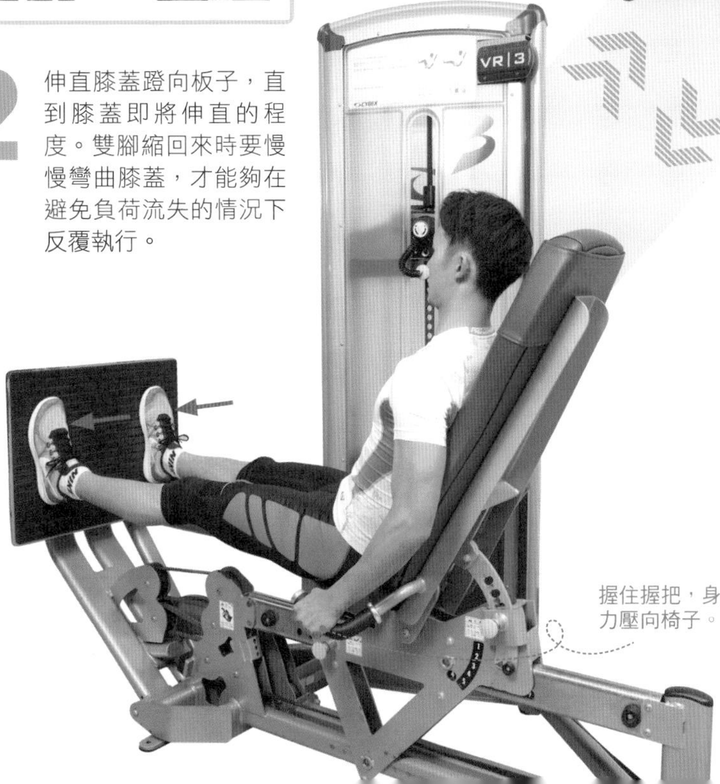

握住握把，身體用力壓向椅子。

股四頭肌項目4　　自由重量

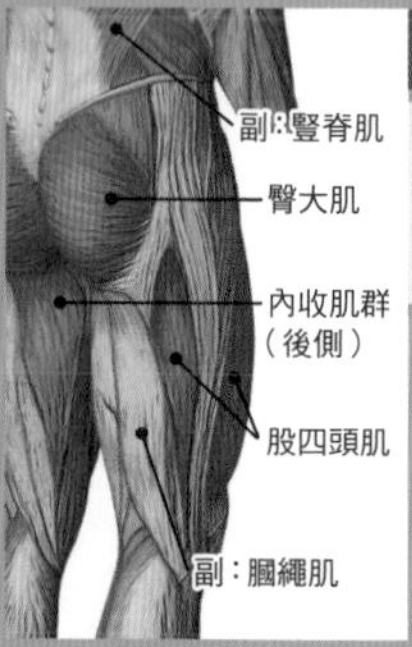

副：豎脊肌
臀大肌
內收肌群（後側）
股四頭肌
副：膕繩肌

槓鈴深蹲

高負荷且可鍛鍊整體下半身的最強重訓項目

運動量最大，人稱「重訓之王」的項目。高重量操作時請搭配安全深蹲特殊槓鈴與槓鈴架，以維護安全。

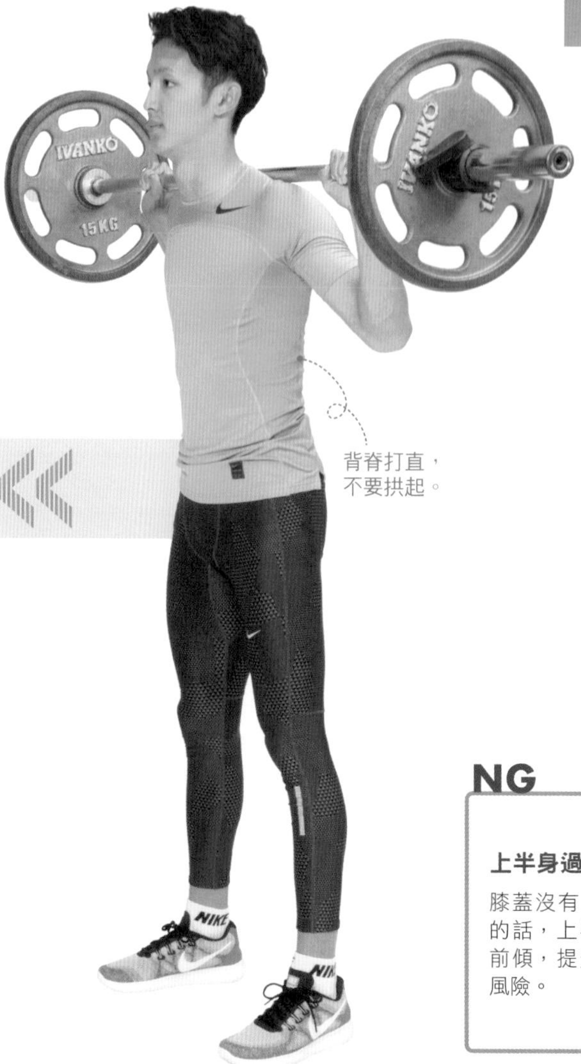

背脊打直，不要拱起。

1 將槓鈴扛在肩膀後，從槓鈴架上卸除，伸直背脊站好。雙腿張開至與肩同寬，腳尖稍微朝外。横桿抵在頸部的骨頭上會痛，所以稍微低一點，放在斜方肌上。

POINT!

彎曲的膝蓋稍微突出腳尖

膝蓋過度突出的話，會承受過重負擔，但是突出程度不足，上半身會過度前傾，對腰部造成負擔，必須特別留意。

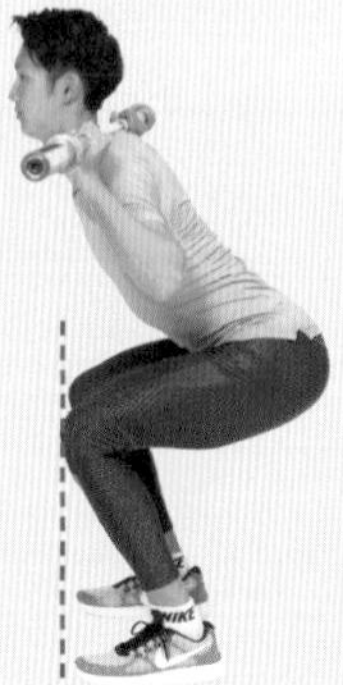

NG

上半身過度前傾

膝蓋沒有比腳尖還突出的話，上半身容易過度前傾，提升傷到腰部的風險。

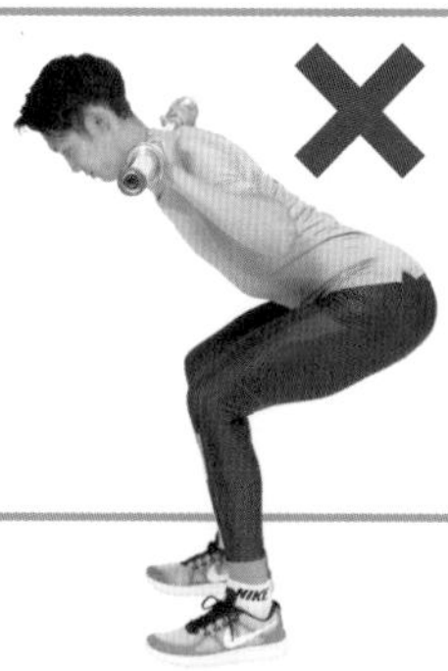

延伸版本

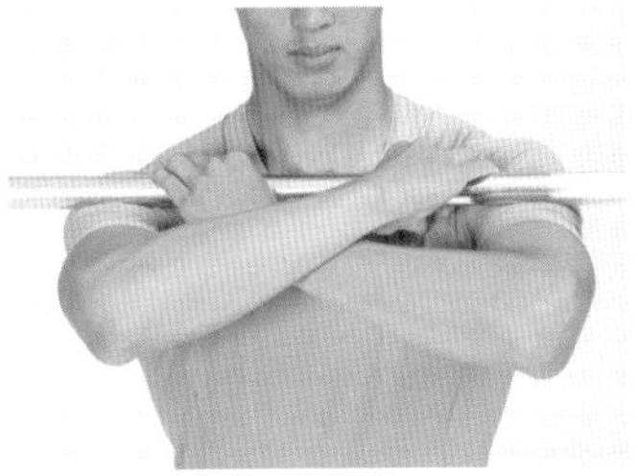

將橫桿抵在雙肩的肌肉上，並以雙臂交叉的方式由上方按壓橫桿。

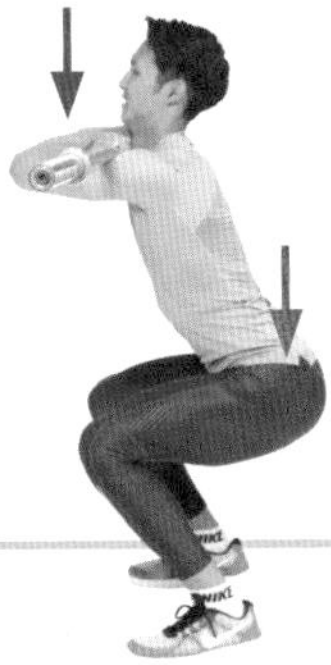

前深蹲

降低對臀大肌的負荷，提高對股四頭肌的負荷。蹲低時上半身的前傾程度，比一般深蹲還要小。

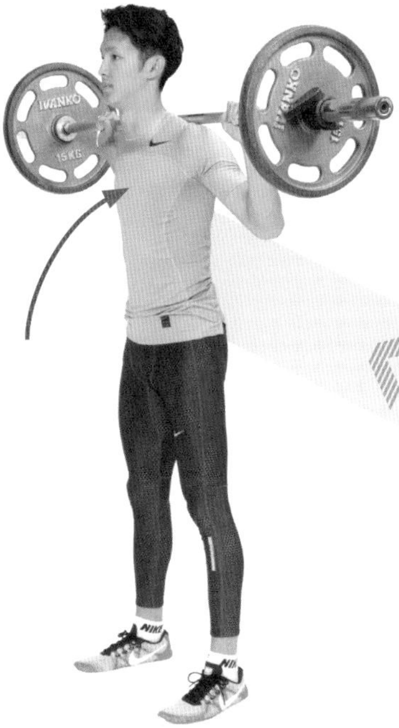

2 維持背脊伸直的狀態，以腿根用力使上半身往前傾斜，同時彎曲膝蓋蹲下，直到大腿呈水平為止。肌肉在這個姿勢下，會呈伸張狀態。

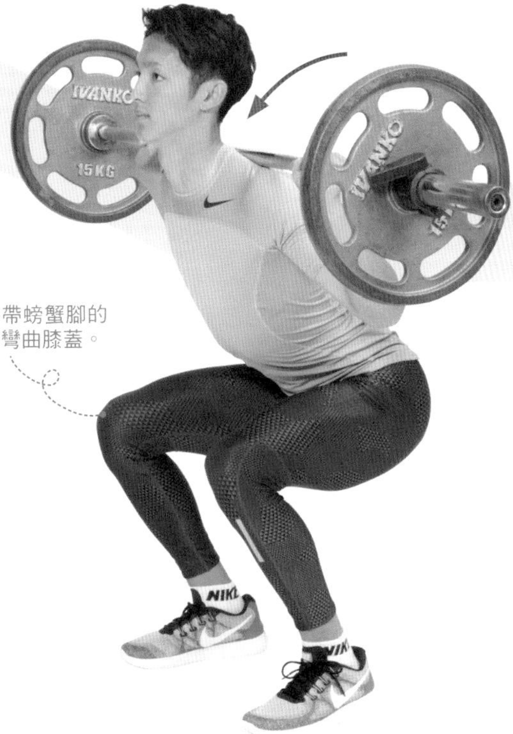

3 伸直膝蓋的同時挺起上半身，這時膝蓋不要完全打直，負荷就較不易流失。

膕繩肌

總共分成三種，分別是彎曲膝關節的項目、伸展髖關節的項目，以及同時動用兩種關節的項目

牽動髖關節伸展的同時，對彎曲膝蓋的動作施加負荷

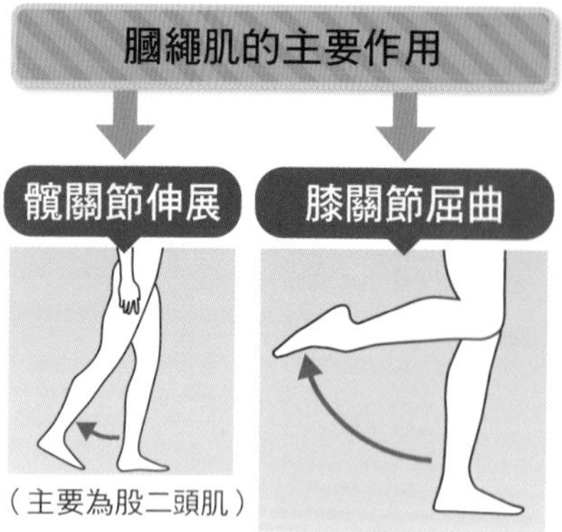
膕繩肌的主要作用
髖關節伸展
膝關節屈曲
（主要為股二頭肌）

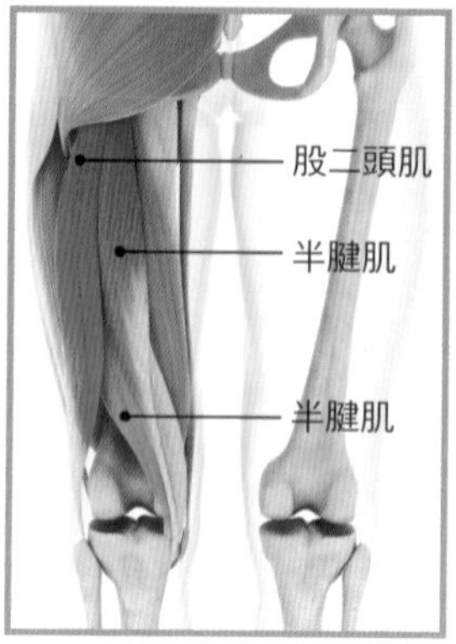
股二頭肌
半腱肌
半腱肌

從髖關節側對雙關節肌——膕繩肌施加負荷的羅馬尼亞硬舉、直腿硬舉，在下放槓鈴時會出現前屈般的姿勢，伸展效果非常好，對伸張狀態施加的負荷也很強。髖骨抬升訓練、腿彎舉與羅馬椅伸髖會透過動作避免負荷流失，對肌肉產生化學性壓力，有助施加促成肌肉發達的刺激。

膕繩肌 項目一覽與選擇基準

▼項目名稱 ／ ▶選擇基準	運動量	負荷流失的難易度	伸張狀態時的負荷	伸展效果	運動方式難易度	居家執行難易度
自體 髖骨抬升訓練 ➡p.139	中	○	中	中	普通	○
自體 單腳髖骨抬升訓練 ➡p.139	中	○	中	中	普通	○
機械 腿彎舉 ➡p.140	中	○	中	中	簡單	✕
自由重量 羅馬椅伸髖 ➡p.141	偏大	○	偏強	偏高	難	✕
自由重量 髖關節背部伸展訓練 ➡p.142	偏大	▲	中	偏高	普通	✕
自由重量 羅馬尼亞硬舉 ➡p.144	大	▲	強	高	偏難	✕
自由重量 直腿硬舉 ➡p.145	偏大	▲	強	高	偏難	✕

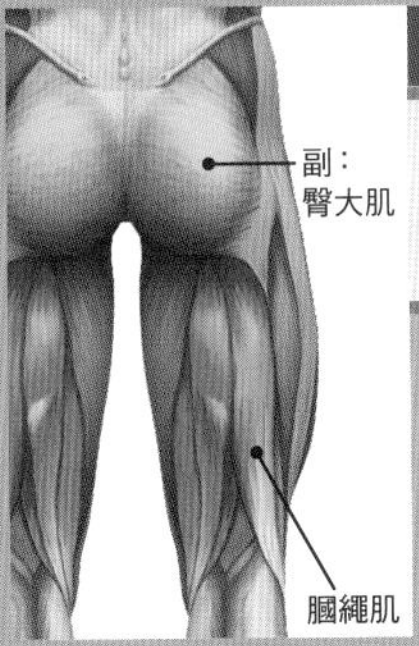

膕繩肌項目 1

自體

髖骨抬升訓練

藉自體重量輕鬆鍛鍊膕繩肌的方法

膝關節的可動範圍很窄，但是就算膝蓋彎曲負荷也不易流失，能夠施壓到最後。因此雖然屬於自體類的項目，施加的負荷仍偏高。以單腳執行的話，就能夠以更高的負荷挑戰肌肉極限。

延伸版本

單腳髖骨抬升訓練

藉單腳提高負荷的版本，姿勢與雙腳時幾乎相同。

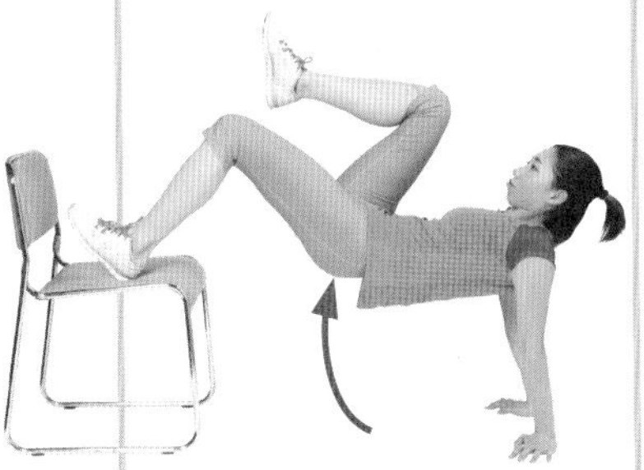

1 坐在椅子前，將後腳跟搭在坐面，雙手抵在身後地面，伸直背脊後抬起臀部，使臀部離地。雙手要放在只要伸直就能夠抬起臀部的位置。

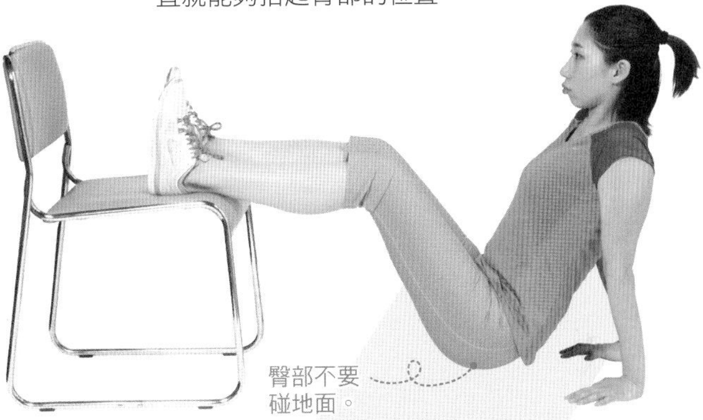

2 以後腳跟為支點，彎曲膝蓋的同時抬起臀部，並抬至上半身呈水平的高度為止。

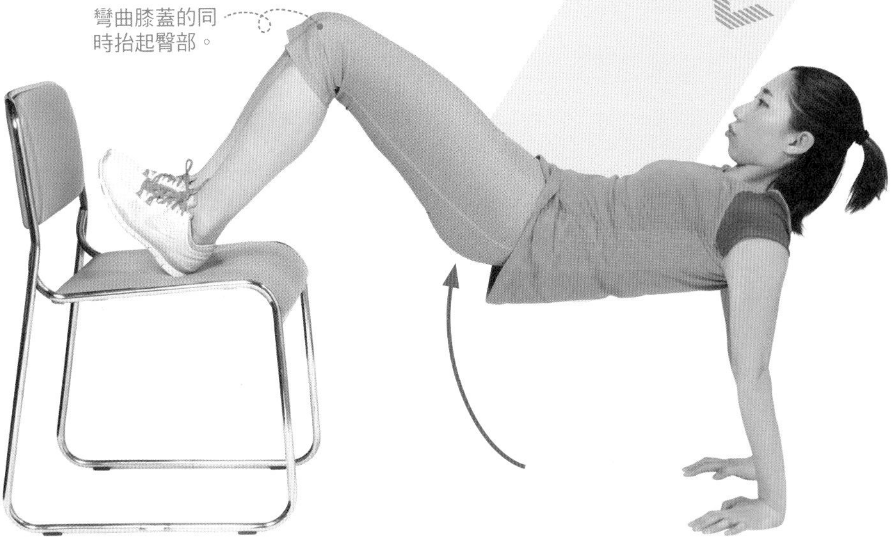

膕繩肌項目2　機械

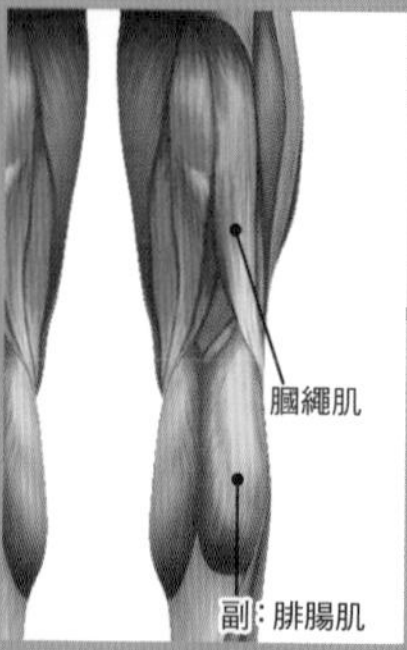

腿彎舉

專門鍛鍊膕繩肌的機械項目

以簡單的動作輕易鍛鍊膕繩肌，且能夠安全挑戰肌肉極限。伸張狀態時的負荷不強，但是連膝蓋彎曲都不怕負荷流失，能夠施壓到最後。

1 坐在坐面上握住握把，以腳踝後面抵在軟墊上。雙腿張至與腰部同寬後，降下膝蓋上的軟墊以固定大腿。

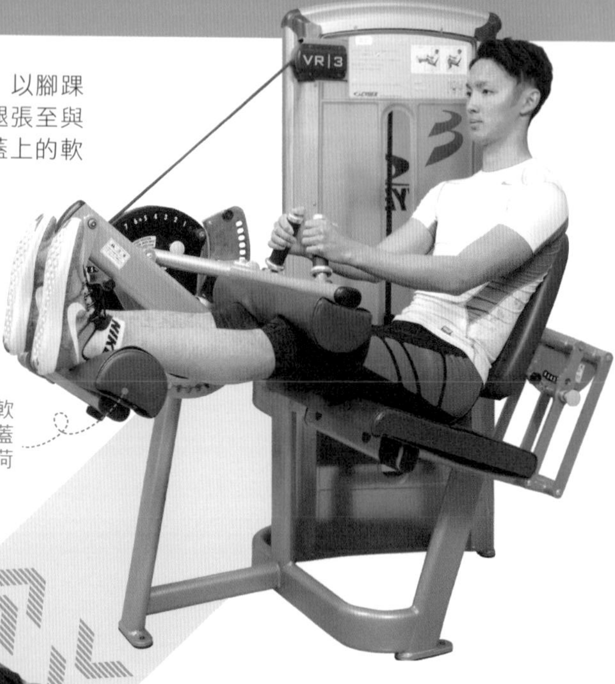

將腳踝後的軟墊，設定在膝蓋打直也不怕負荷流失的高度。

2 彎曲膝蓋將腳踝後方的軟墊往下壓，由於負荷到最後都不易流失，所以膝蓋可以彎曲至90度以下。重新伸直膝蓋時，則控制在負荷快要流失的前一秒即可。

握住握把，身體壓向椅背。

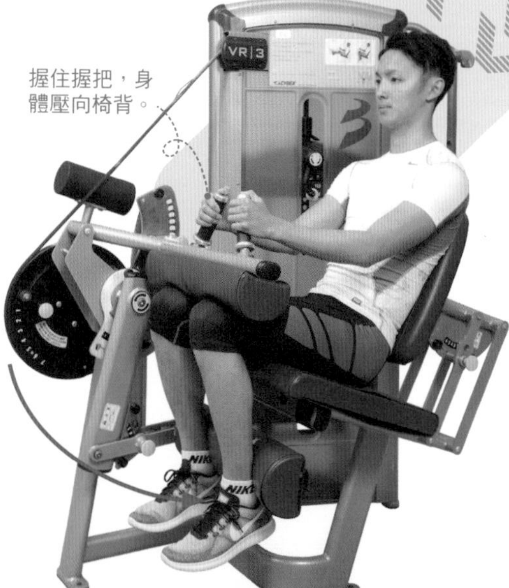

POINT!

軟墊要用力壓在膝蓋上，以避免大腿懸空

彎曲膝蓋時大腿懸空的話，關節的迴轉軸會與機械迴轉軸錯開，所以要用軟墊壓著避免大腿懸空。

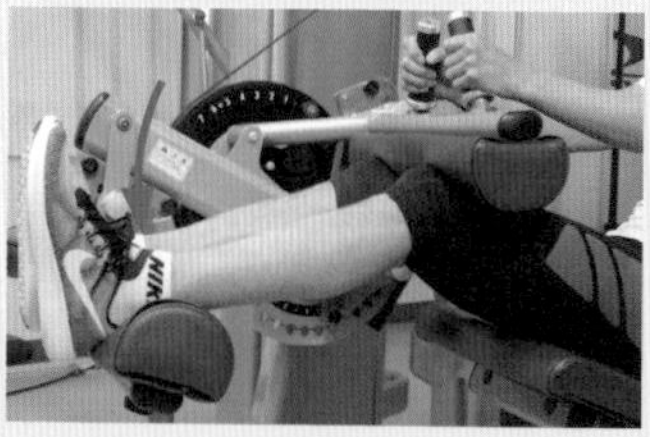

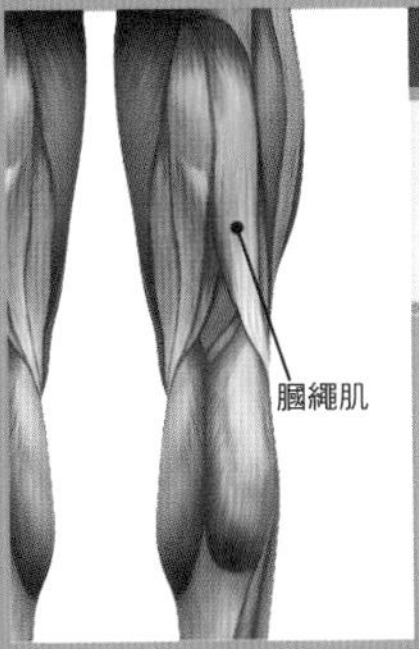
膕繩肌

膕繩肌項目 3

自由重量

羅馬椅伸髖

藉由膝關節與髖關節連動，鍛鍊膕繩肌

膕繩肌屬於雙關節肌，本項目能夠對肌肉兩端施加強烈負荷，對伸張狀態的負荷很強，且能夠持續到最後不易流失。此外伸展效果也很高。

※本項目屬於高負荷，因此雖然運用的是自體重量，仍歸類於自由重量。

1 雙腿固定在 45 度的羅馬椅上，檔板設定在略低於骨盆的位置。挺直背脊，伸直膝蓋的同時，對膕繩肌施加負荷，運用髖關節彎曲上半身。

2 彎曲膝蓋的同時伸展髖關節，以抬起上半身，並抬至膝蓋快要垂直的程度。

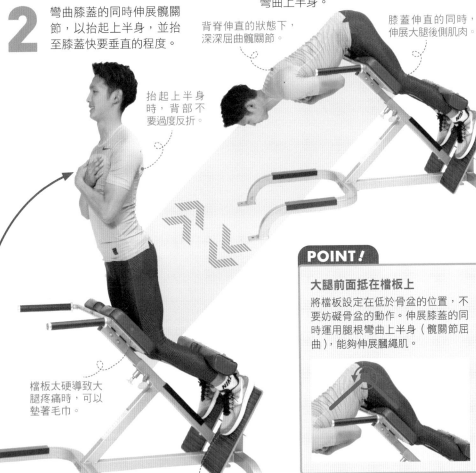

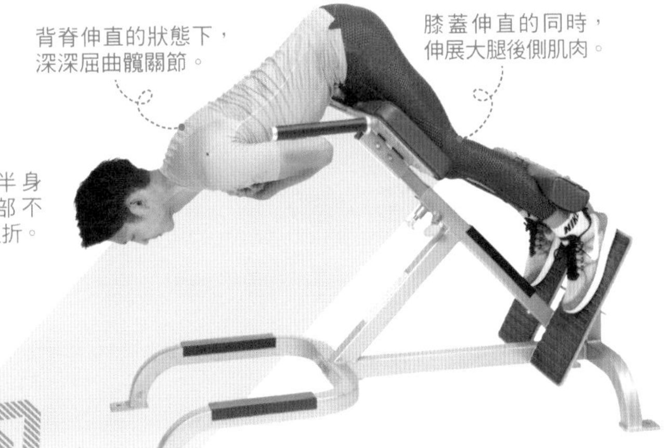
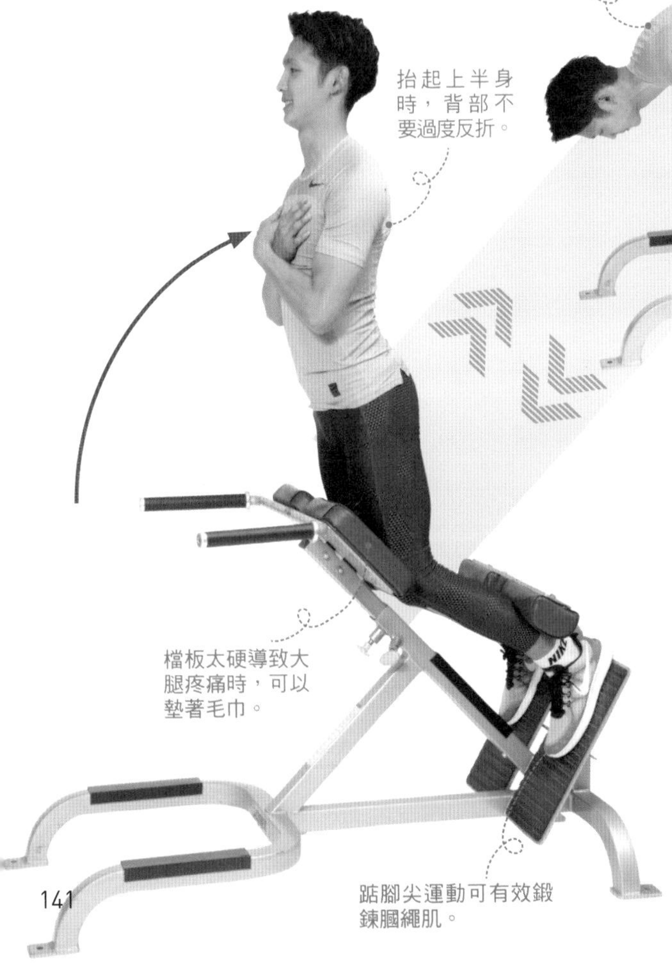
背脊伸直的狀態下，深深屈曲髖關節。
膝蓋伸直的同時，伸展大腿後側肌肉。
抬起上半身時，背部不要過度反折。
檔板太硬導致大腿疼痛時，可以墊著毛巾。
踮腳尖運動可有效鍛鍊膕繩肌。

POINT!

大腿前面抵在檔板上

將檔板設定在低於骨盆的位置，不要妨礙骨盆的動作。伸展膝蓋的同時運用腿根彎曲上半身（髖關節屈曲），能夠伸展膕繩肌。

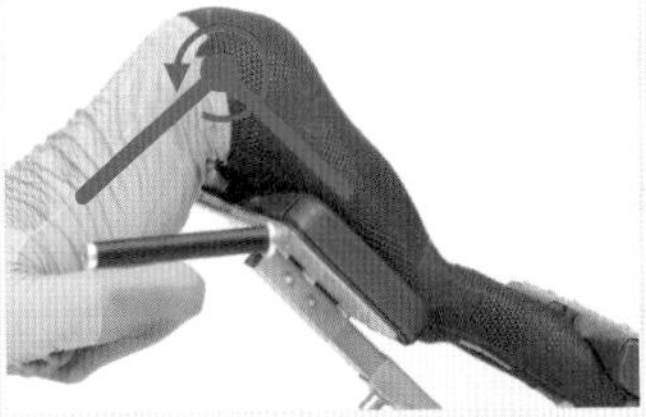

膕繩肌項目 4　自由重量

髖關節背部伸展訓練

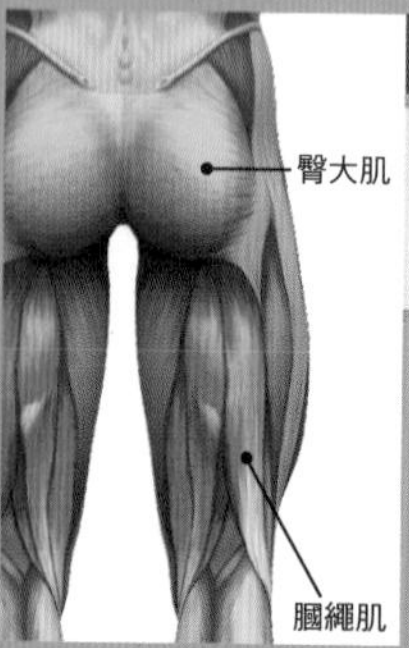
臀大肌
膕繩肌

在避免傷到腰的情況下，挑戰膕繩肌極限

伸展效果很好，又可以鍛鍊臀大肌，運動量也偏大。
對腰部的負擔較小，很適合用來代替硬舉。

背脊挺直的狀態下，
深深屈曲髖關節。
膝蓋打直的狀態下屈
曲髖關節（腿根），
伸展大腿後側肌肉。

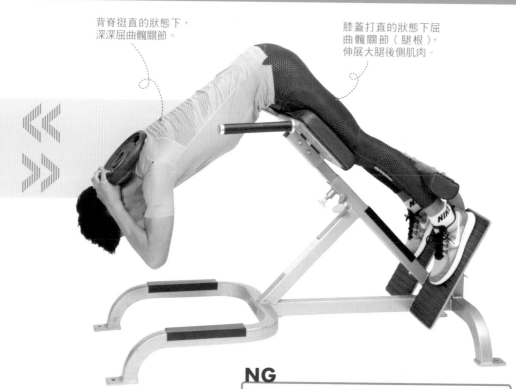

1 雙手將槓片握在腦後，雙腳乘上 45 度的羅馬椅，將檔板設定在略低於骨盆的位置。接著挺直背脊，運用腿根折曲上半身。

NG

上半身拱起

背部彎曲使上半身拱起的話，執行屈曲的就變成體幹（脊椎）而非髖關節，沒辦法伸展膕繩肌（※ 參照 p.32）。

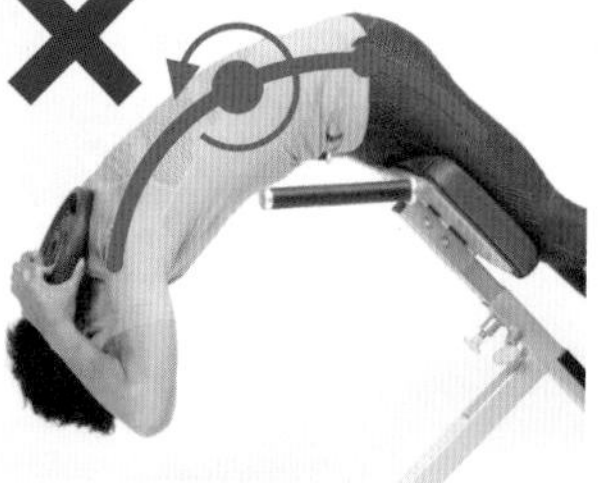

POINT!

大幅運動髖關節

此項目的目標不是反折背部時會用到的豎脊肌，而是運動腿根（髖關節）的髖關節周邊肌群。將檔板設得偏低，就不會妨礙骨盆，有助於進行以髖關節為主的動作。

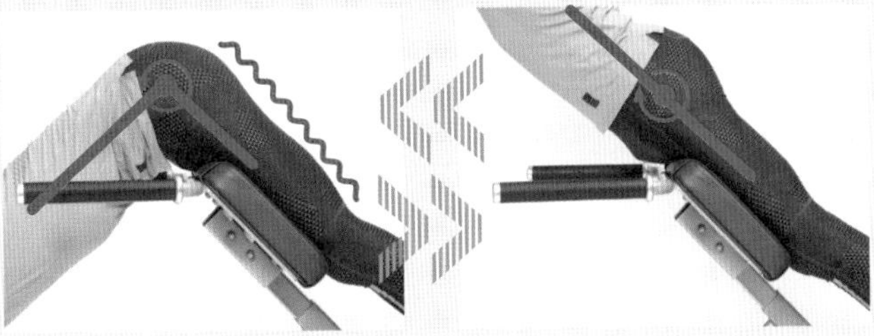

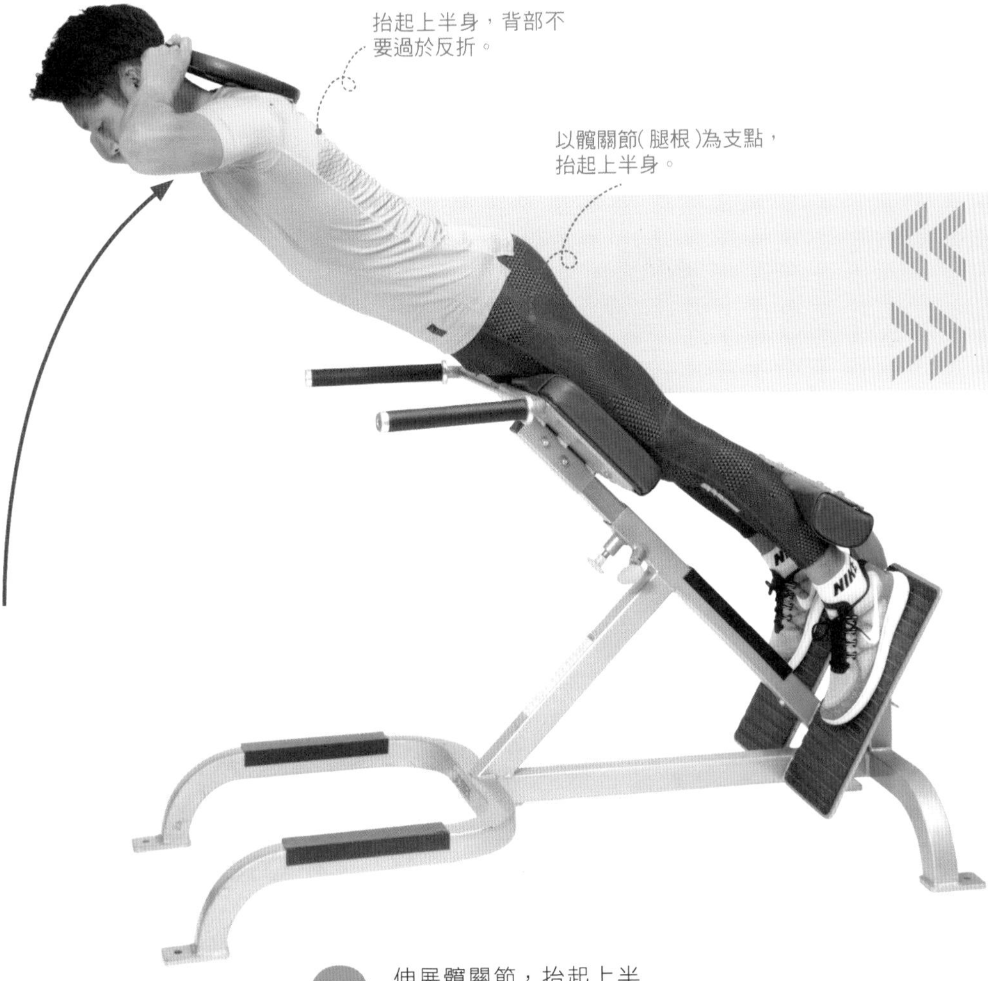
抬起上半身，背部不要過於反折。
以髖關節(腿根)為支點，抬起上半身。

2 伸展髖關節，抬起上半身直到呈一直線。剛開始也可以先不要拿槓片。

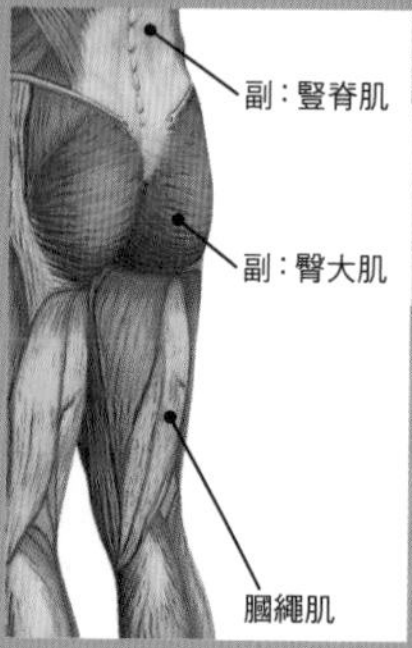

膕繩肌項目 5

自由重量

羅馬尼亞硬舉

完全伸展膕繩肌的鍛鍊

運動量大，對伸張狀態的負荷與伸縮效果都很高。雖然負荷會稍微流失，但是對膕繩肌的整體肌肉發達效果相當高。

1 雙腳與肩同寬，握著槓鈴的雙手又更寬一點。接著挺直背脊，在膝蓋微彎的狀態下，以腿根（髖關節）為支點抬起上半身，並提起槓鈴。

在背脊挺直的狀態下提起槓鈴。

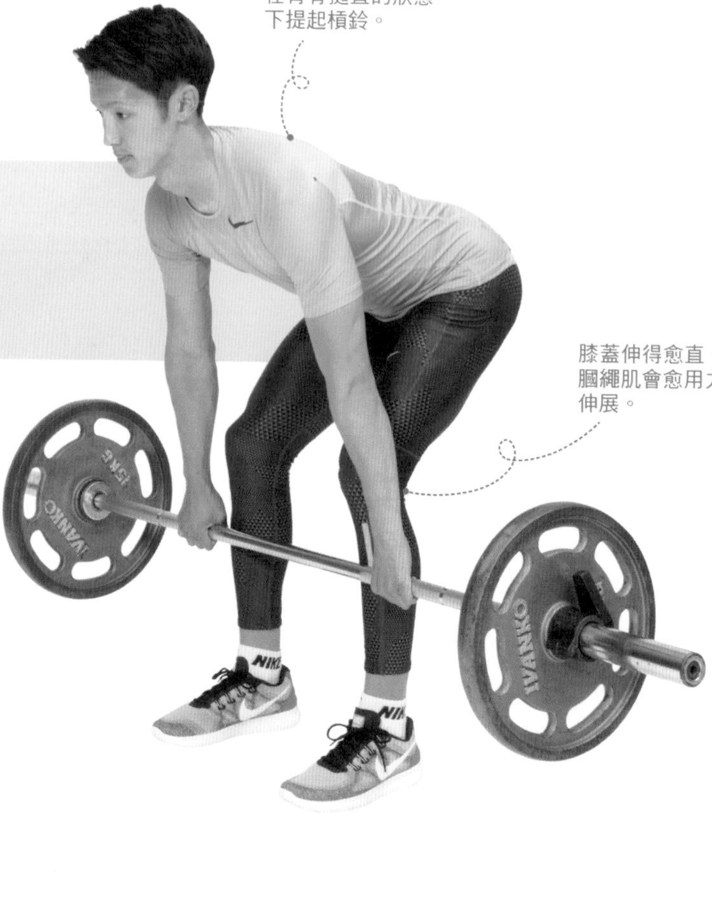

膝蓋伸得愈直，膕繩肌會愈用力伸展。

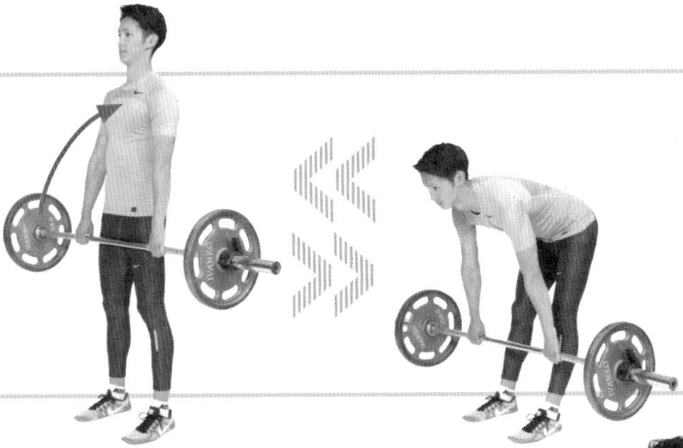

延伸版本

直腿硬舉

膝蓋打直進行的硬舉。膕繩肌伸展的程度，會比羅馬尼亞硬舉更強烈。舉起槓鈴時背脊沒有挺直的話，會對腰部造成負擔，請特別留意。

2

在膝蓋稍微彎曲的狀態下，以髖關節作用抬起上半身，同時提起槓鈴。恢復 **1** 的姿勢時可以將槓鈴放到地上，但是也可以不放到地面，在維持負荷的情況下反覆鍛鍊。

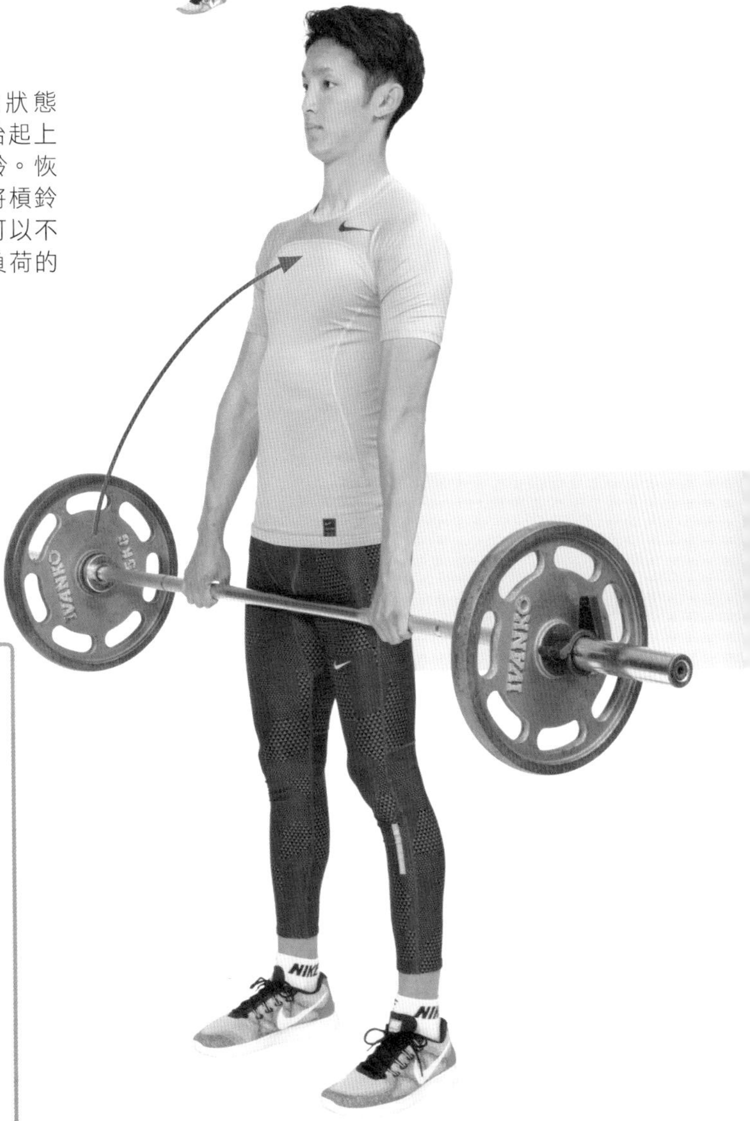

NG

提起時膝蓋彎曲

提起槓鈴時膝蓋太彎，整個人蹲下時，就變成一般的硬舉姿勢了，會降低對膕繩肌的負荷。但是想練臀大肌的話，用這個姿勢也無妨。

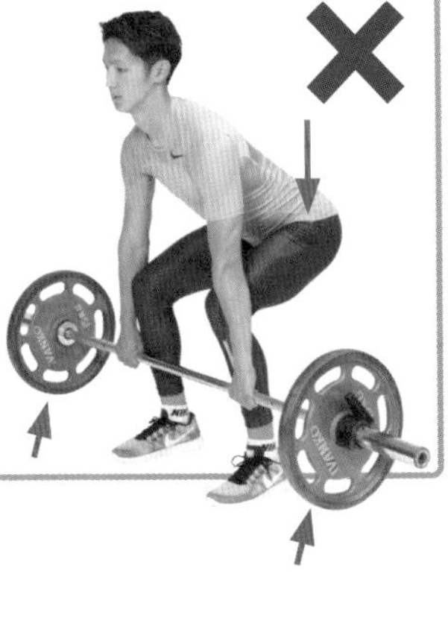

內收肌群

有深蹲類能夠鍛鍊位在大腿內側後方的內收大肌，也有內收類可以鍛鍊整體內收肌群

對腿部往內側擺動（或閉合）的髖關節內收動作施加負荷

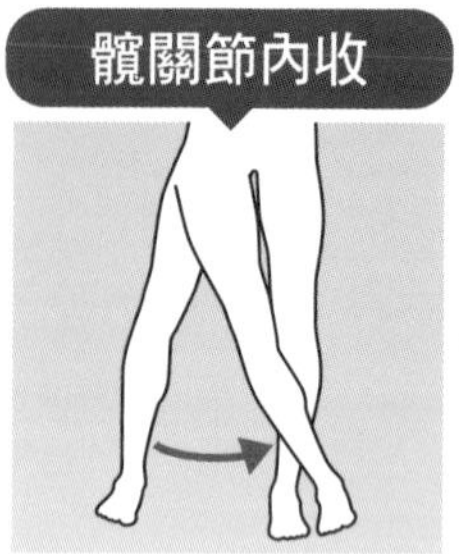
髖關節內收

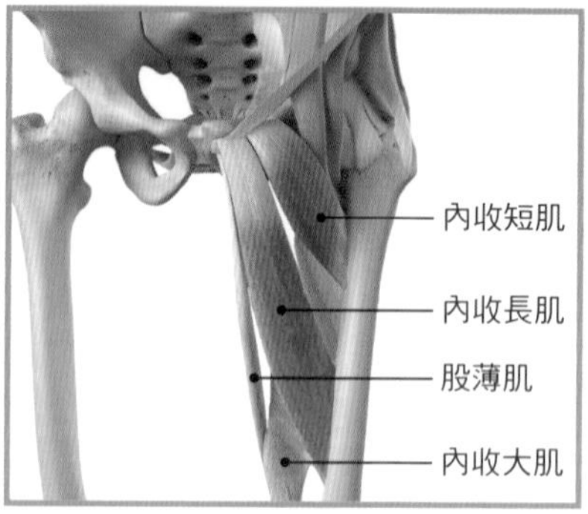
內收肌群的主要作用
內收短肌
內收長肌
股薄肌
內收大肌

大腿內側的內收肌群，是髖關節內收的主動肌。加寬雙腳間距的寬步幅深蹲及寬步幅硬舉適合操作高重量，且除了內收肌群外還可以動用到股四頭肌與臀大肌等，運動量相當大。此外寬步幅深蹲將臀部壓到最低的姿勢就像相撲的「腰割」，兼顧伸展效果。搭配機械或繩索的內收類項目，雖然對伸張狀態的負荷沒有那麼高，但是能夠藉由動作避免負荷流失，有助於帶來促進肌肉發達的化學性壓力。

內收肌群 項目一覽與選擇基準

▶選擇基準 ▼項目名稱	運動量	負荷流失的難易度	伸張狀態時的負荷	伸展效果	運動方式難易度	居家執行難易度
自體 寬步幅深蹲 ➡p.147	中	✕	偏強	偏強	普通	○
機械 機械內收訓練 ➡p.148	中	○	中	偏強	簡單	✕
繩索 繩索內收訓練 ➡p.149	偏小	○	中	中	普通	✕
自由重量 寬步幅硬舉 ➡p.150	大	✕	偏弱	偏低	難	✕
自由重量 槓鈴寬步幅深蹲 ➡p.151	極大	✕	偏強	偏強	偏難	✕

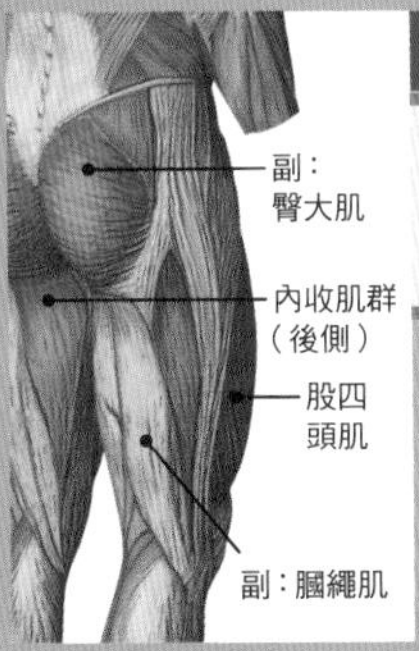
副：
臀大肌
內收肌群
（後側）
股四
頭肌
副：膕繩肌

內收肌群項目 1

自體

寬步幅深蹲

以自體重量輕鬆鍛鍊內收肌群的方法

姿勢簡單，對伸張狀態的負荷卻很強，伸展效果也偏高。雖然能夠安全挑戰肌肉極限，但是缺點是站起時負荷會流失。

POINT!

避免上半身前傾

本項目與一般深蹲不同，會將重心放在正下方，才能夠將負荷集中在內收肌群，因此臀部下壓時要盡量避免上半身前傾。

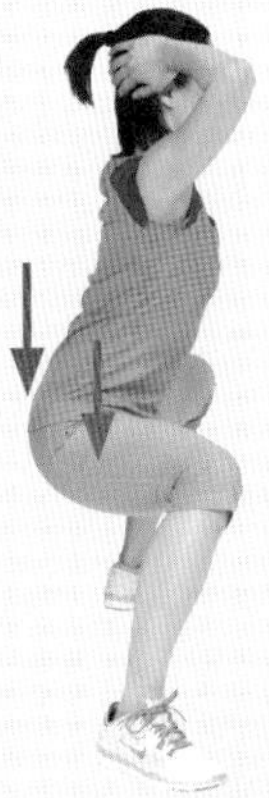

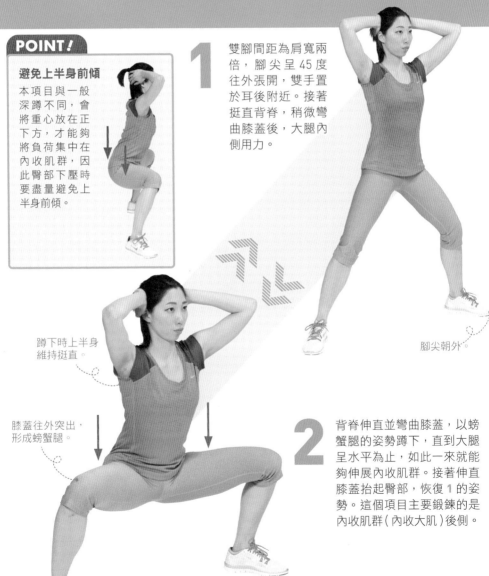

1 雙腳間距為肩寬兩倍，腳尖呈 45 度往外張開，雙手置於耳後附近。接著挺直背脊，稍微彎曲膝蓋後，大腿內側用力。

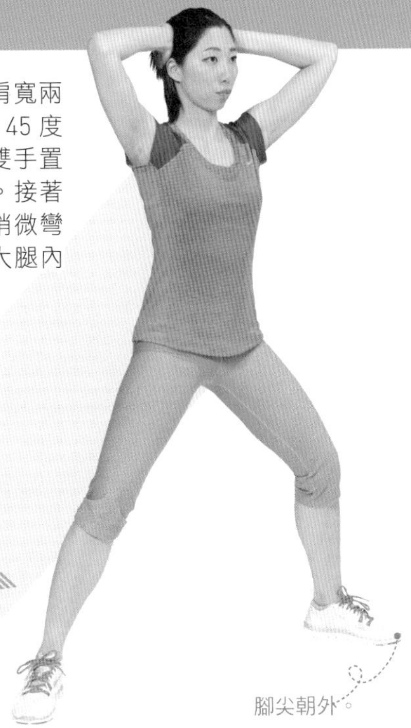
腳尖朝外。

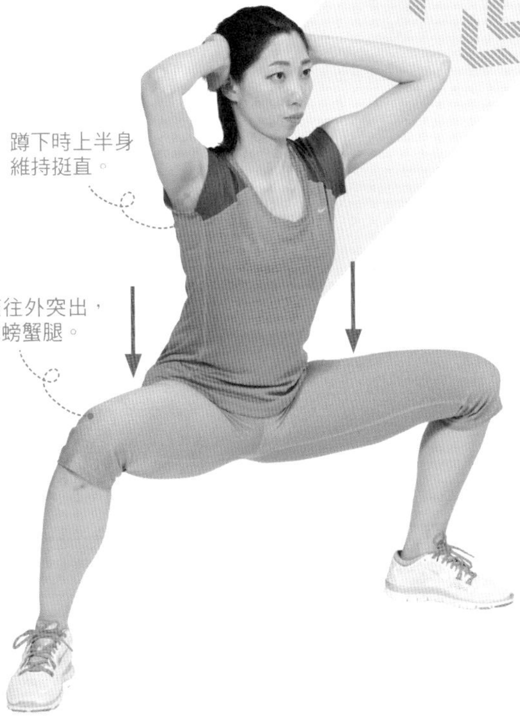
蹲下時上半身維持挺直。
膝蓋往外突出，形成螃蟹腿。

2 背脊伸直並彎曲膝蓋，以螃蟹腿的姿勢蹲下，直到大腿呈水平為止，如此一來就能夠伸展內收肌群。接著伸直膝蓋抬起臀部，恢復 **1** 的姿勢。這個項目主要鍛鍊的是內收肌群（內收大肌）後側。

內收肌群項目 2

機械

機械內收訓練

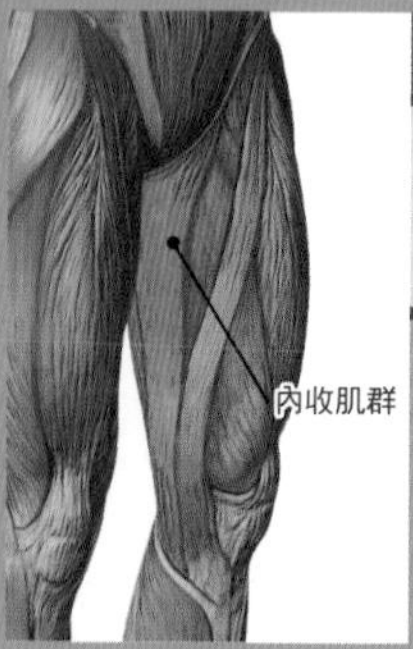

腿部軌道安定，能輕易鍛鍊內收肌群

就算雙腿併起，負荷也不會流失，且在高重量下也能夠安全挑戰肌肉極限。此外藉由設定拓寬開腿時的可動範圍，可以提高伸縮效果。

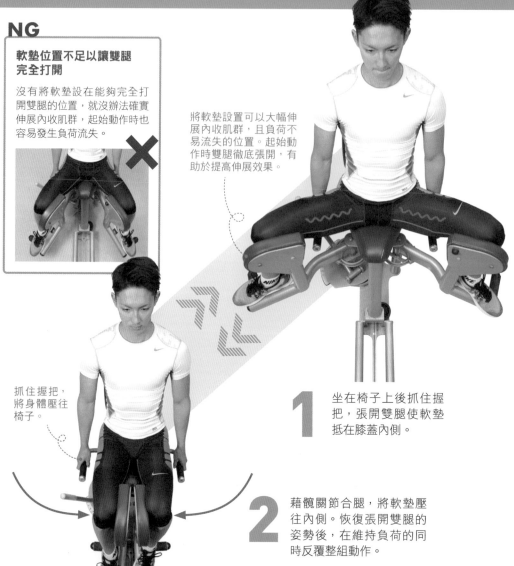

NG

軟墊位置不足以讓雙腿完全打開

沒有將軟墊設在能夠完全打開雙腿的位置，就沒辦法確實伸展內收肌群，起始動作時也容易發生負荷流失。

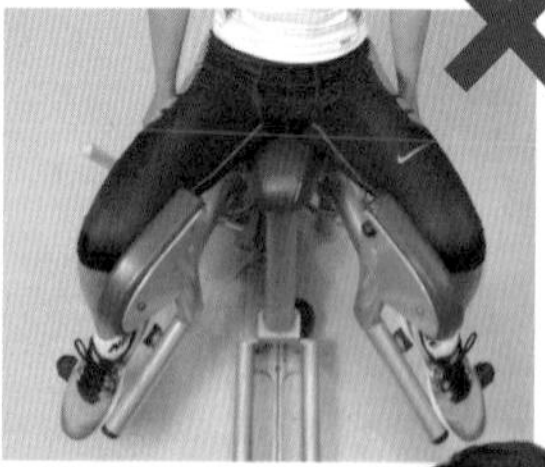

將軟墊設置可以大幅伸展內收肌群，且負荷不易流失的位置。起始動作時雙腿徹底張開，有助於提高伸展效果。

1 坐在椅子上後抓住握把，張開雙腿使軟墊抵在膝蓋內側。

抓住握把，將身體壓往椅子。

2 藉髖關節合腿，將軟墊壓往內側。恢復張開雙腿的姿勢後，在維持負荷的同時反覆整組動作。

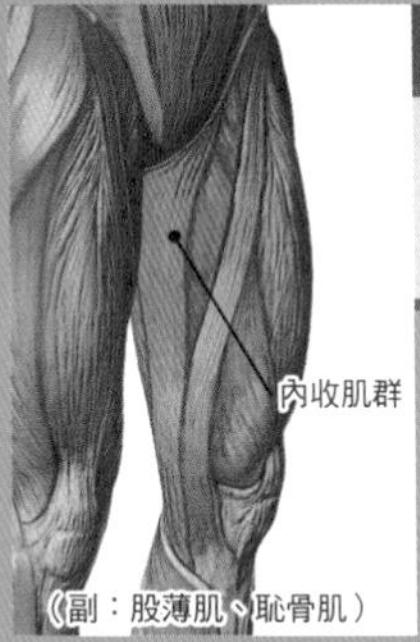
內收肌群
（副：股薄肌、恥骨肌）

內收肌群項目3

繩索

繩索內收訓練

對內收肌群的負荷會持續到最後

和機械內收訓練一樣，就算雙腿併起仍可持續施加負荷到最後。由於是單腳執行，因此腿部往內側擺動時，肌肉往縮短方向的可動範圍較寬。

1 將繩索起點設在略低於膝蓋的位置後，背對訓練機，並將踝扣固定在靠近起點這側的腳踝上。接著順應繩索的力量，將腿往外張開後單腳站立。

2 將繩索大幅拉到反方向。此項目的負荷不易流失，所以可以大幅擺動到超過站立的這隻腳。

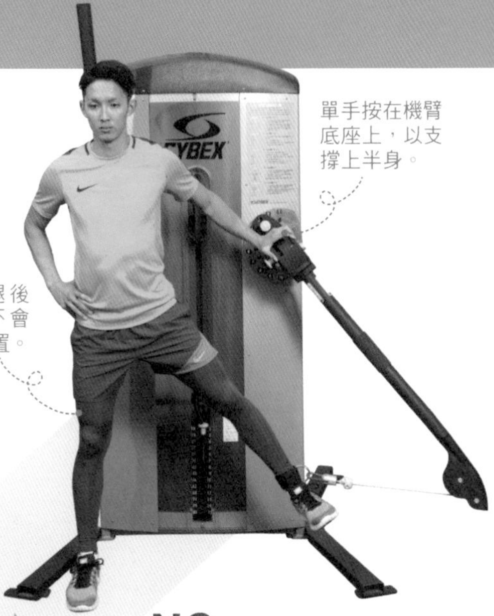
單手按在機臂底座上，以支撐上半身。
站在張腿後負荷仍不會流失的位置。
CYBEX

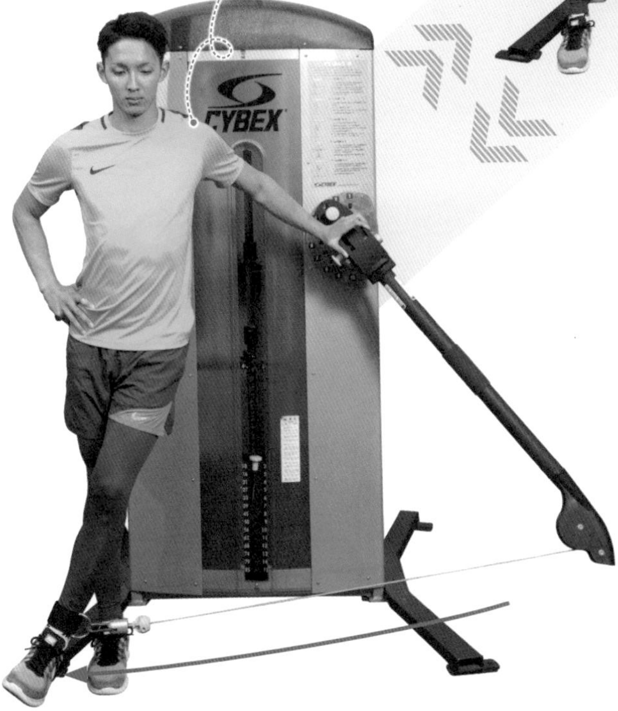
挺直上半身，將腿往內側擺動。
CYBEX

NG

上半身往旁邊傾斜

開腿的起始動作中，上半身往側邊傾倒的話，骨盆就會跟著傾斜，導致髖關節內轉可動範圍變窄。

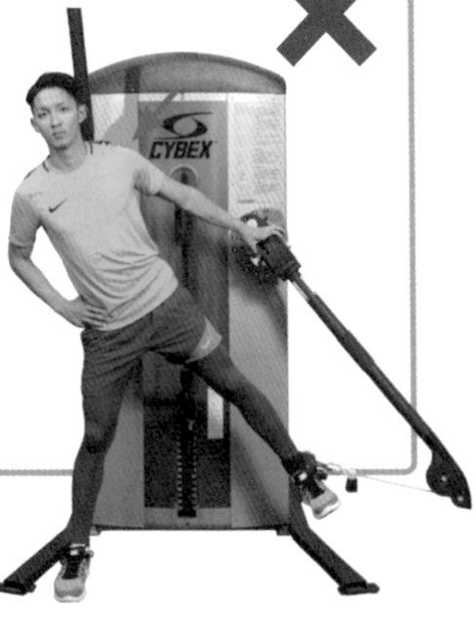
CYBEX

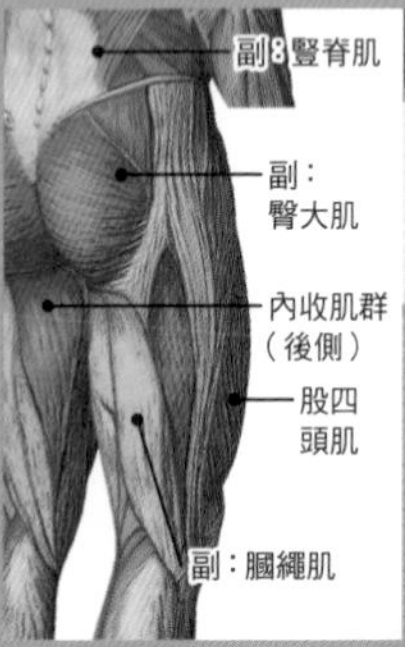
副8豎脊肌
副：
臀大肌
內收肌群
（後側）
股四
頭肌
副：膕繩肌

內收肌群項目 4

自由重量

寬步幅硬舉

以寬步幅提高對內收肌群的負荷

能夠鍛鍊臀大肌、股四頭肌與豎脊肌，運動量也很大。但是請留意正確的姿勢，以避免藉高重量挑戰肌肉極限時，對腰部產生負擔。

1 雙腿距離約肩膀的兩倍，握住槓鈴的雙手距離略寬於肩膀。腳尖往外張開 45 度，挺直背脊後彎曲膝蓋，擺出螃蟹腳的姿勢。臀部確實下壓的同時，克制上半身前傾的角度。

挑戰極限的技巧

運用正反握

執行硬舉類項目時，運用左右手方向相反的「正反握」時，就算是高重量槓鈴也能夠輕易舉好。

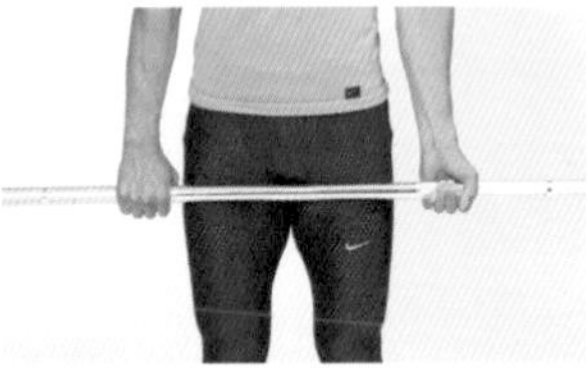

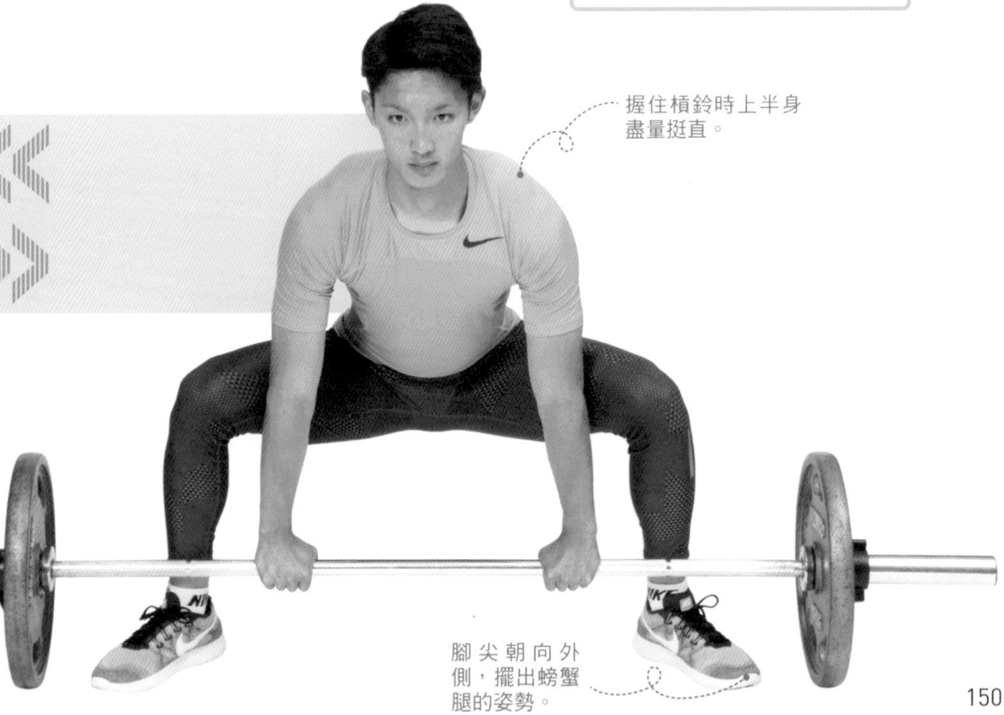

握住槓鈴時上半身盡量挺直。

腳尖朝向外側，擺出螃蟹腿的姿勢。

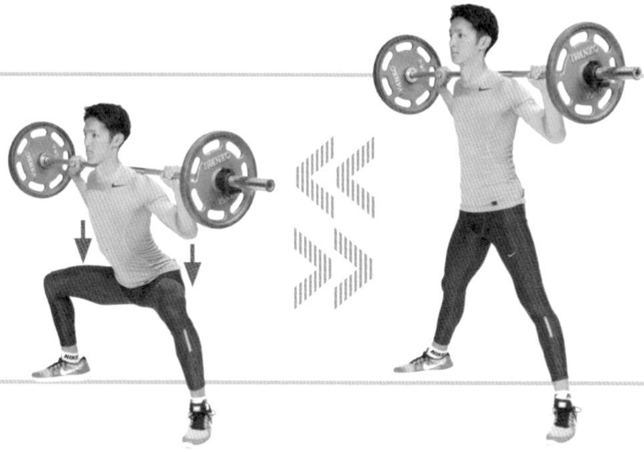

延伸版本

槓鈴寬步幅深蹲

扛著槓鈴的寬步幅深蹲，能夠提高對內收肌群的負荷。姿勢與自體重量訓練相同（見 p.145），但是上半身更往前傾一點，比較好保持平衡。

2 盡量挺直上半身，藉髖關節與膝關節提起槓鈴。操作高重量的話，在恢復到 **1** 的動作時，通常會將槓鈴放置地面後再進行下一次。

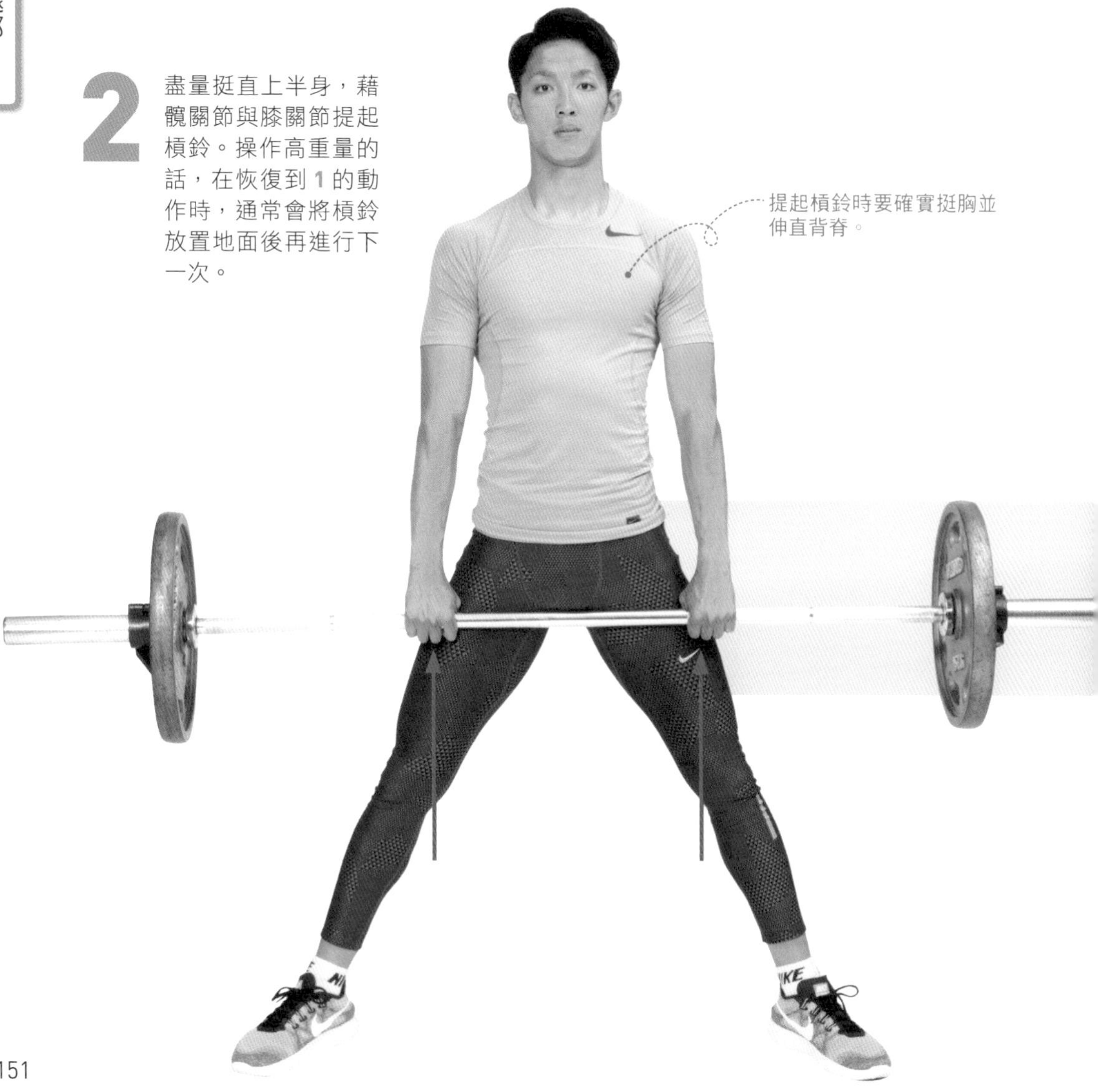

腓腸肌、比目魚肌

在膝關節伸直的狀態下，上下擺動腳踝，能夠同時刺激屬於單關節肌的比目魚肌，以及屬於雙關節肌的腓腸肌

對伸展腳踝且腳尖往下，或抬起後腳跟並伸直背脊的踝關節蹠曲動作施加負荷

踝關節蹠曲

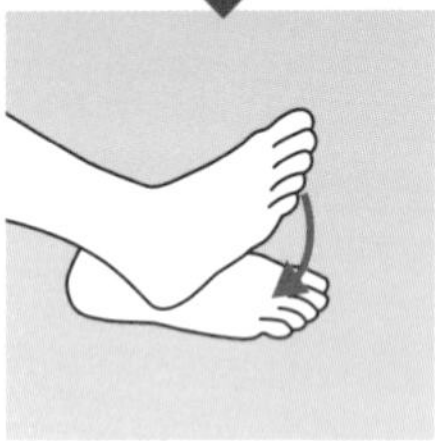

腓腸肌、比目魚肌的主要作用

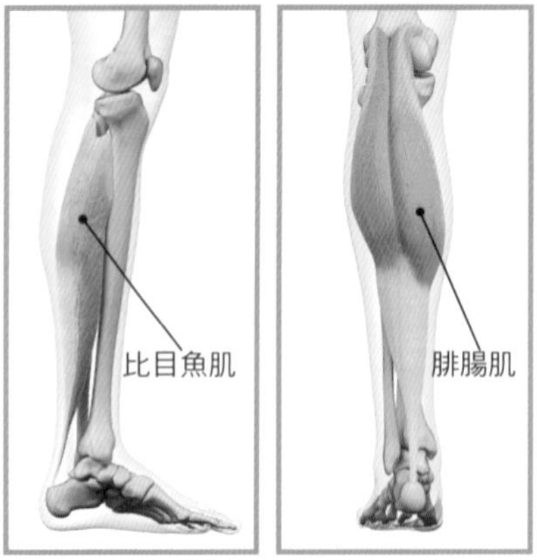

小腿肚擁有結構扁平的比目魚肌，以及上方的腓腸肌，兩者都會在腳尖往下擺動（踝關節蹠曲）時發揮作用。這裡要介紹的舉踵類項目，目標是體積不大的腓腸肌與比目魚肌，所以整體運動量偏小，但是伸展效果都偏高。尤其是搭配機械的項目中，在後腳跟往下的起始動作時，對肌肉的負荷也有助於提升伸展效果。

腓腸肌、比目魚肌 項目一覽與選擇基準

▶選擇基準 ▼項目名稱	運動量	負荷流失的難易度	伸張狀態時的負荷	伸展效果	運動方式難易度	居家執行難易度
自體 ➡p.153 單腳舉踵	偏小	▲	中	中	簡單	○
機械 ➡p.154 機械舉踵	偏小	▲	中	偏高	簡單	✕
機械 ➡p.154 大腿推蹬機舉踵	偏小	▲	中	偏高	簡單	✕

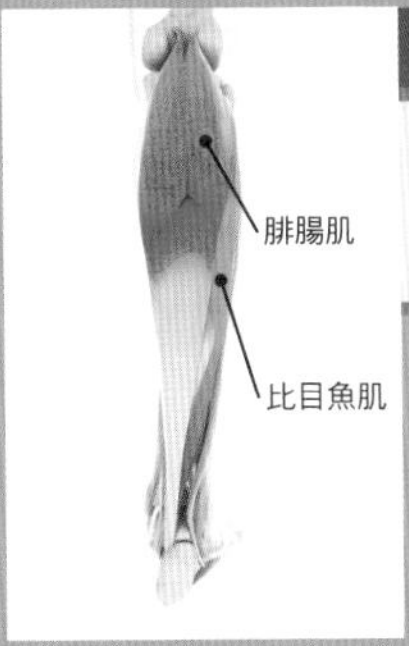
腓腸肌
比目魚肌

腓腸肌、比目魚肌項目 1

自體

單腳舉踵

單腳站立並伸展背部以鍛鍊小腿肚

很輕鬆的背部伸展訓練，要站在平台上以拓寬踝關節的可動範圍。由於是負荷容易不足的自體項目，所以一次僅實施單腳以提高負荷。

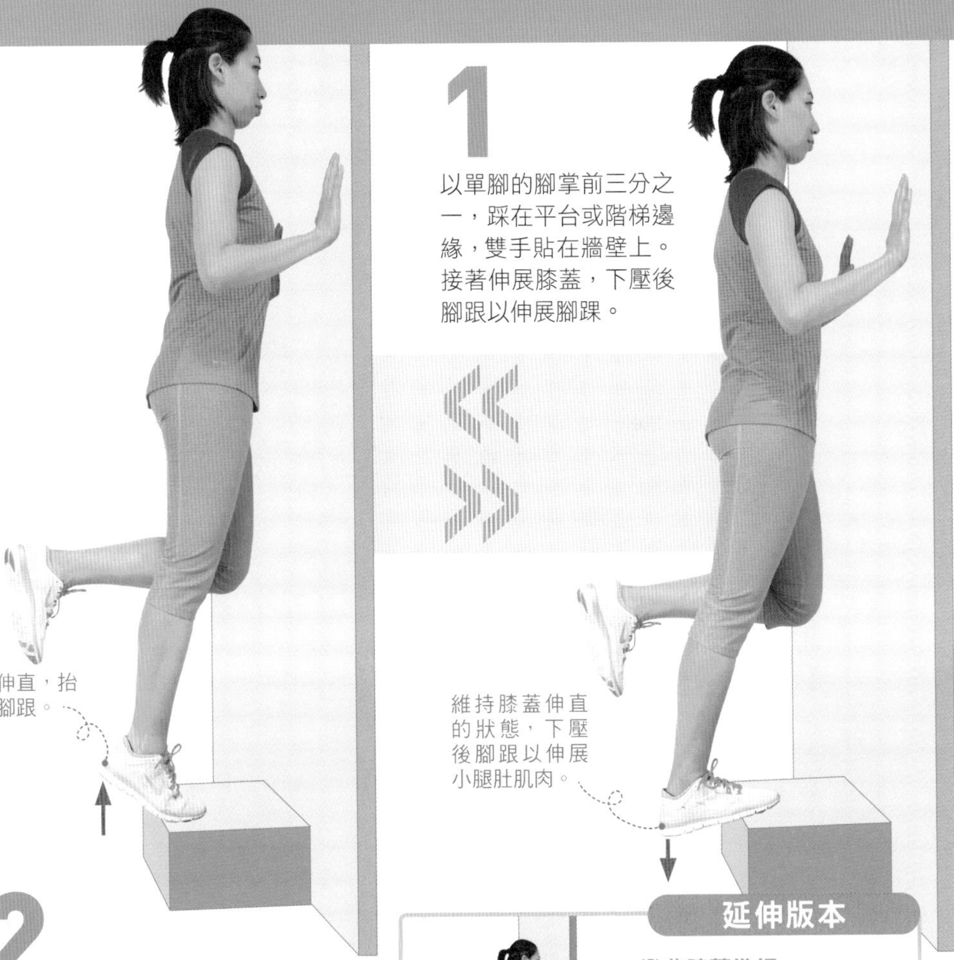
膝蓋伸直，抬起後腳跟。
維持膝蓋伸直的狀態，下壓後腳跟以伸展小腿肚肌肉。

1

以單腳的腳掌前三分之一，踩在平台或階梯邊緣，雙手貼在牆壁上。接著伸展膝蓋，下壓後腳跟以伸展腳踝。

2

膝蓋維持伸直的模樣，藉伸展背脊的動作盡量拉高後腳跟，變成踮腳的狀態。加大踝關節的可動範圍，能夠有效率地鍛鍊腓腸肌與比目魚肌。

延伸版本

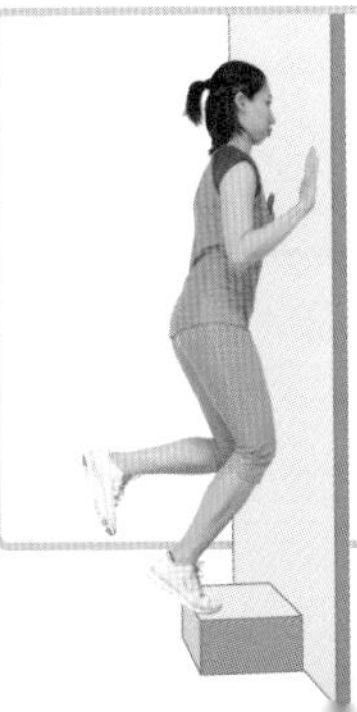

彎曲膝蓋進行

主要鍛鍊比目魚肌的方法。彎曲膝蓋後，橫跨膝關節與踝關節的雙關節肌——腓腸肌會變得鬆緩，因此負荷會集中在僅連接踝關節的單關節肌——比目魚肌。

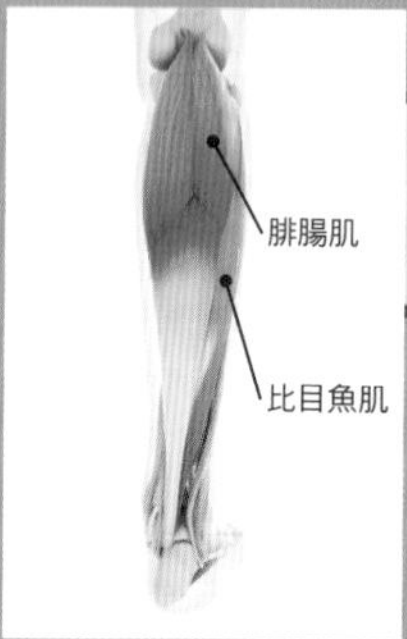

腓腸肌、比目魚肌項目 2

機械

機械舉踵

以高重量安全挑戰小腿肚肌肉極限的機械項目

兼顧高負荷與安全的腓腸肌與比目魚肌鍛鍊，姿勢也很簡單。機械帶來的負荷，使肌肉在起始位置時，就獲得極佳的伸展效果。

1 肩膀抵在軟墊下方，以腳掌前三分之一站在踏台上。接著維持伸直膝蓋的狀態，下壓後腳跟以伸展小腿肚的肌肉。

2 維持膝蓋伸直的狀態，藉伸展背脊的動作，盡量提高後腳跟形成踮腳狀態。這時要單純以腳踝的力量，將肩膀上的軟墊往上頂。

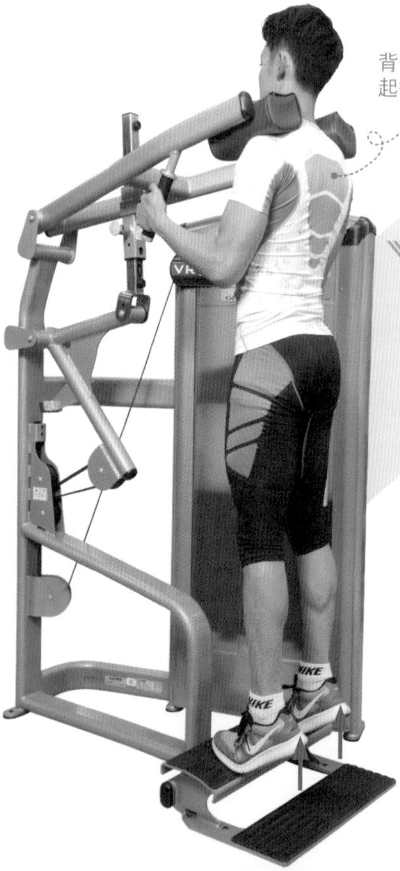

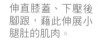

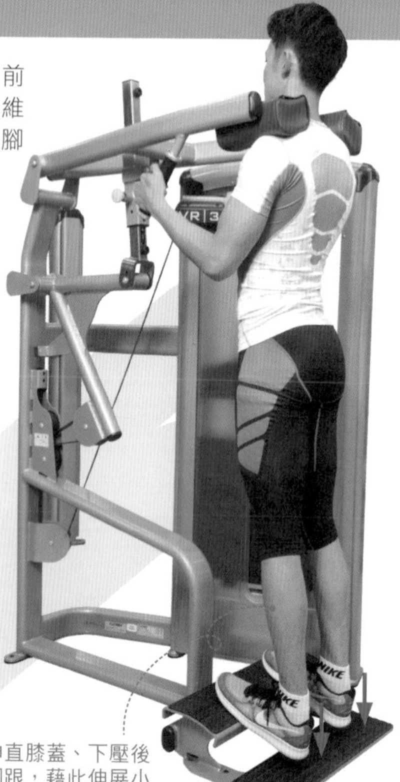

延伸版本

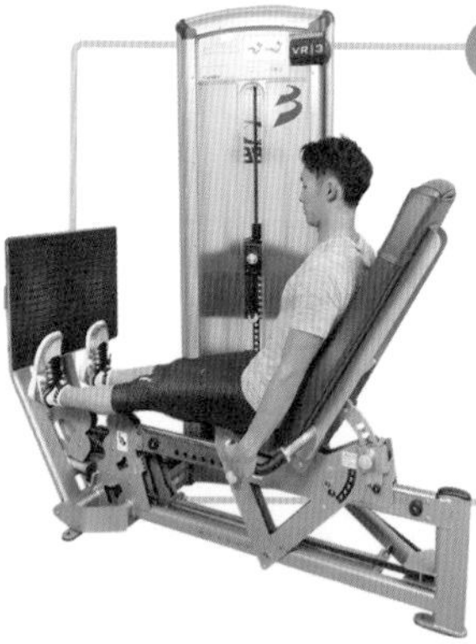

大腿推蹬機舉踵

健身房沒有舉踵專用的器材時，可以改用大腿推蹬機鍛鍊腓腸肌與比目魚肌。首先將腳尖抵在檔板上，接著在膝蓋打直的狀態下前後擺動後腳跟。

第 5 章

鍛鍊體幹

鍛鍊體幹時會分成脊椎周邊的豎脊肌、腹部前面的腹直肌、腹側的腹斜肌群（腹外斜肌、腹內斜肌）。

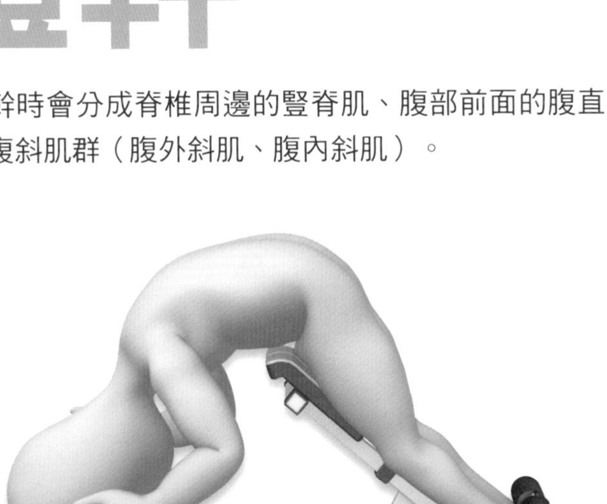

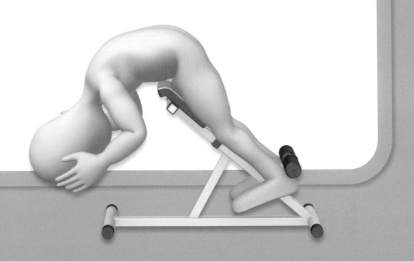

豎脊肌

分別是施加強烈負荷的硬舉，以及能夠仔細安全鍛鍊的背部伸展訓練類項目

對脊椎往後方反折、維持反折狀態的體幹伸展動作施加負荷

豎脊肌的主要作用

體幹伸展

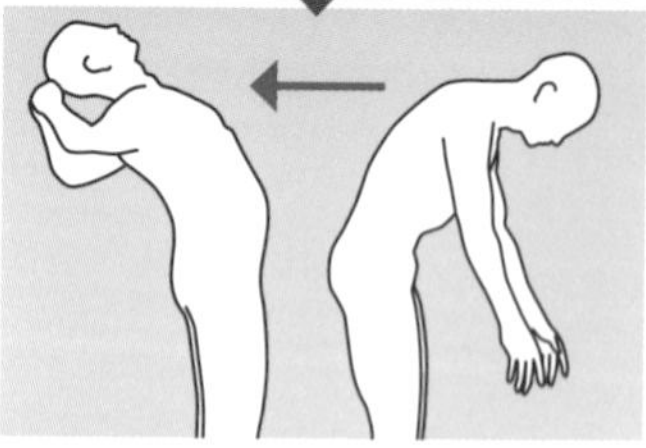

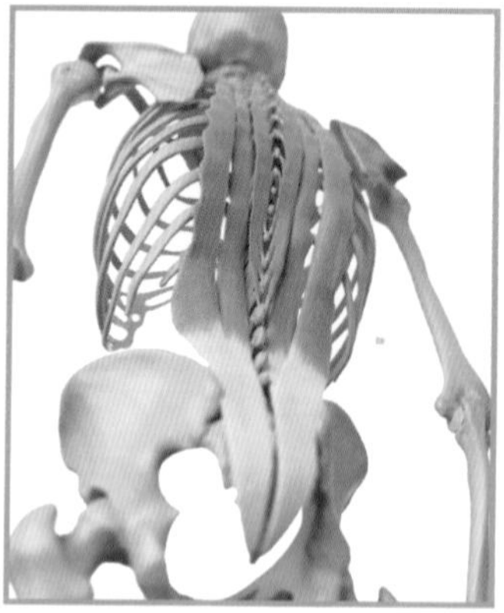

脊椎縱向連接頭部至骨盆，豎脊肌即是附著在脊椎上的細長肌群總稱，是脊椎反折動作（體幹伸展）時的主動肌。操作高重量的硬舉不只能夠鍛鍊豎脊肌，還會動用到臀大肌與股四頭肌，因此運動量極大。運用機械或自由重量的被步伸展訓練，則能夠藉由動作避免負荷流失。另外硬舉類項目基本上不會使肌肉呈伸張狀態（拱背），否則會提高傷到腰的風險，因此伸展效果以及對伸張狀態的負荷都偏低。而自體重量的項目中，也有適合拱背的類型。另一方面，背部伸展訓練類的項目，通常都會拱背進行。

腓腸肌 項目一覽與選擇基準

▶選擇基準 ▼項目名稱	運動量	負荷流失的難易度	伸張狀態時的負荷	伸展效果	運動方式難易度	居家執行難易度
自體 自體重量背部伸展訓練 ➡p.157	中	✕	中	低	普通	○
機械 機械背部伸展訓練 ➡p.158	中	▲	中	低	普通	✕
自由重量 體幹背部伸展訓練 ➡p.159	中	○	偏強	中	偏難	✕
自由重量 硬舉 ➡p.160	大	✕	偏弱	低	難	✕

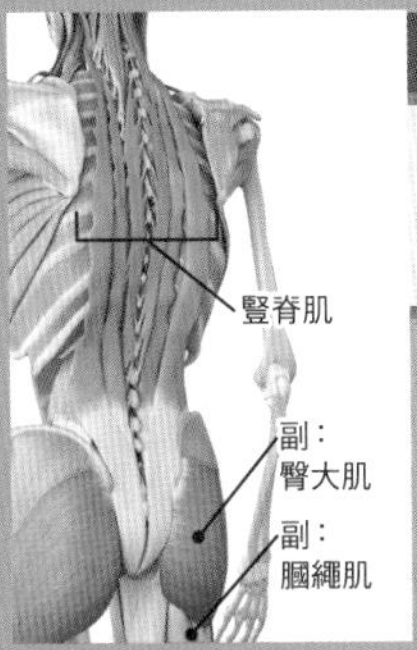
豎脊肌
副：臀大肌
副：膕繩肌

豎脊肌項目 1

自體

自體重量背部伸展訓練

藉自體重量的負荷鍛鍊豎脊肌

在地面執行時可動範圍較窄，所以要運用椅子與坐墊。
本項目會拱起背部，伸展效果優於其他豎脊肌項目。

NG

連胸部都在坐面上

這麼做會無法將身體重心保持在椅子正上方，下半身會掉到地上，結果因為腿部無法擺動，導致負荷降至極小。

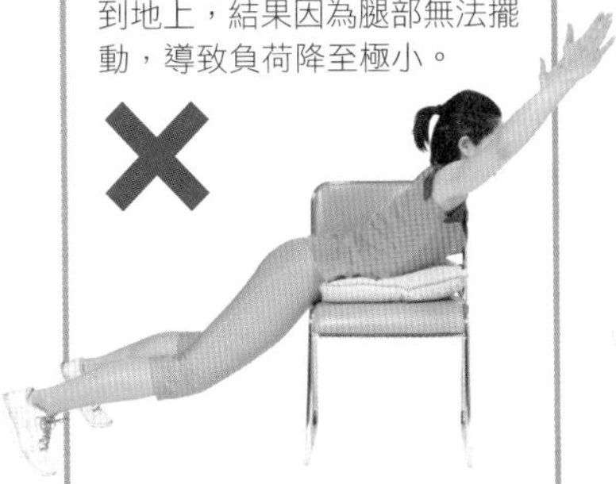

1 骨盆與腹部靠在椅子坐面，拱起背部伸展豎脊肌。坐面太硬的話可鋪設坐墊或抱枕。接著讓雙腿懸空。

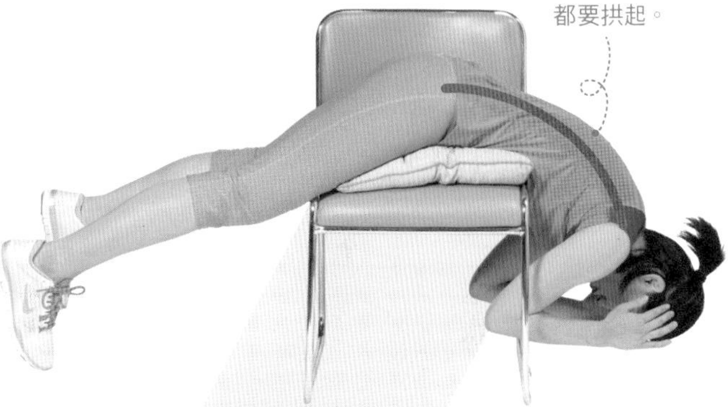
頭部到背部都要拱起。

2 抬起雙腿的同時反折背部，姿勢就像反折的蝦子。這時應在伸直手臂的同時，藉頭部力量抬起上半身。並刻意用抬起的四肢，帶動背部反折，但反折幅度不宜過大，才不會傷到腰部。

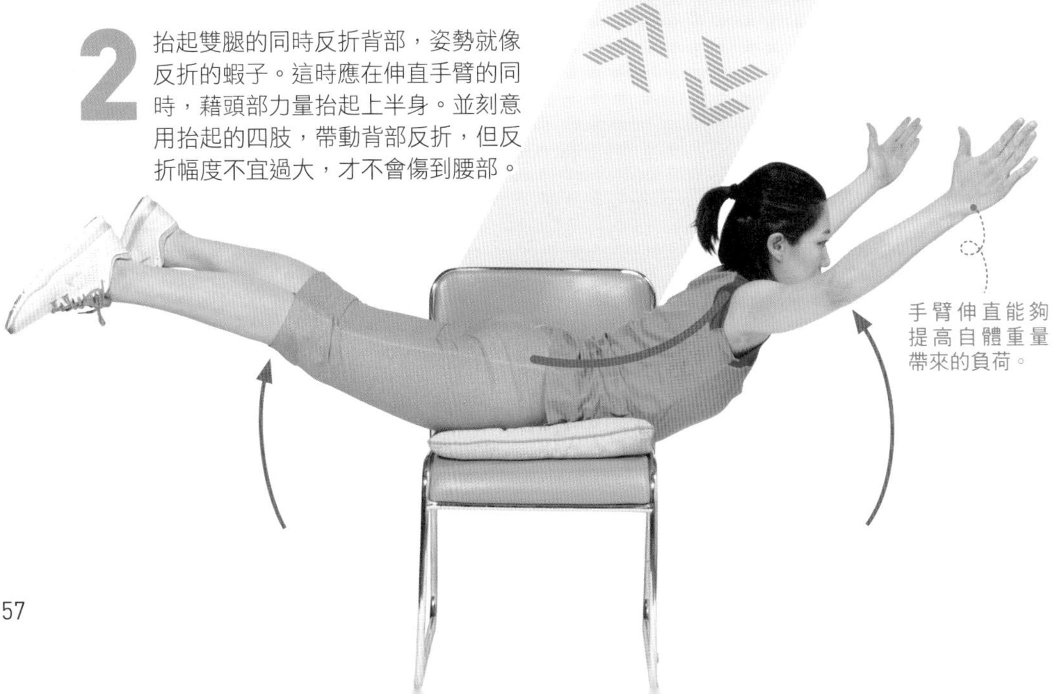
手臂伸直能夠提高自體重量帶來的負荷。

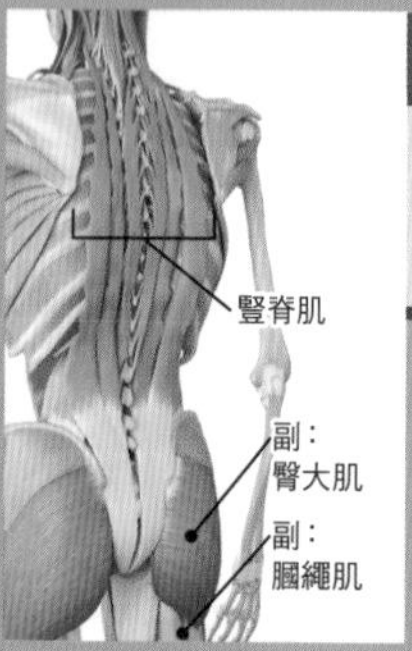
豎脊肌
副：
臀大肌
副：
膕繩肌

豎脊肌項目2

機械

機械背部伸展訓練

施以比自體項目更大的負荷，安全挑戰肌肉極限

雖然能夠施加高負荷，傷到腰部的風險卻偏低。
起始動作時背部會稍微拱起，對伸張狀態的肌肉施加負荷。

延伸版本

拓寬脊椎的可動範圍

髖關節可動範圍較小，脊椎可動範圍較大的版本。起始動作時會以心窩周邊為支點拱起體幹，背部會形成紮實的圓弧。

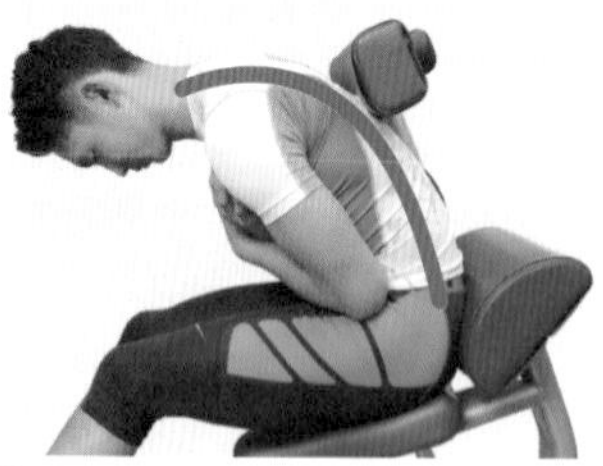

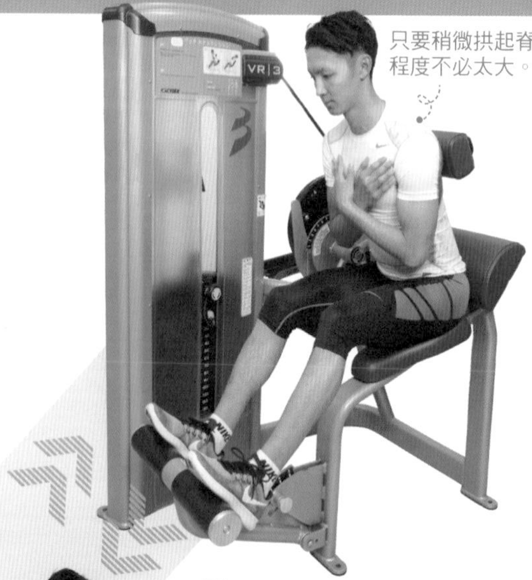
只要稍微拱起脊椎，
程度不必太大。

1 設定椅子時請讓軟墊能夠抵在肩胛骨附近，接著雙手在胸前交叉。擺好姿勢後上半身前傾，稍微彎曲背部。背部拱起程度過大時，會對腰部造成負擔，請特別留意。

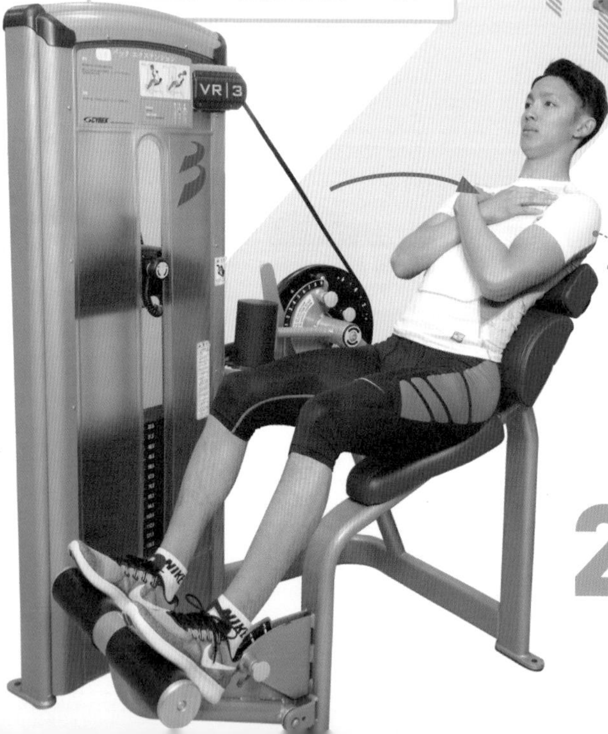
背部反折壓
在軟墊上。

2 藉伸展髖關節將上半身往後方擺動，讓反折的背部壓在軟墊上，並維持這個狀態將軟墊往後壓。

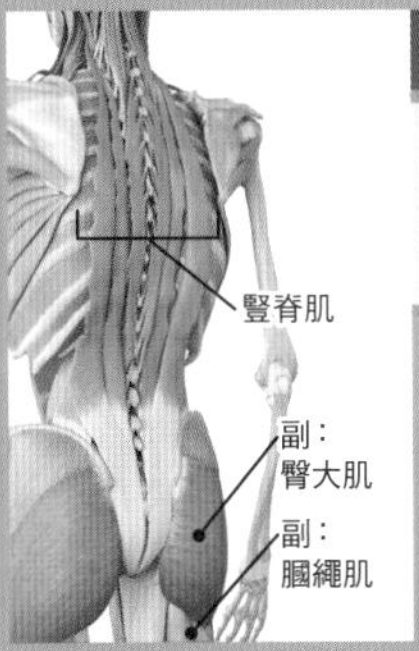
豎脊肌
副：
臀大肌
副：
膕繩肌

豎脊肌項目3　自由重量

體幹背部伸展訓練

仔細鍛鍊豎脊肌，可代替硬舉的項目

脊椎可動範圍較廣，負荷不易流失，運動量偏大。
擔心傷到腰的人，可以將此項目當成硬舉的替代項目。

1 將槓片握在頭後，雙腳乘上 45 度的羅馬椅，並將骨盆抵在軟墊上。接著拱起背部伸展豎脊肌。

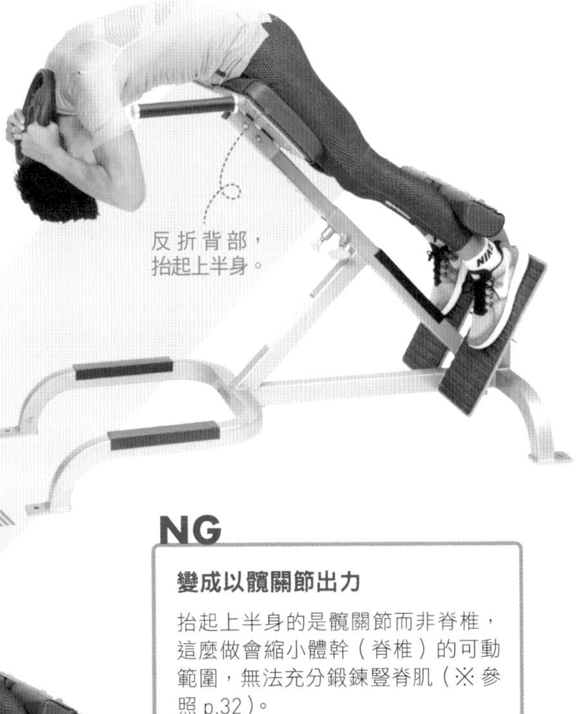
反折背部，
抬起上半身。

2 藉反折脊椎的動作抬起上半身，這時會對腰部造成負擔，所以不要勉強自己做出太大的反折。

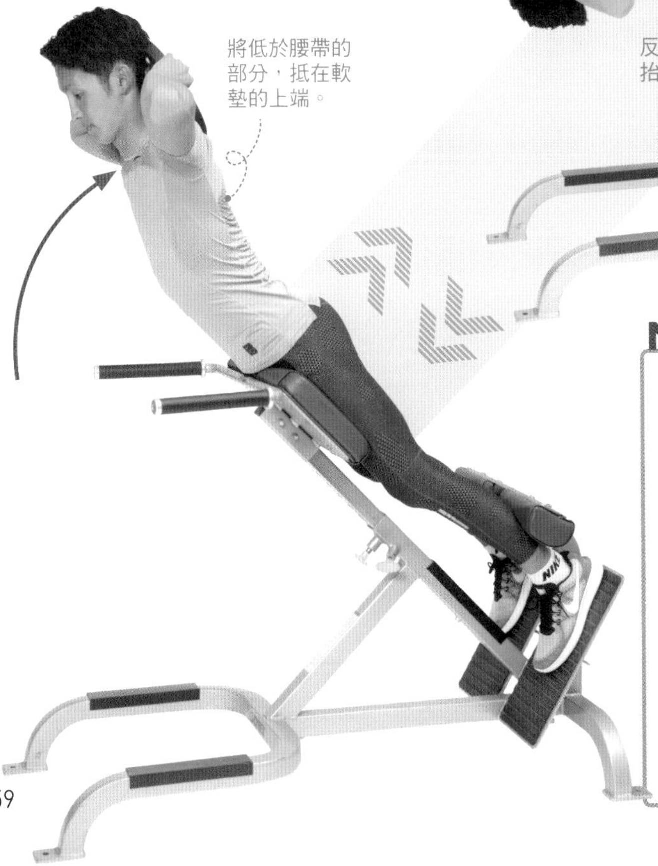
將低於腰帶的
部分，抵在軟
墊的上端。

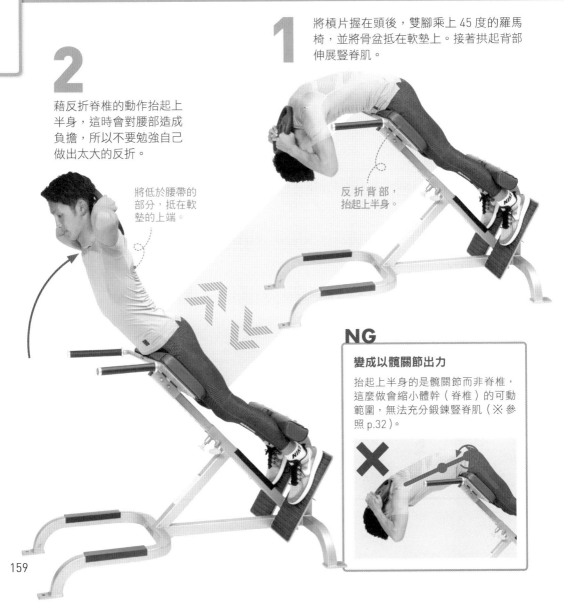

NG

變成以髖關節出力

抬起上半身的是髖關節而非脊椎，這麼做會縮小體幹（脊椎）的可動範圍，無法充分鍛鍊豎脊肌（※參照 p.32）。

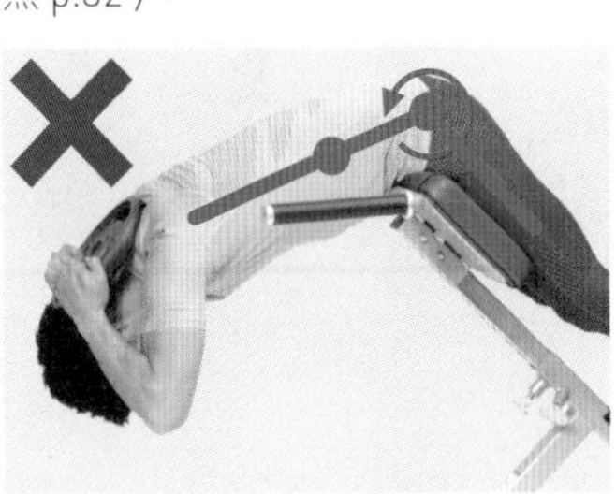

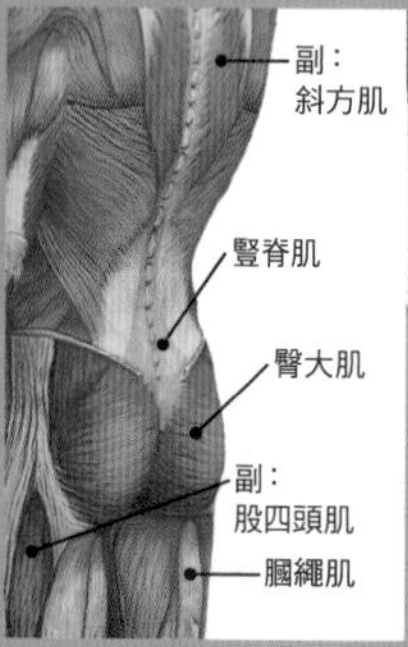
副：
斜方肌
豎脊肌
臀大肌
副：
股四頭肌
膕繩肌

豎脊肌項目 4

自由重量

硬舉

同時鍛鍊身體後側的經典項目之一

豎脊肌、斜方肌、臀大肌與膕繩肌等身體後面的主要肌群都能夠練到的基本項目，但是容易傷到腰部，執行時必須小心。

1 雙腿與肩同寬，握住槓鈴的雙手略寬於腿距。接著彎曲膝蓋，上半身呈 45 度角前傾後提起槓鈴。

技巧

纏上助握帶

搭配助握帶或拉力帶能夠避免槓鈴落下，同樣適用於因為握力而難以握好的高重量訓練。此外也能夠減少手臂出力，有助於專注於腿部與背部動作。

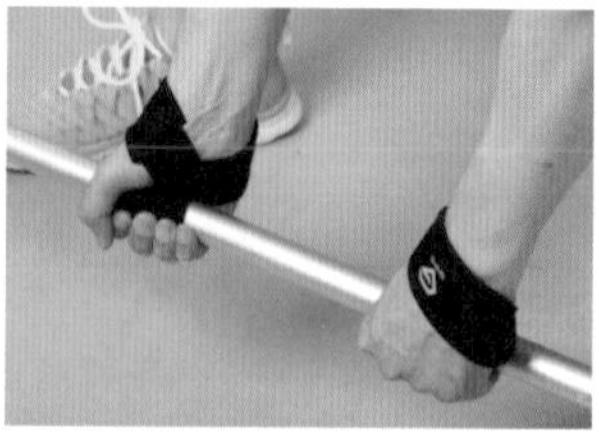

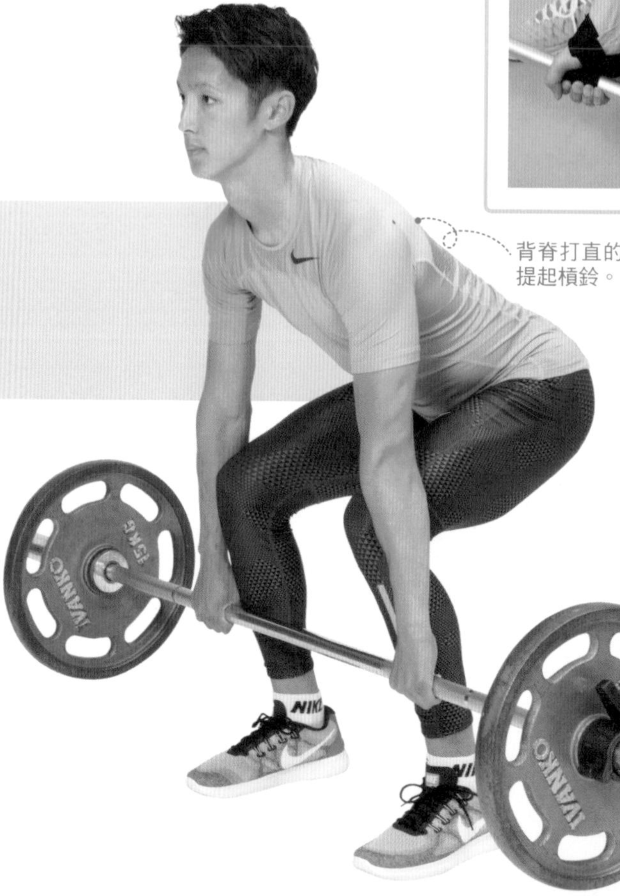

背脊打直的狀態下提起槓鈴。

POINT!

橫桿邊摩擦身體邊提起

提起槓鈴時，橫桿貼著身體從腿脛往膝蓋、大腿提起，否則容易腰痛，必須特別留意。

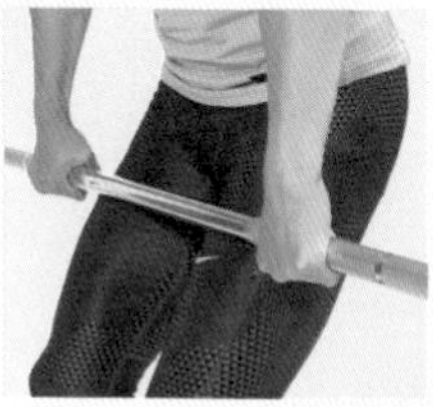

NG

背部拱起

提起槓鈴時背部拱起容易傷到腰部，所以從頭到尾都必須挺直背脊。

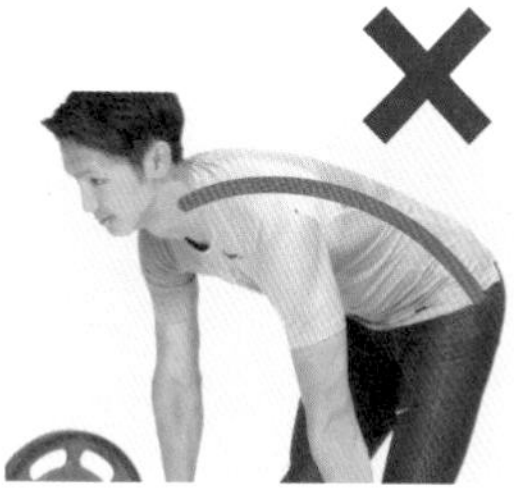

2 膝蓋打直的同時抬起上半身，藉此提起槓鈴。從頭到尾都要挺直背脊，最後也要確實挺起胸膛。回到 **1** 的姿勢時可以將槓鈴放在地面，但是不放下直接進行下一次的話，可以避免負荷流失。

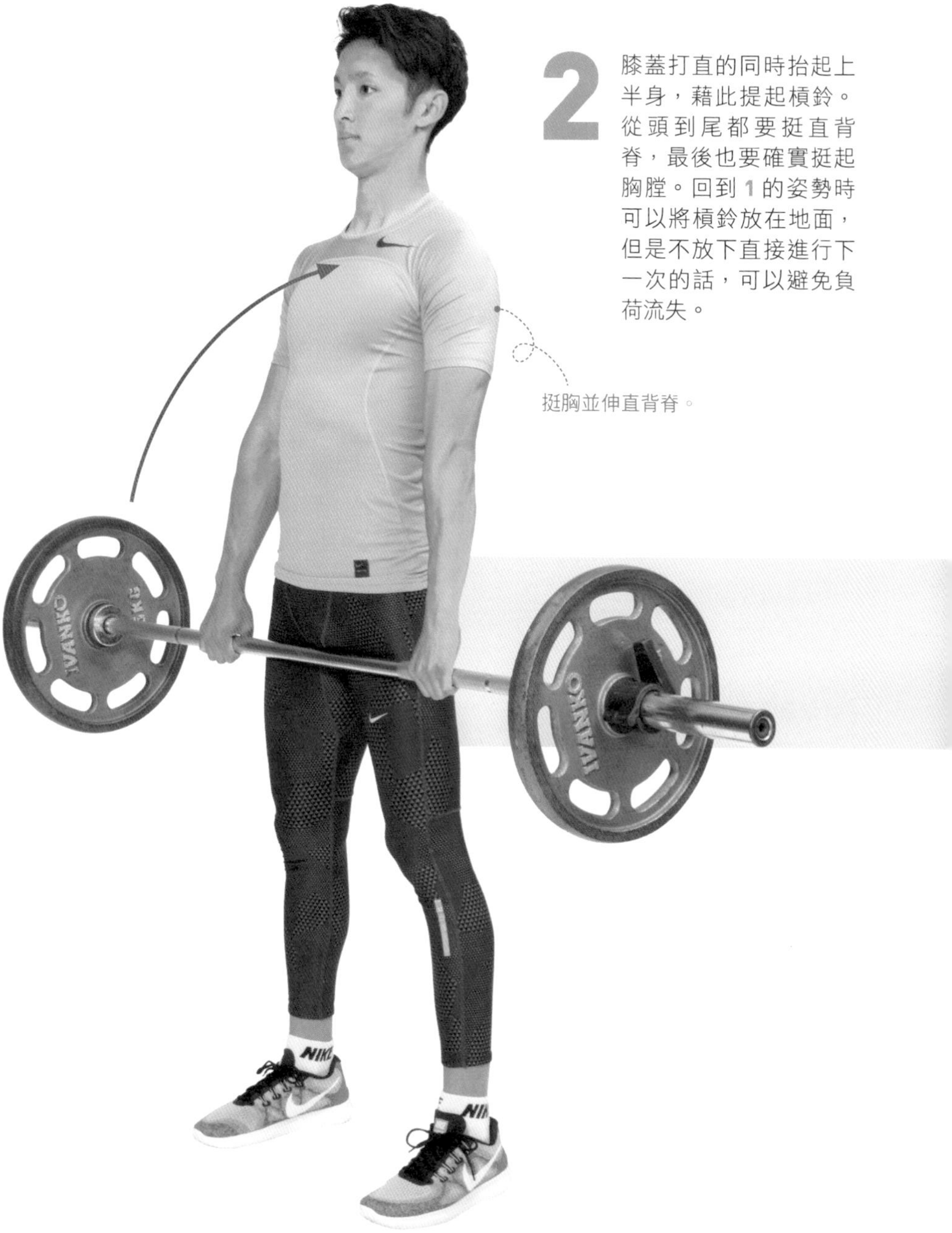

對脊椎往前方彎曲（拱起）的體幹屈曲運動施加負荷

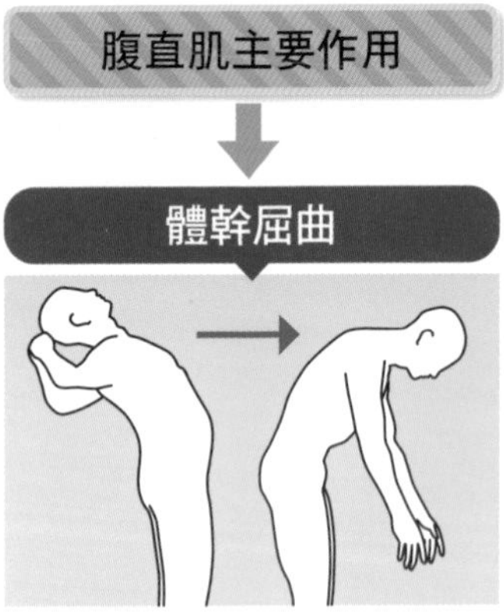

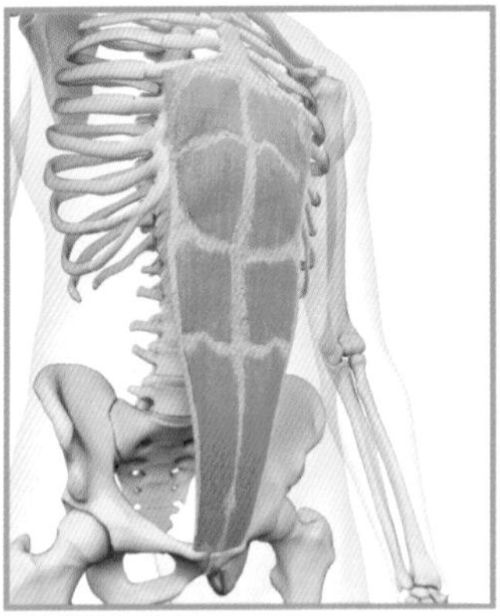

腹部前面的腹直肌，是脊椎往前方彎曲的體幹屈曲主動肌。捲腹類的項目是指會動到脊椎的單關節項目，運動量偏小。會動到髖關節的仰臥起坐類屬於多關節項目，運動量偏大。躺在地板或健身椅上進行的項目，沒辦法將體幹降至讓腹直肌伸直的程度，很難獲得伸展效果，但是繩索捲腹這個能夠伸展腹直肌的項目例外。

腹直肌

有體幹屈曲的單關節項目——捲腹類，以及也會動到髖關節的多關節項目——仰臥起坐類

腹直肌 項目一覽與選擇基準

▼項目名稱	▶選擇基準	運動量	負荷流失的難易度	伸張狀態時的負荷	伸展效果	運動方式難易度	居家執行難易度
自體 捲腹	➡p.163	偏小	▲	弱	低	偏簡單	○
自體 仰臥起坐	➡p.164	中	▲	中	低	普通	○
機械 腹部訓練機捲腹	➡p.166	中	○	中	偏低	簡單	✕
繩索 繩索捲腹	➡p.167	中	○	偏強	偏高	偏難	✕
自由重量 仰臥起坐（腿部固定）	➡p.168	中	▲	中	低	普通	✕
自由重量 下斜仰臥起坐	➡p.169	偏大	○	偏弱	低	普通	✕

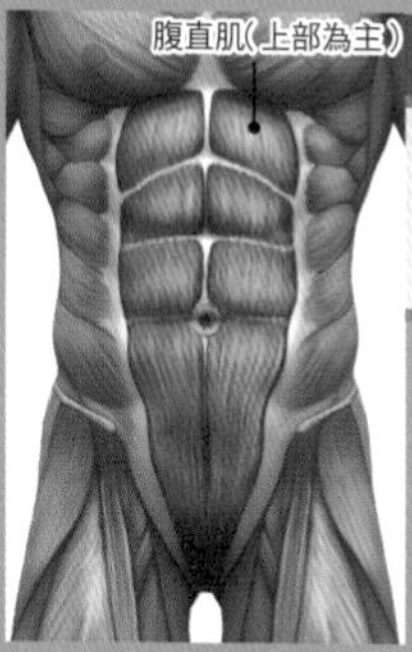
腹直肌(上部為主)

腹直肌項目 1

自體

捲腹

拱起背部專門鍛鍊腹直肌的單關節項目

能夠以簡單的姿勢挑戰肌肉極限，也不容易傷到腰。雖然可以有效鍛鍊腹直肌，但是對中部與下部的刺激偏弱。

POINT!

吐氣的同時拱背

腹直肌是附著在下方肋骨的肌肉，藉吐氣降低肋骨的同時拱背，能夠進一步收縮腹直肌，提升訓練效果。

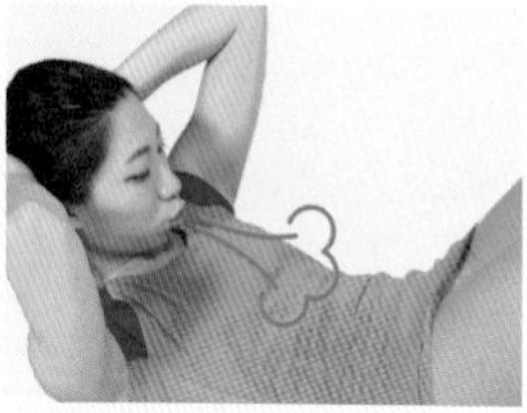

1 仰躺屈膝，雙手置於耳後一帶。接著稍微拱背以抬起體幹上部，藉此對腹直肌上部施加負荷。

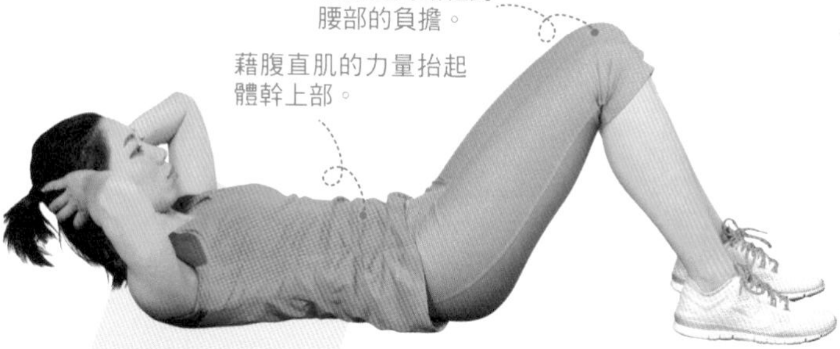
屈膝能夠減輕對腰部的負擔。
藉腹直肌的力量抬起體幹上部。

2 以心窩一帶為支點彎曲體幹，從體幹上部開始拱背，直到肩胛骨離開地面。回到 1 的姿勢時，頭部不要接觸地面就直接繼續下一次動作，能夠避免施加在腹直肌上的負荷流失。

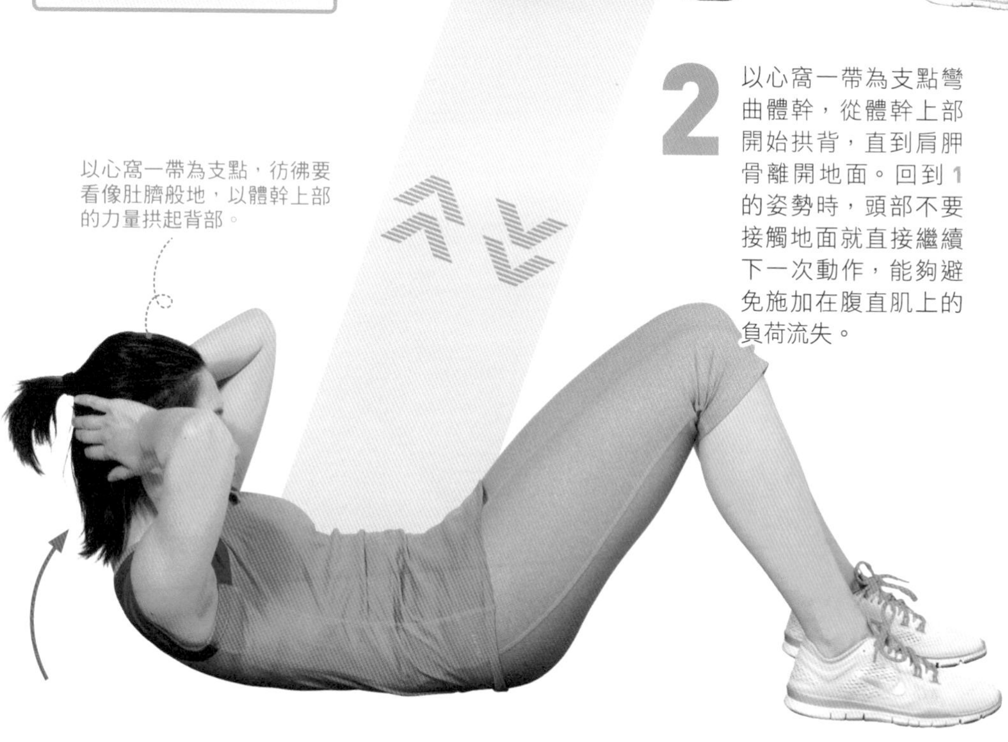
以心窩一帶為支點，彷彿要看像肚臍般地，以體幹上部的力量拱起背部。

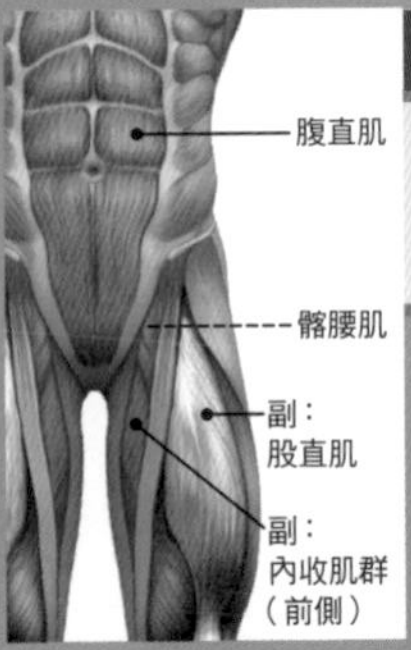
腹直肌
髂腰肌
副：
股直肌
副：
內收肌群
（前側）

腹直肌項目 2

自體

仰臥起坐

體幹與髖關節會同時屈曲的多關節項目

脊椎與髖關節都會屈曲，所以能夠同時鍛鍊髂腰肌。
仰臥起坐的運動量，會比捲腹還要大。

1 仰躺屈膝，雙手置於耳後一帶，接著稍微拱背以抬起體幹上部，對腹直肌上部施加負荷。

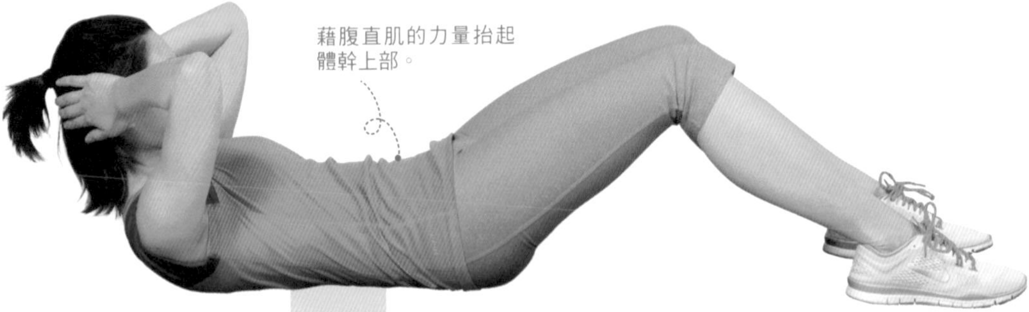
藉腹直肌的力量抬起
體幹上部。

2 以心窩一帶為中心拱背。剛開始可以先拱背再抬起身體。

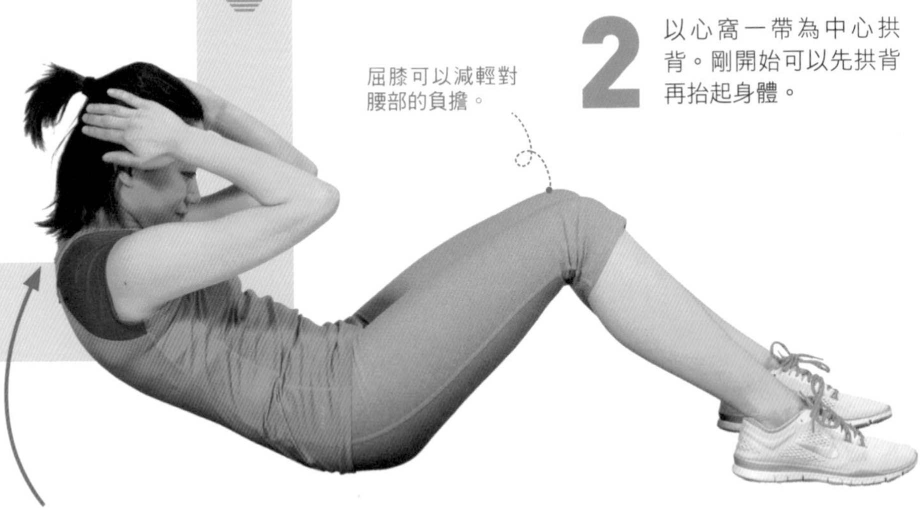
屈膝可以減輕對
腰部的負擔。

延伸版本

雙臂往前伸直

抬起身體的同時，雙手緩緩地從大腿往膝蓋滑動，就能夠稍微降低負荷，起身會較輕鬆。

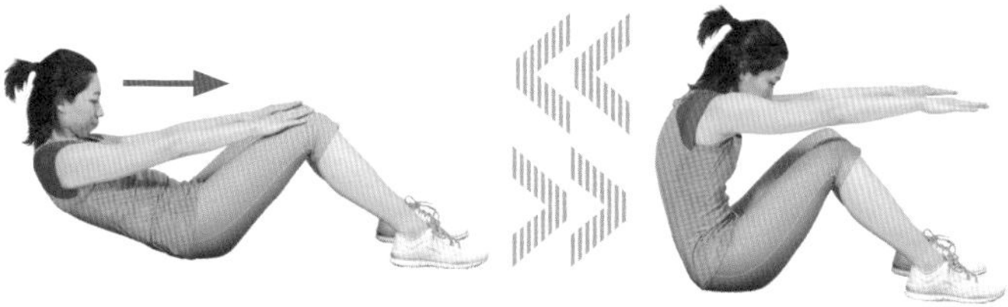

NG

抬起身體時背脊打直

抬起身體時背脊打直的話，就沒辦法鍛鍊到腹直肌，也可能會傷到腰部。

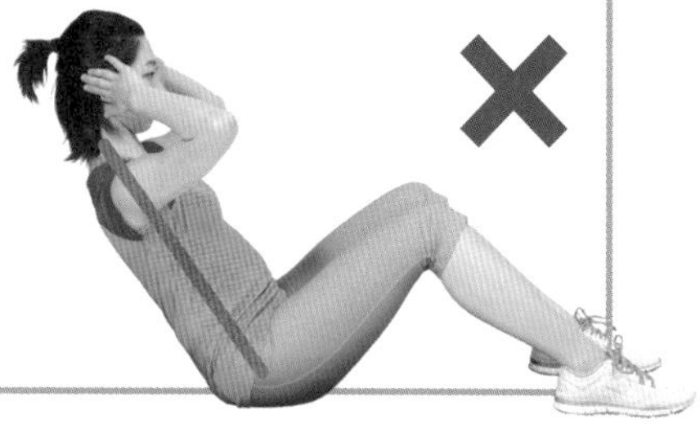

3 進一步抬起上半身，讓腹直肌收縮。完全坐起的話，腹直肌的負荷會流失，所以在完全坐起之前就停止，回到**1**的姿勢時頭部也不要完全著地。在這種狀態下反覆，才能夠持續對腹直肌施加負荷。

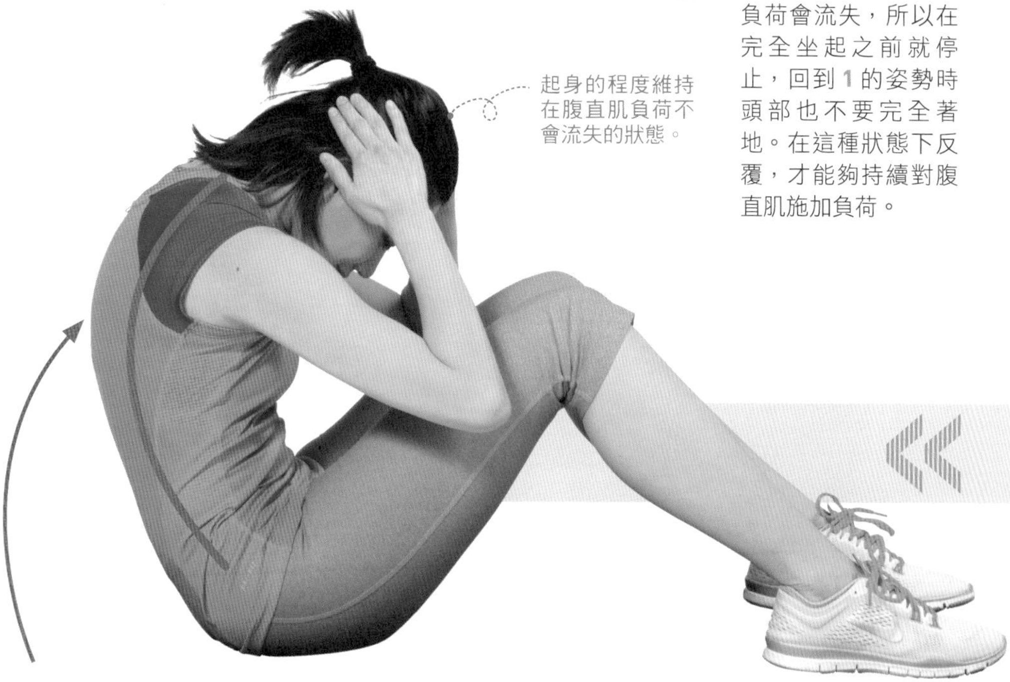
起身的程度維持在腹直肌負荷不會流失的狀態。

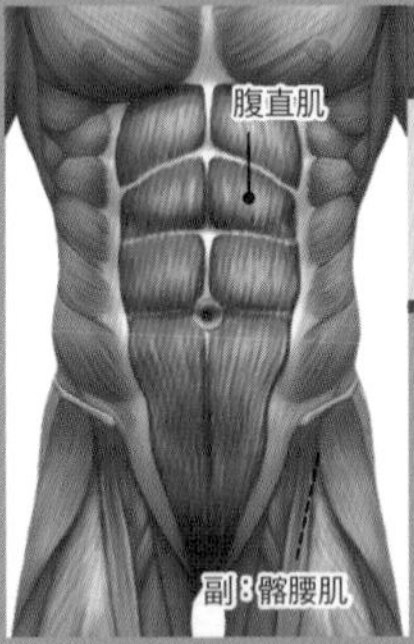

腹直肌項目3

機械

腹部訓練機捲腹

簡單且能夠安全施加高負荷的機械項目

以簡單的姿勢有效鍛鍊腹直肌，且到最後都不必擔心負荷流失。在鍛鍊整體腹直肌的同時，還可以調節負荷避免傷害腰部。

NG

背部沒有拱起

背部沒有拱起，以上半身筆直往前傾倒的姿勢壓下軟墊的話，就會成為以髖關節為主的運動，負荷會集中在髂腰肌上而非腹直肌。

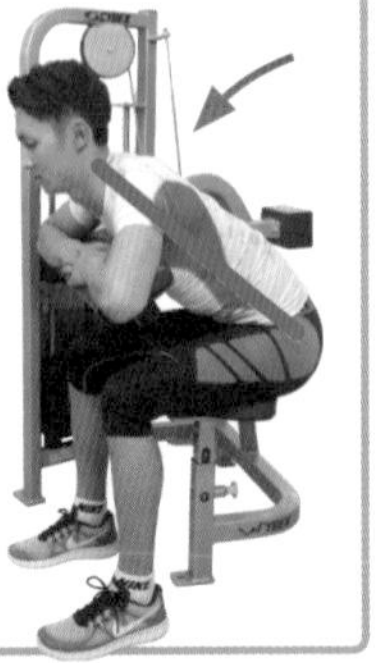

1 將軟墊設置為與胸同高後坐下，接著將雙手前臂搭在軟墊上，背部稍微拱起以對腹直肌施加負荷。

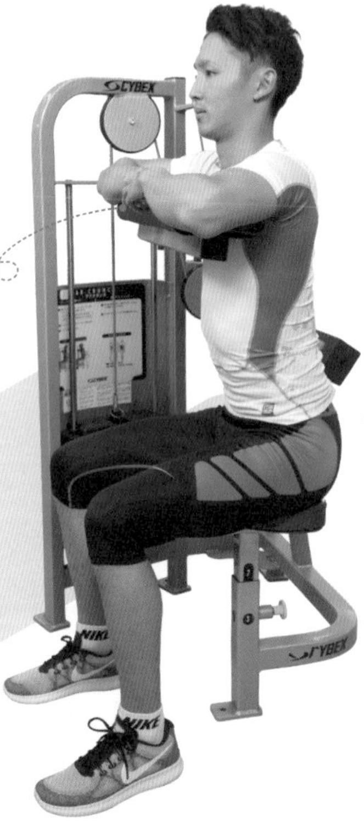

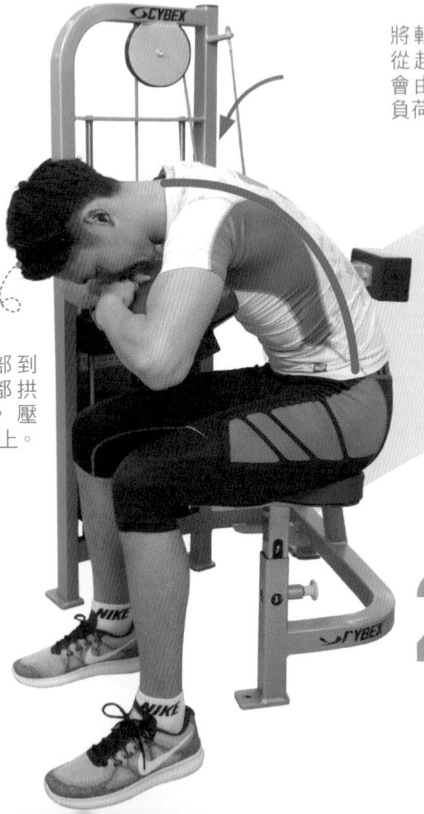

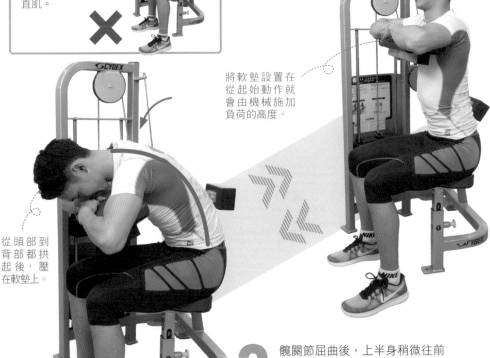

將軟墊設置在從起始動作就會由機械施加負荷的高度。

從頭部到背部都拱起後，壓在軟墊上。

2 髖關節屈曲後，上半身稍微往前倒下，使背部拱起。這裡的關鍵在於，要以心窩為中心拱起上半身的動作，將軟墊往下壓。

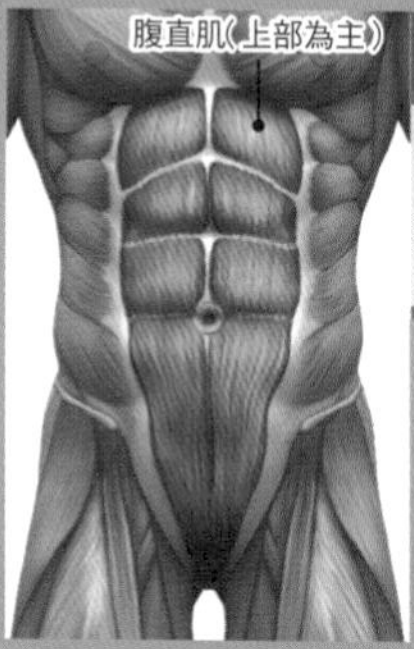

腹直肌項目4

繩索

繩索捲腹

在寬廣的可動範圍內，對腹直肌施加高負荷

優點是負荷不易流失，負荷比自體版捲腹還要高。姿勢難度稍高，但是對伸張狀態的負荷與伸展效果俱佳。

NG

以髖關節動作拉動

不是以脊椎動作拉繩索，而是使用髖關節時，上半身就只會單純前傾，背部不會拱起，沒辦法充分鍛鍊到腹直肌。

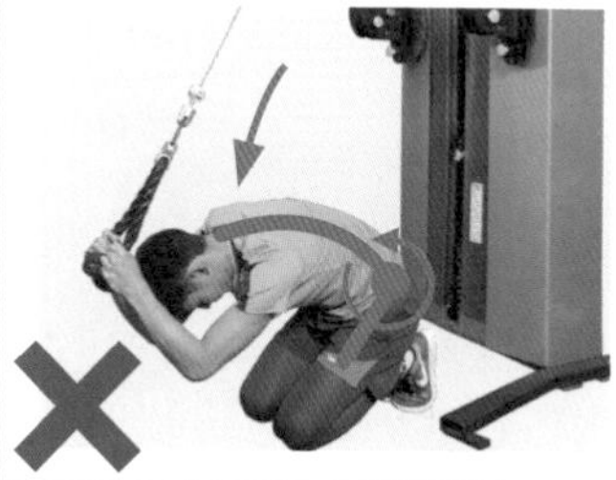

1

設置好雙股繩索後，將繩索起點設在最高處。接著雙手握住繩索呈跪姿，將繩索拉到與頭同高處。

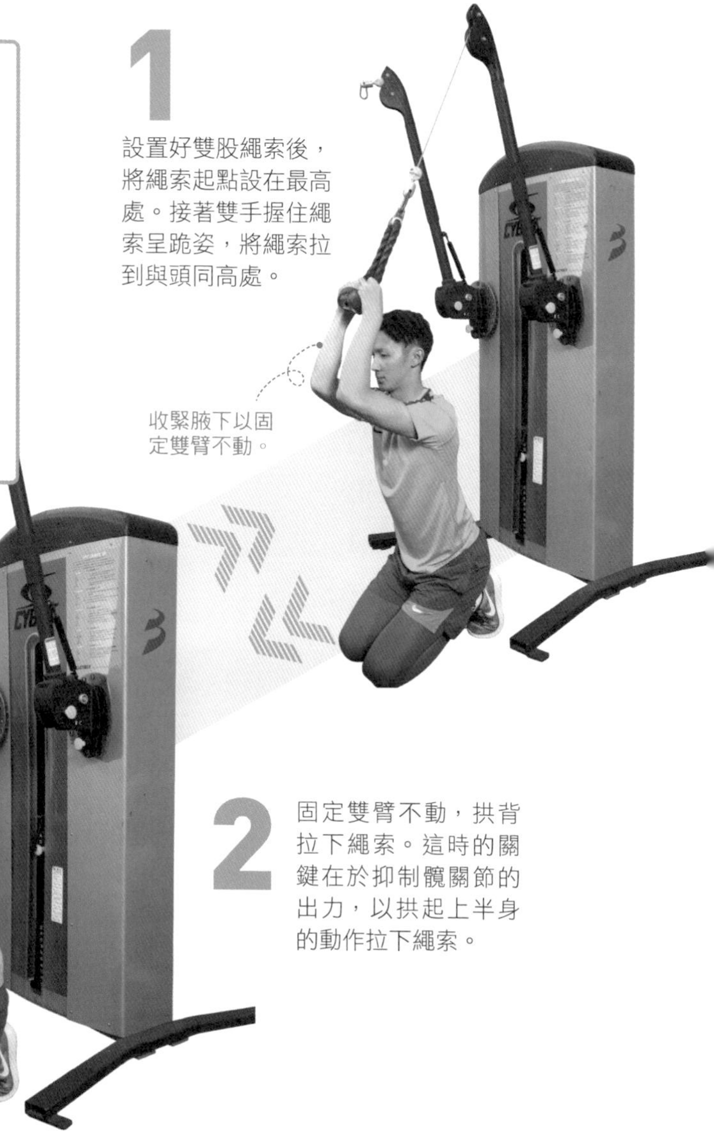

收緊腋下以固定雙臂不動。

2

固定雙臂不動，拱背拉下繩索。這時的關鍵在於抑制髖關節的出力，以拱起上半身的動作拉下繩索。

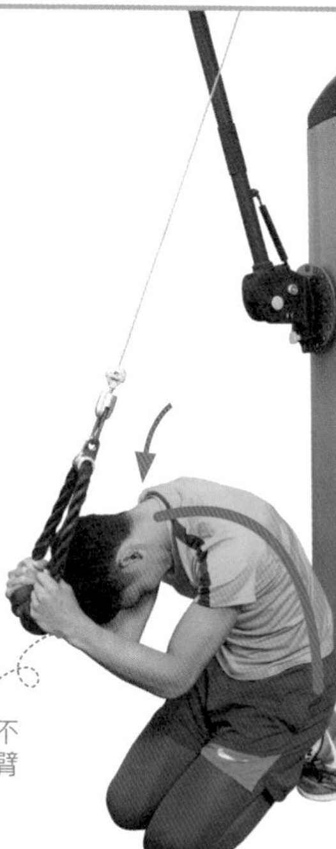

要注意不能以手臂拉動。

腹直肌項目5

自由重量

仰臥起坐（腿部固定）

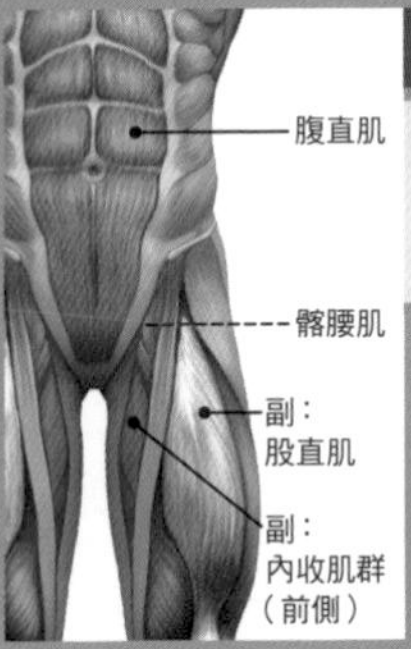

固定腿部能夠同時鍛鍊腹直肌與髂腰肌

固定腿部能夠對很難鍛鍊的腹直肌下部與髂腰肌施加負荷。拱背程度會高於髖關節仰臥起坐，因此能夠鍛鍊整體腹直肌。

NG

背脊伸直

起身時沒有拱背，就會變成髖關節仰臥起坐，雖然強化了對髂腰肌的負荷，對腹直肌的負荷則會降低。此外不拱背也會對腰部造成負擔，必須特別留意。

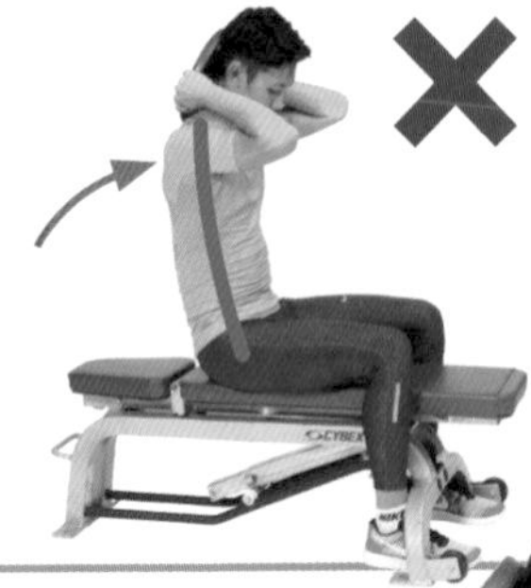

1 坐在健身椅上，藉椅腳固定雙腿。接著將槓片握在頭後仰躺。這時也可以用臥推椅代替。

稍微抬起體幹上部，能夠對腹直肌與髂腰肌施加負荷。

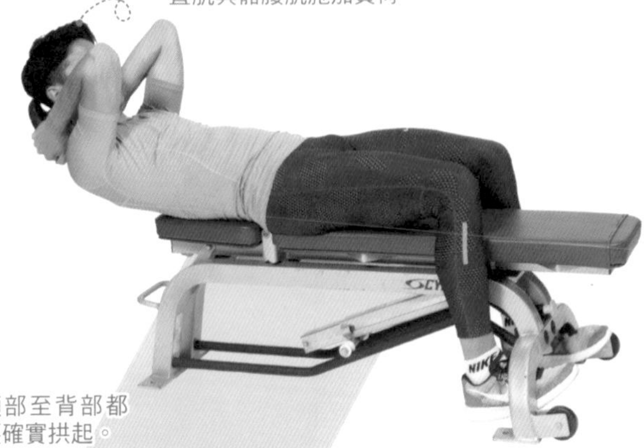

頭部至背部都要確實拱起。

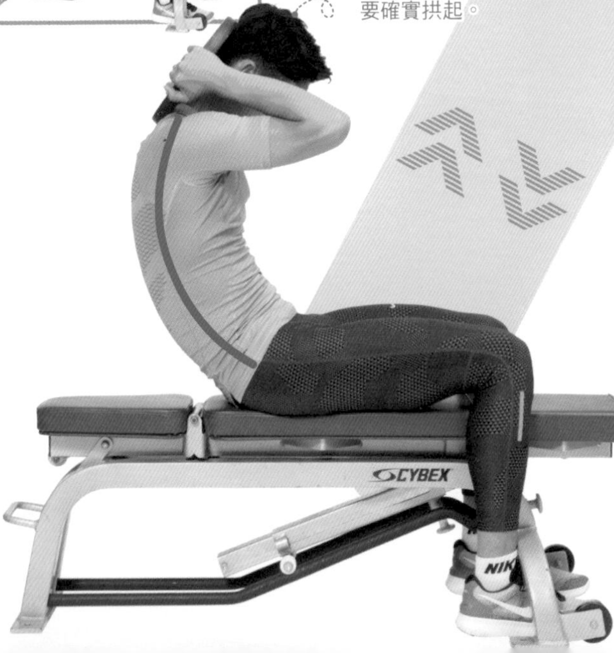

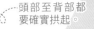

2 以心窩為中心拱背的同時，屈曲髖關節抬起上半身。完全坐起的話，腹直肌的負荷會流失，所以在完全坐起之前就停止，回到**1**的姿勢時也要持續對腹直肌施加負荷，並在這個狀態下反覆進行多次。

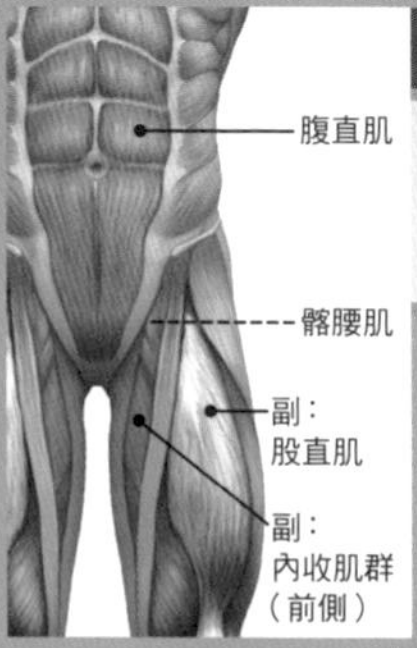
腹直肌
髂腰肌
副：股直肌
副：內收肌群（前側）

腹直肌項目6　自由重量

下斜仰臥起坐

調整角度後以高負荷挑戰腹直肌與髂腰肌極限

藉下斜推舉椅提高雙腿位置，以提高負荷的仰臥起坐。起身時負荷也不會流失，運動量相當大。

POINT!

使用專用椅

下斜推舉椅分成捲腹用與仰臥起坐用（下圖），這裡使用的是捲腹專用的，但是健身房兩種都有時，選擇仰臥起坐專用的才能更進一步鍛鍊髂腰肌與腹直肌下部。

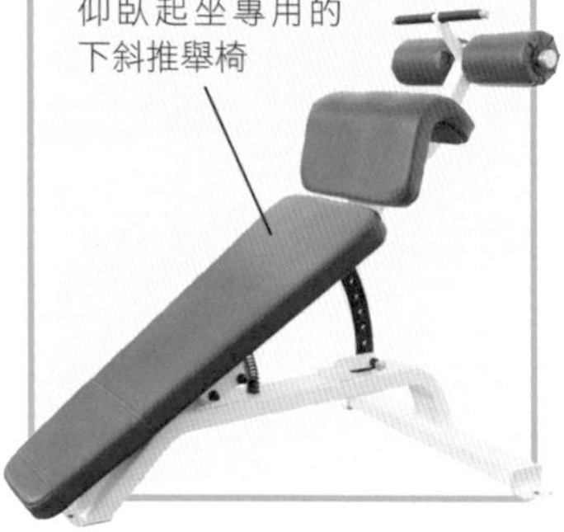
仰臥起坐專用的下斜推舉椅

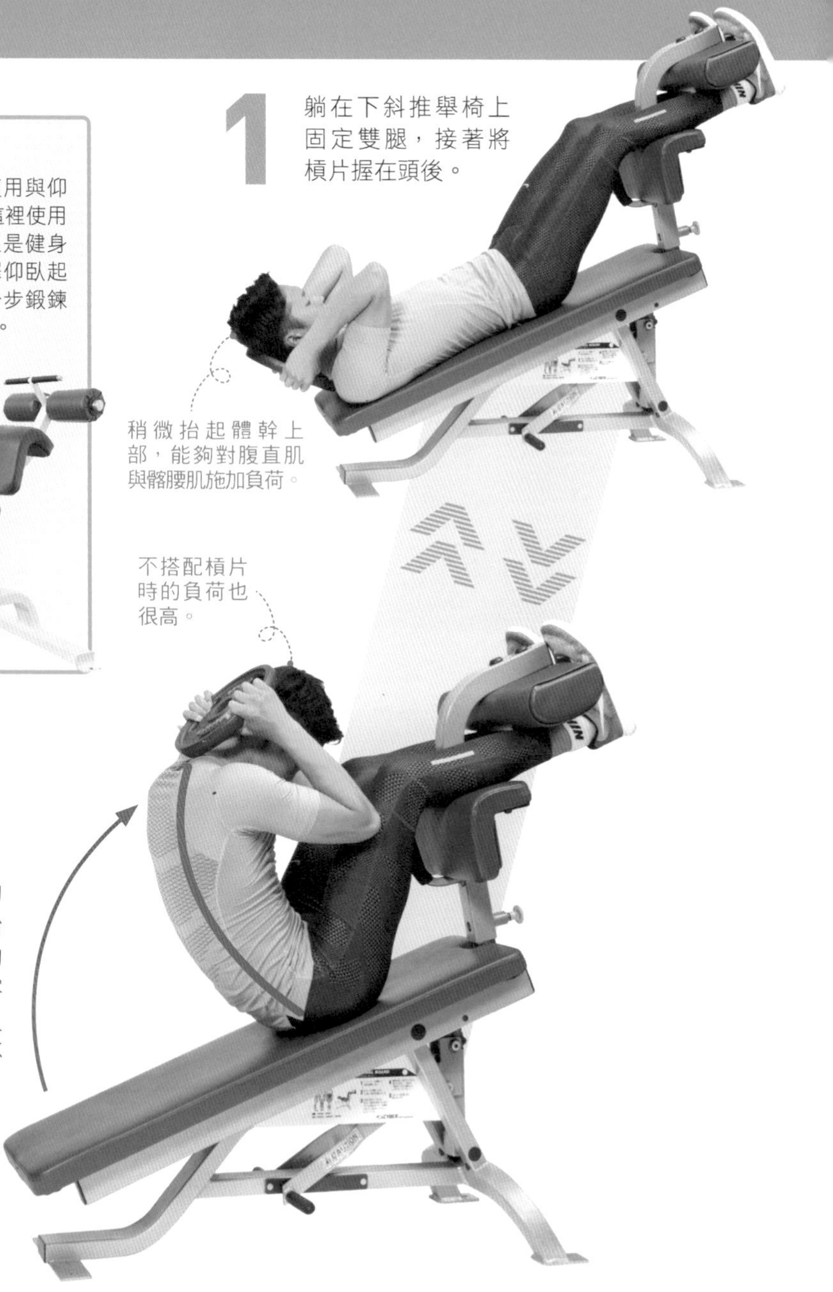

1 躺在下斜推舉椅上固定雙腿，接著將槓片握在頭後。

稍微抬起體幹上部，能夠對腹直肌與髂腰肌施加負荷。

不搭配槓片時的負荷也很高。

2 以心窩為中心拱背的同時，屈曲髖關節抬起上半身。回到**1**的姿勢時，腹直肌與髂腰肌仍持續承擔負荷。剛開始也可以不搭配槓片。

腹斜肌群

有回旋（腰部旋轉）類項目、側屈類項目，還有由兩者組合而成的項目

對脊椎（體幹）橫向彎屈的側屈，以及脊椎扭轉的回旋動作施加負荷

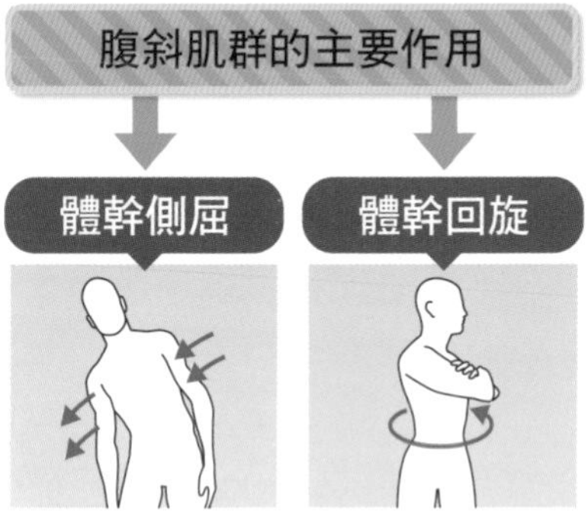
腹斜肌群的主要作用
體幹側屈
體幹回旋

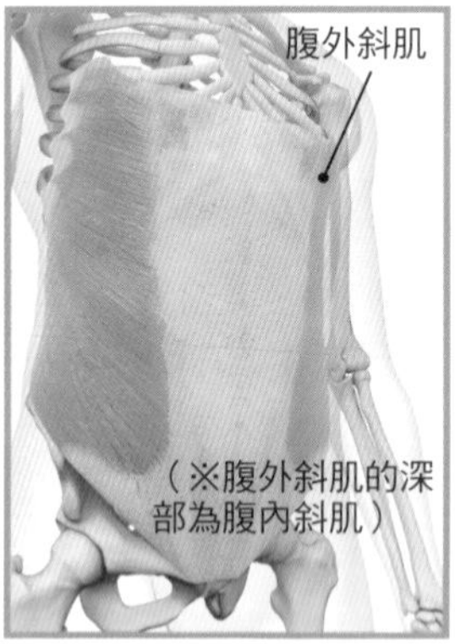
腹外斜肌
（※腹外斜肌的深部為腹內斜肌）

腹斜肌群的項目分成「回旋（腰部旋轉）類」與「側屈類」。回旋類的扭轉抬腿與槓片腰部旋轉訓練，對伸張狀態的負荷及伸展效果都很好，但是負荷容易流失。同屬回旋類的繩索腰部旋轉訓練與機械的腰部旋轉訓練，則能夠藉由動作避免負荷流失。

腹斜肌群 項目一覽與選擇基準

▼項目名稱 ▶選擇基準		運動量	負荷流失的難易度	伸張狀態時的負荷	伸展效果	運動方式難易度	居家執行難易度
自體 側身捲腹	➡p.171	偏小	▲	弱	低	偏難	○
自體 扭轉捲腹	➡p.172	偏小	▲	偏弱	低	普通	○
自體 扭轉抬腿	➡p.173	中	×	偏強	偏高	偏簡單	○
機械 腰部旋轉訓練	➡p.174	中	○	偏強	偏高	簡單	×
繩索 繩索腰部旋轉訓練	➡p.175	中	▲	中	偏高	偏難	×
自由重量 槓片腰部旋轉訓練	➡p.176	中	×	偏弱	高	偏簡單	○
自由重量 臥姿腰部旋轉訓練	➡p.178	偏大	▲	中	中	偏難	×
自由重量 側傾	➡p.179	中	○	中	偏高	普通	○

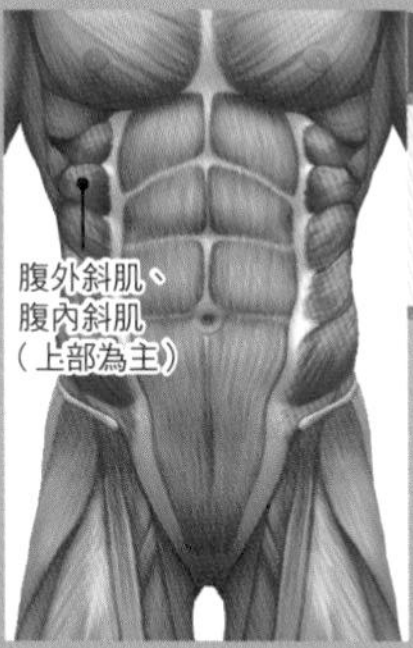
腹外斜肌、
腹內斜肌
（上部為主）

腹斜肌群項目 1

自體

側身捲腹

背部橫向彎曲，鍛鍊腹斜肌群

姿勢略難，但是能夠鍛鍊到平常很難動用的腹斜肌群上部。動作很小，因此運動量與伸張狀態下的負荷都偏低。

POINT!

脊椎橫向彎曲

背部朝側邊彎曲時，很容易僅動用到頸部，要特別留意。這時要以脊椎抬起上半身，而非頸部。

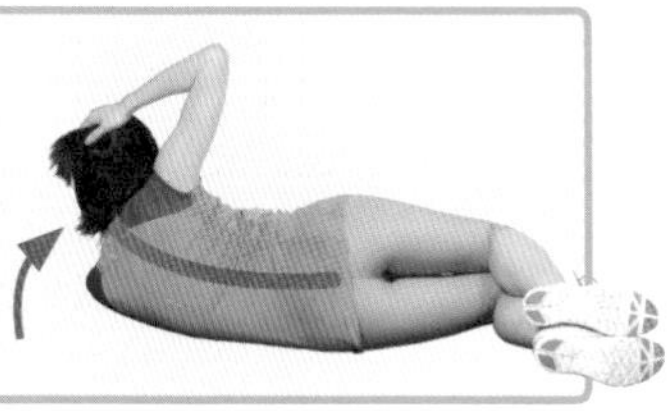

1 側躺屈膝，上側的手擺在後腦勺或是耳後一帶，接著伸直背脊，將下側的手擺在腹側。

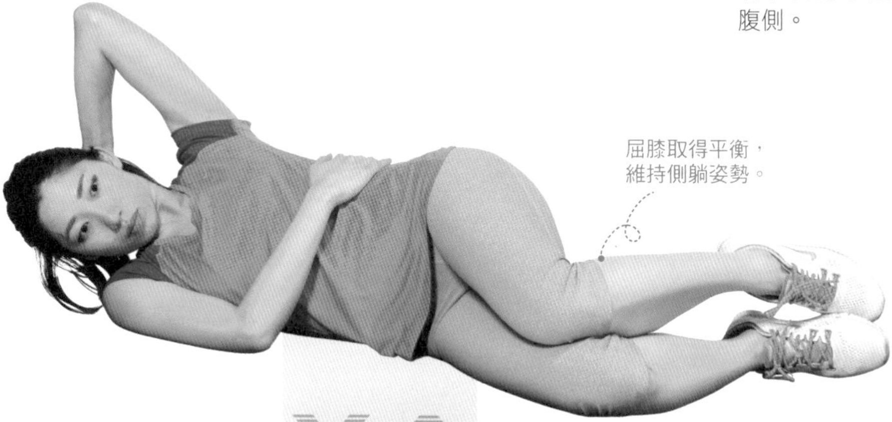
屈膝取得平衡，
維持側躺姿勢。

2 以背部往側邊彎曲的方式抬起上半身。由於動作很小，所以要維持抬起上半身的姿勢1秒，避免負荷流失。

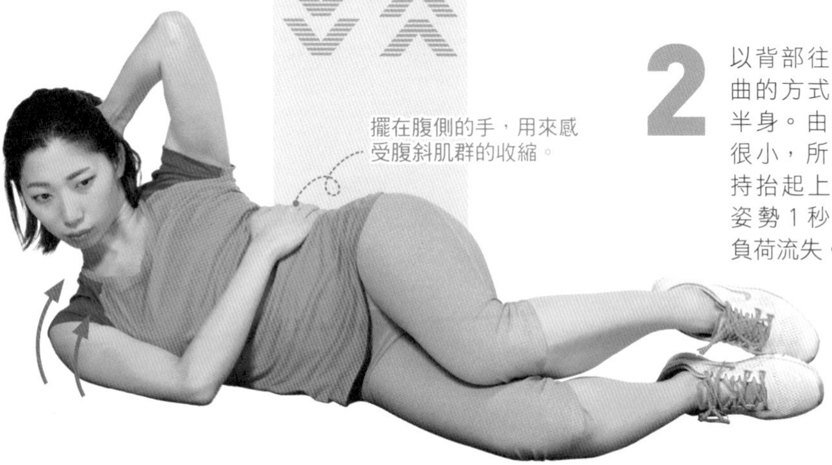
擺在腹側的手，用來感
受腹斜肌群的收縮。

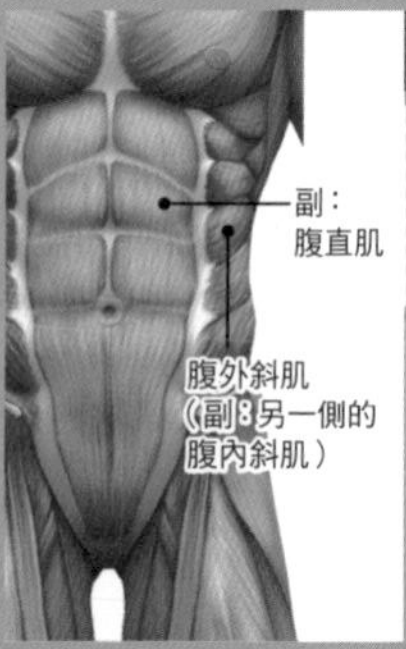

腹斜肌群項目 2

自體

扭轉捲腹

扭轉上半身以鍛鍊腹斜肌群

伸張狀態的負荷與伸展效果都很低，但是能夠輕鬆執行的腹斜肌群項目。上半身扭轉程度算中等，可以同時鍛鍊到腹直肌。

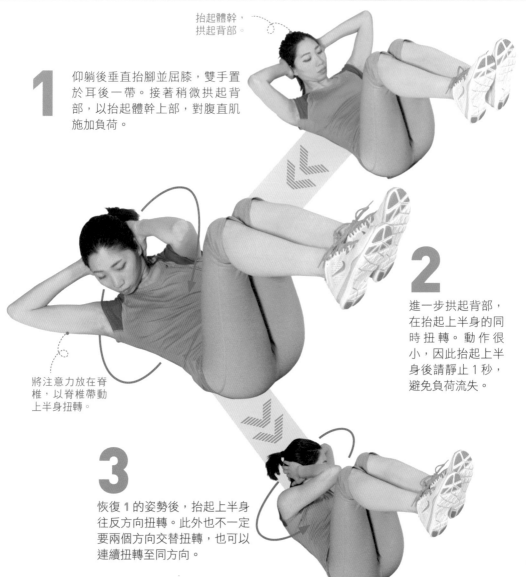

抬起體幹，
拱起背部。

1 仰躺後垂直抬腳並屈膝，雙手置於耳後一帶。接著稍微拱起背部，以抬起體幹上部，對腹直肌施加負荷。

2 進一步拱起背部，在抬起上半身的同時扭轉。動作很小，因此抬起上半身後請靜止 1 秒，避免負荷流失。

將注意力放在脊椎，以脊椎帶動上半身扭轉。

3 恢復 **1** 的姿勢後，抬起上半身往反方向扭轉。此外也不一定要兩個方向交替扭轉，也可以連續扭轉至同方向。

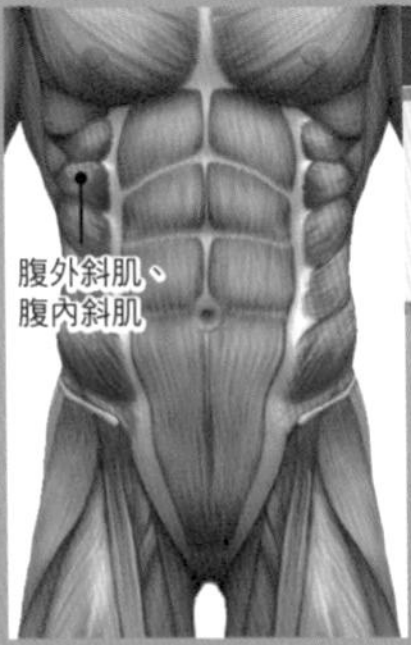
腹外斜肌、
腹內斜肌

腹斜肌群項目3

自體

扭轉抬腿

藉扭轉下半身的動作鍛鍊腹斜肌群

雖然負荷容易流失，但是脊椎扭轉程度比扭轉捲腹還大。因此伸張狀態的負荷與伸展效果也更好。

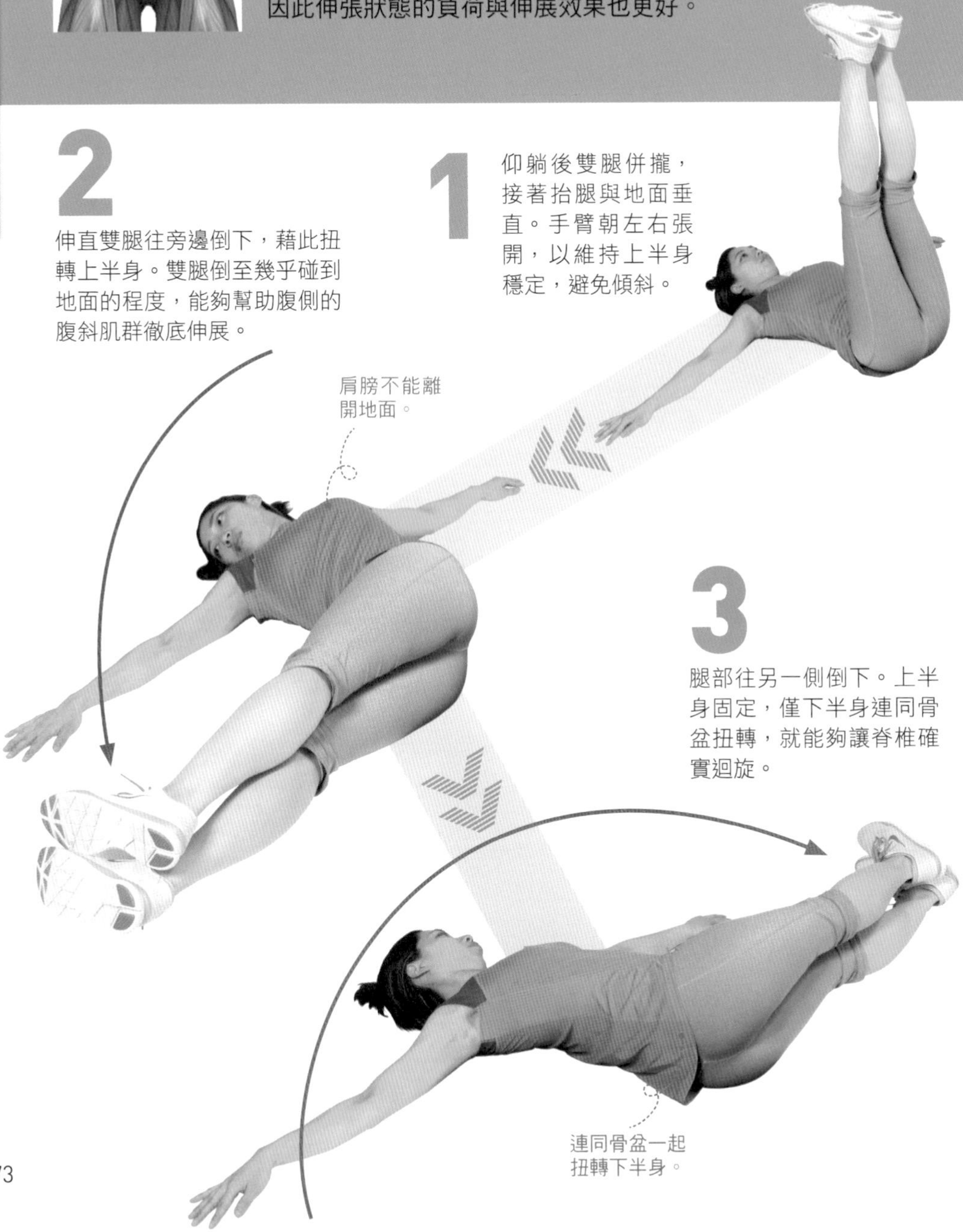
肩膀不能離開地面。
連同骨盆一起扭轉下半身。

1

仰躺後雙腿併攏，接著抬腿與地面垂直。手臂朝左右張開，以維持上半身穩定，避免傾斜。

2

伸直雙腿往旁邊倒下，藉此扭轉上半身。雙腿倒至幾乎碰到地面的程度，能夠幫助腹側的腹斜肌群徹底伸展。

3

腿部往另一側倒下。上半身固定，僅下半身連同骨盆扭轉，就能夠讓脊椎確實迴旋。

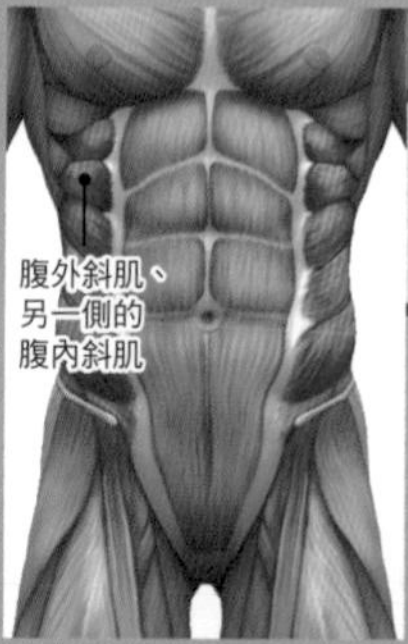
腹外斜肌、
另一側的
腹內斜肌

腹斜肌群項目4

機械

腰部旋轉訓練

整個可動範圍都能夠施加強烈負荷

會對扭轉上半身動作施加負荷的機械項目，能夠輕易調整負荷。負荷不易流失、伸展效果以及對伸張狀態的負荷都偏高，是相當優秀的項目。

POINT!

上半身大幅扭轉

關鍵在於起始動作時，就要擺出上半身大幅扭轉的姿勢。除非身體特別僵硬，否則都應將腿部軟墊設定在擺動幅度最大的位置。

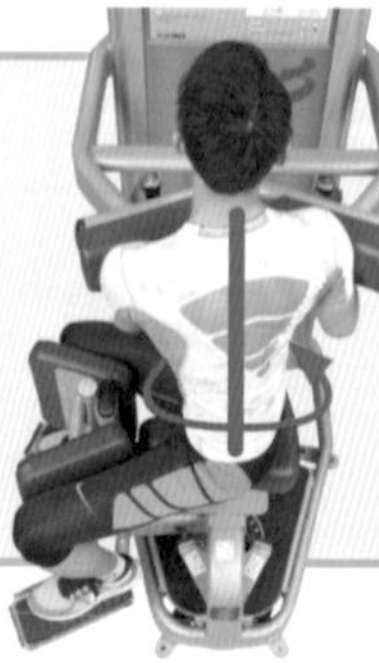

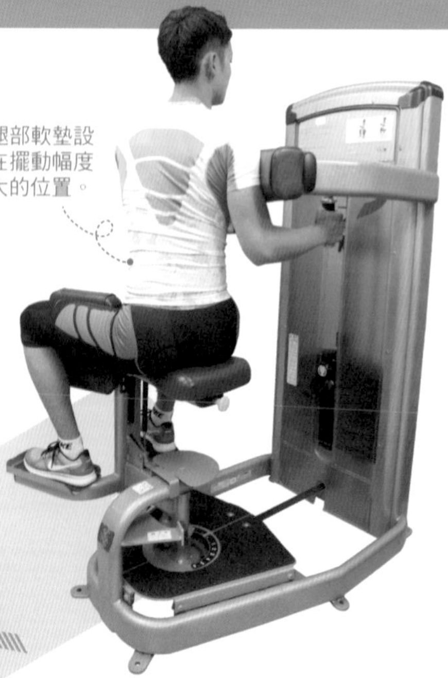
將腿部軟墊設
定在擺動幅度
最大的位置。

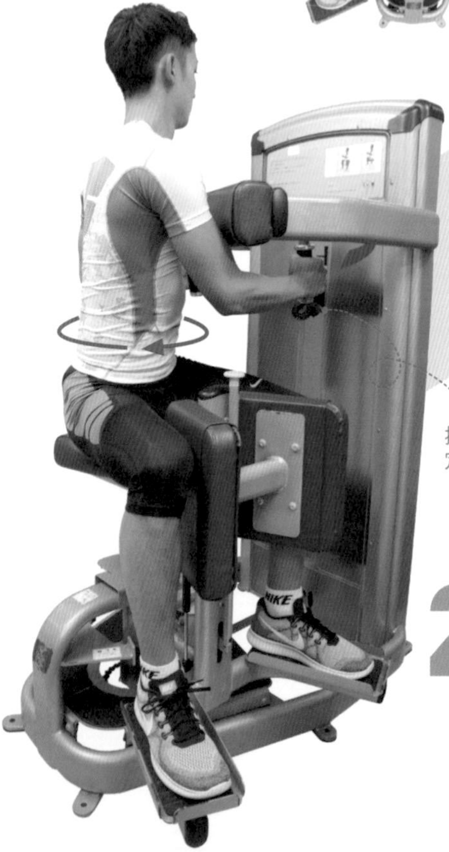
握住握把以固
定上半身。

1 坐在椅子上，將軟墊抵在大腿內側，接著扭轉上半身並握住握把，讓胸口也抵在軟墊上。

2 上半身固定，下半身往反方向擺動，藉此扭轉腹側的腹斜肌群。將椅子設為朝著反方向的話，扭轉至反方向時也能夠保持平衡。
（※這部器材是固定上半身，扭轉下半身的類型；另外也有固定下半身，扭轉上半身的類型）

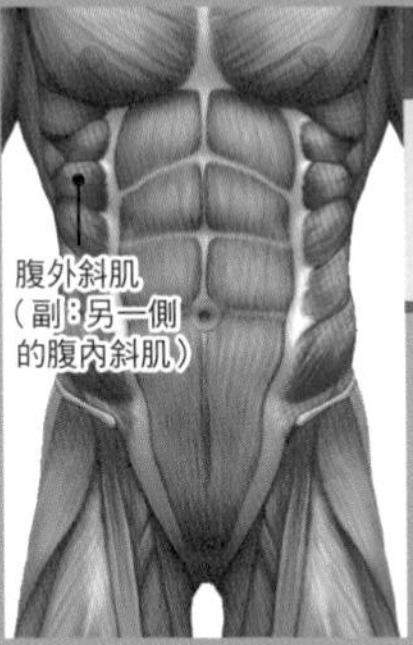
腹外斜肌
（副：另一側
的腹內斜肌）

腹斜肌群項目 5

繩索

繩索腰部旋轉訓練

手臂與體幹一起扭轉，以鍛鍊腹斜肌群

姿勢稍難，但是負荷不易流失，對伸張狀態的負荷也偏高。關鍵在於肩膀與手臂盡量別施力，將力量集中在體幹的扭轉動作。

POINT!

拉繩索時不要以手臂與肩膀用力

這個項目很容易不小心用到手臂與肩膀，但是這兩處出力愈大，就愈無法鍛鍊到體幹的腹斜肌群，所以拉繩索時請固定上半身。

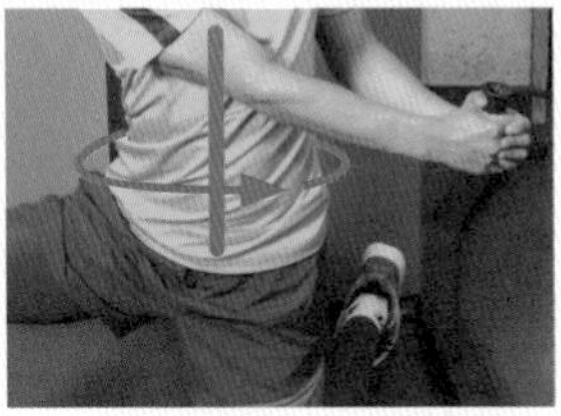

1 將繩索起點設在高於肩膀處，雙手握住同一個握把後背對器材。靠近起點的腳跪地，另一隻腳的腳尖朝向與起點相反的方向，藉此扭轉上半身。

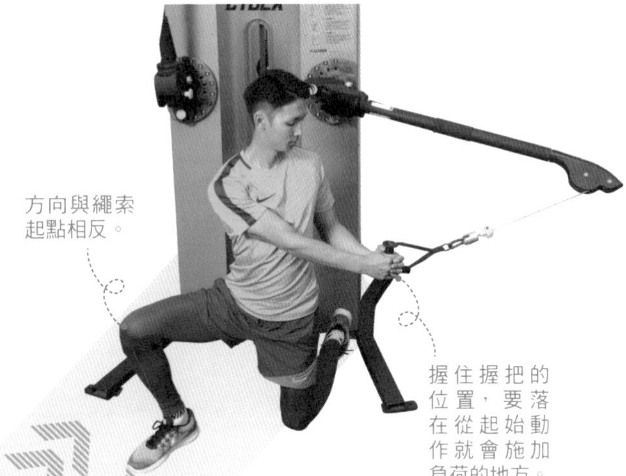
方向與繩索
起點相反。
握住握把的
位置，要落
在從起始動
作就會施加
負荷的地方。

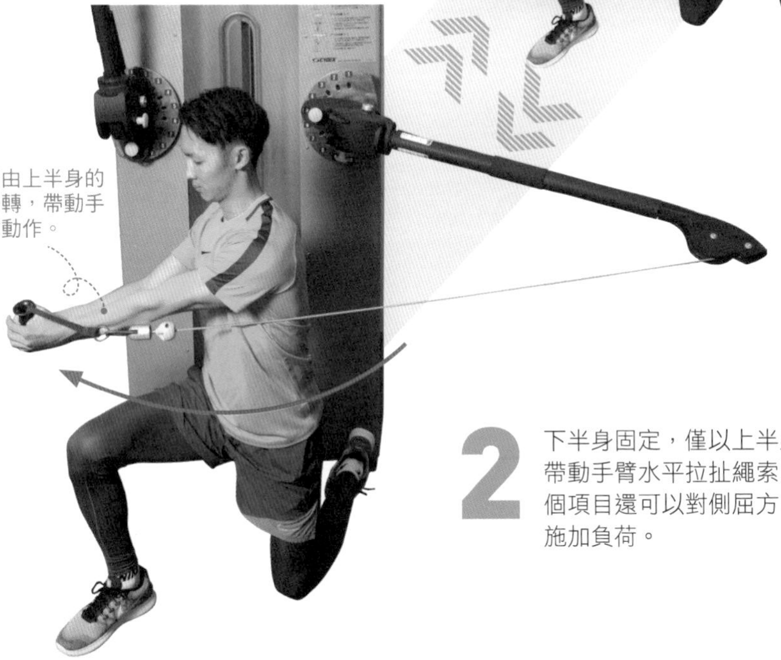
藉由上半身的
扭轉，帶動手
臂動作。

2 下半身固定，僅以上半身扭轉，帶動手臂水平拉扯繩索。此外這個項目還可以對側屈方向的動作施加負荷。

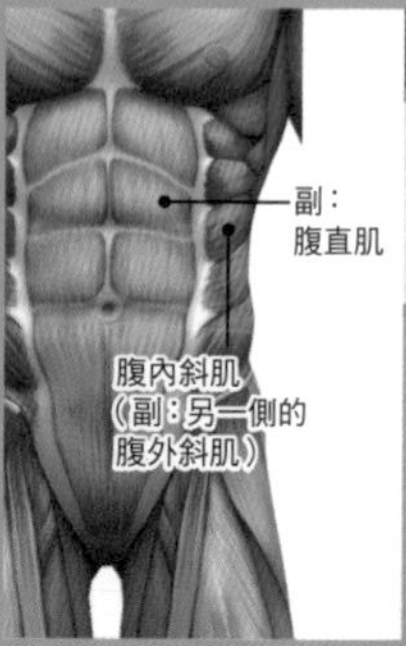

腹斜肌群項目 6

自由重量

槓片腰部旋轉訓練

輕鬆鍛鍊腹斜肌群的自由重量項目

對伸張狀態的負荷很強，伸展效果也很好，還能夠鍛鍊到腹直肌。姿勢簡單，但是缺點是上半身朝向正面時負荷會流失。

※ 本項目又稱為「俄羅斯扭轉」。

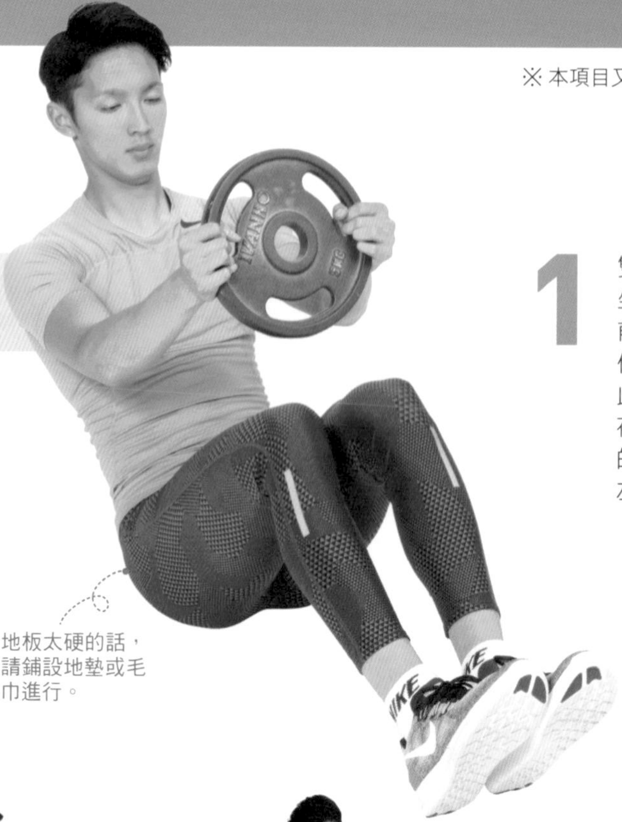

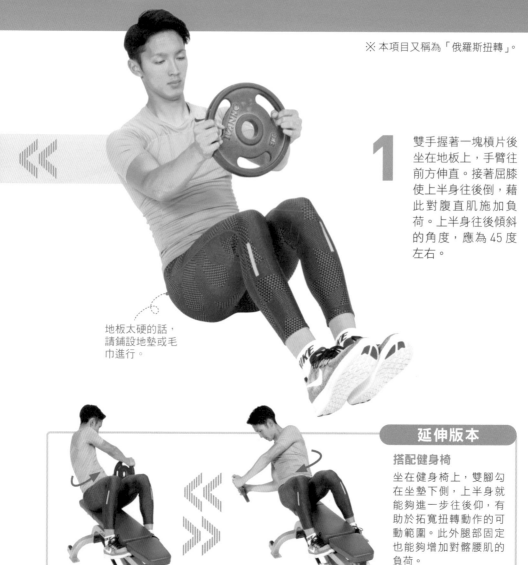

1 雙手握著一塊槓片後坐在地板上，手臂往前方伸直。接著屈膝使上半身往後倒，藉此對腹直肌施加負荷。上半身往後傾斜的角度，應為45度左右。

地板太硬的話，請鋪設地墊或毛巾進行。

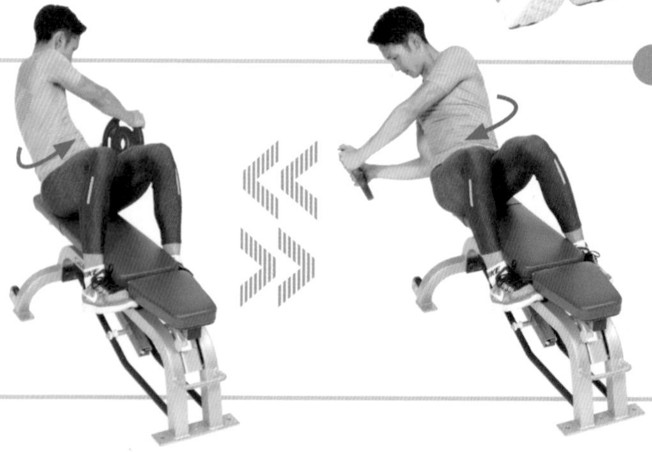

延伸版本

搭配健身椅

坐在健身椅上，雙腳勾在坐墊下側，上半身就能夠進一步往後仰，有助於拓寬扭轉動作的可動範圍。此外腿部固定也能夠增加對髂腰肌的負荷。

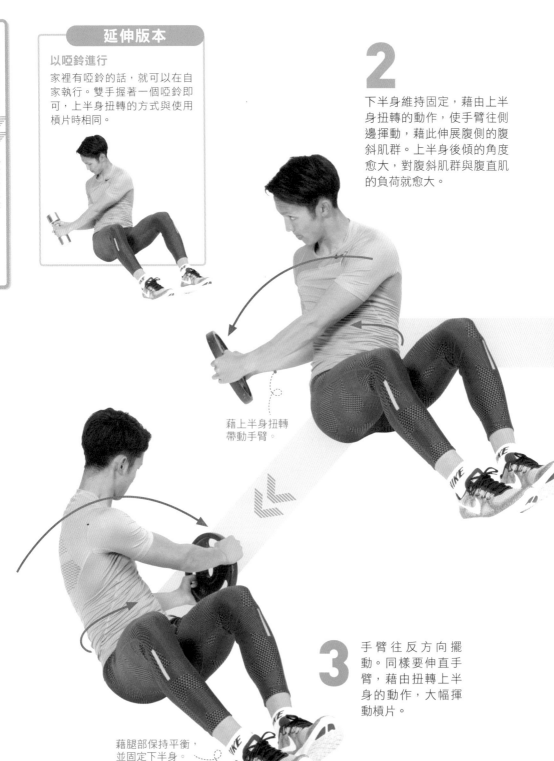

延伸版本

以啞鈴進行

家裡有啞鈴的話，就可以在自家執行。雙手握著一個啞鈴即可，上半身扭轉的方式與使用槓片時相同。

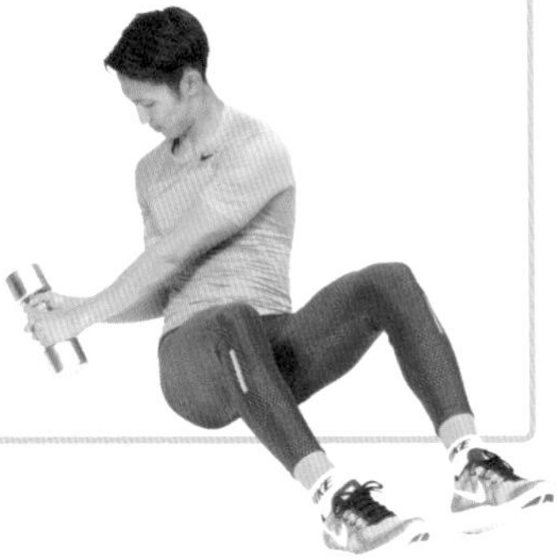

2

下半身維持固定，藉由上半身扭轉的動作，使手臂往側邊揮動，藉此伸展腹側的腹斜肌群。上半身後傾的角度愈大，對腹斜肌群與腹直肌的負荷就愈大。

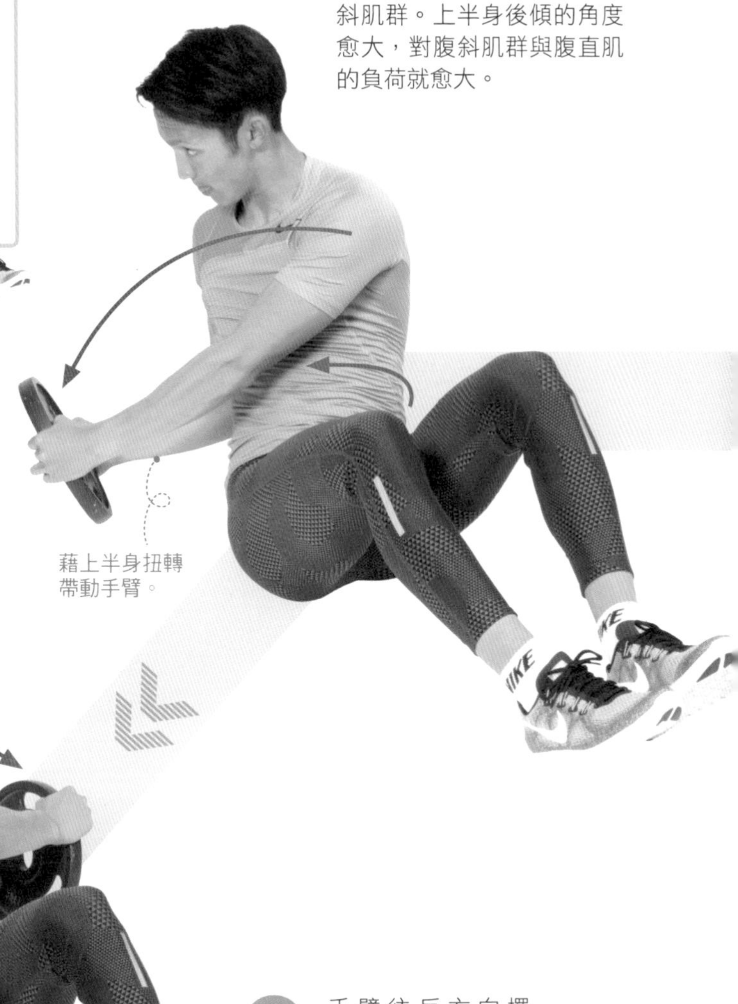
藉上半身扭轉帶動手臂。

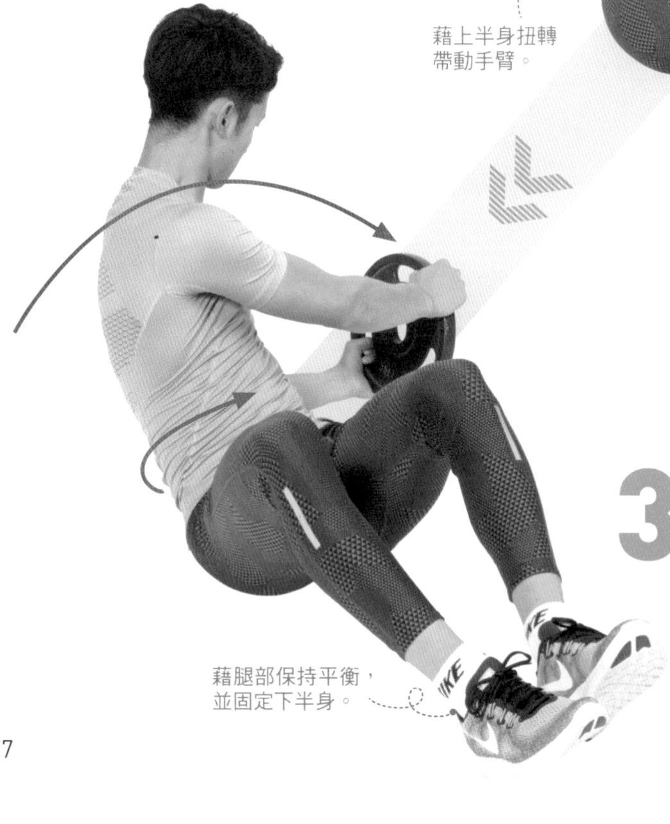
藉腿部保持平衡，並固定下半身。

3

手臂往反方向擺動。同樣要伸直手臂，藉由扭轉上半身的動作，大幅揮動槓片。

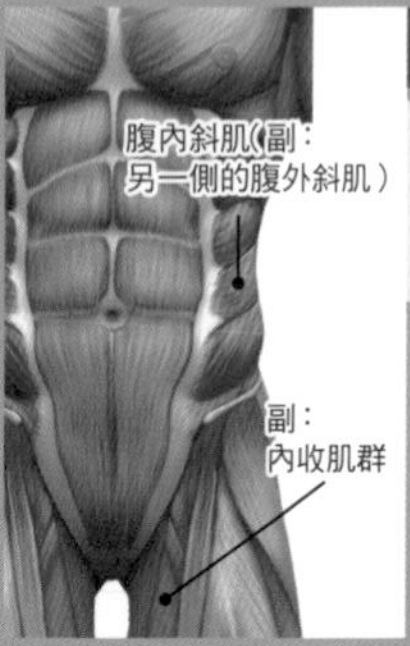
腹內斜肌（副：
另一側的腹外斜肌）
副：
內收肌群

臥姿腰部旋轉訓練

負荷不易流失的單方向腰部旋轉訓練

側躺進行的腰部旋轉訓練，能夠對側屈方向施加負荷。雖然對伸張狀態下的負荷偏弱，但能持續施加負荷，挑戰肌肉極限。

1 雙手握著一片槓片後坐在健身椅上，接著側躺並張開雙腿，用腳尖勾住椅墊的下面以支撐上半身。雙臂往前方伸直。

上半身側躺
至45度角。
以雙腳夾住椅
子般，用腳尖
勾住椅墊。

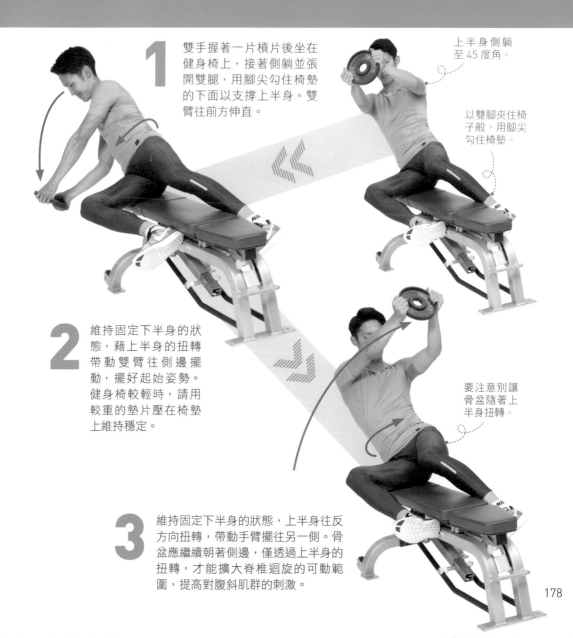

2 維持固定下半身的狀態，藉上半身的扭轉帶動雙臂往側邊擺動，擺好起始姿勢。健身椅較輕時，請用較重的墊片壓在椅墊上維持穩定。

要注意別讓
骨盆隨著上
半身扭轉。

3 維持固定下半身的狀態，上半身往反方向扭轉，帶動手臂擺往另一側。骨盆應繼續朝著側邊，僅透過上半身的扭轉，才能擴大脊椎迴旋的可動範圍，提高對腹斜肌群的刺激。

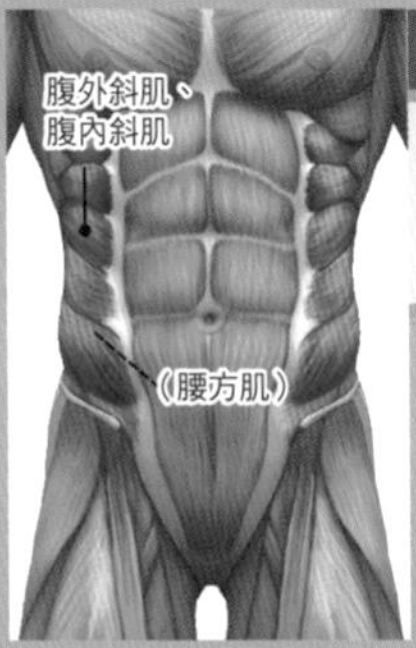
腹外斜肌、
腹內斜肌
（腰方肌）

腹斜肌群項目 8

自由重量

側傾

藉脊椎橫向彎曲的側屈動作鍛鍊腹斜肌群

側屈項目與扭轉項目會對腹斜肌群造成不同的刺激。
負荷不易流失且伸展效果偏高，同時很好調整負荷的重量。

1 單手提起啞鈴，背脊伸直，雙腳與腰部同寬，接著邊下放啞鈴邊側向彎曲身體。這裡要利用啞鈴的重量，讓脊椎確實側屈。

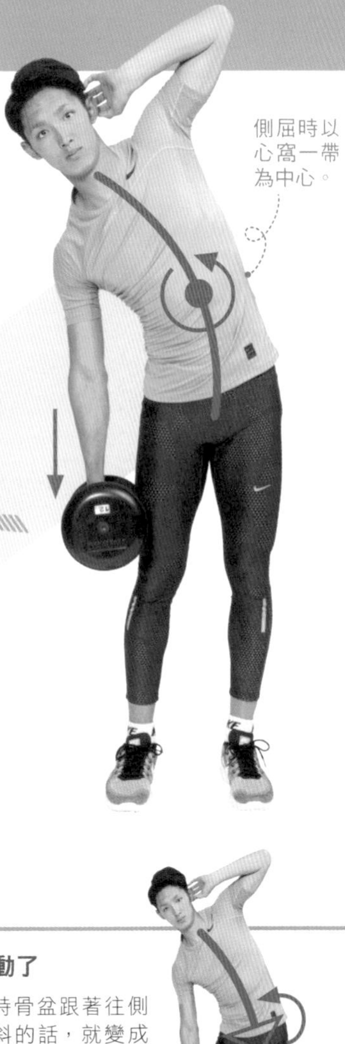
側屈時以
心窩一帶
為中心。

2 上半身往反方向側屈。這時藉上半身橫向彎曲的動作，帶動手臂提起啞鈴。這時骨盆要固定不動，以心窩一帶為支點讓脊椎往旁邊彎曲。

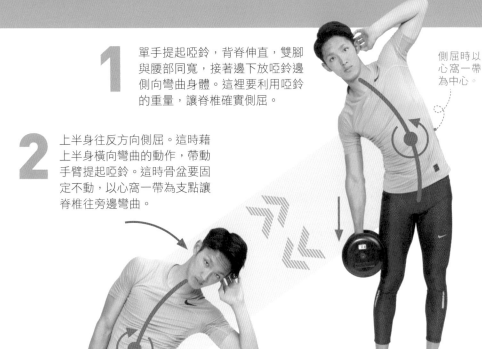

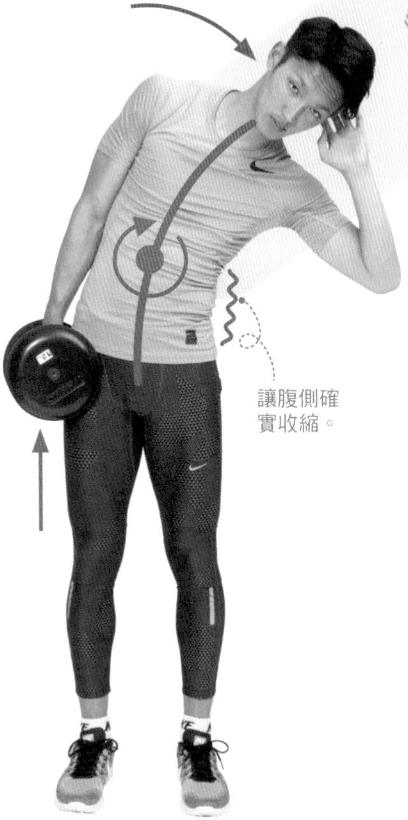
讓腹側確
實收縮。

NG

骨盆動了

側屈時骨盆跟著往側邊傾斜的話，就變成以髖關節帶動上半身往側邊傾斜，縮小體幹（脊椎）的側屈效果，連腹斜肌群的可動範圍都會變小。

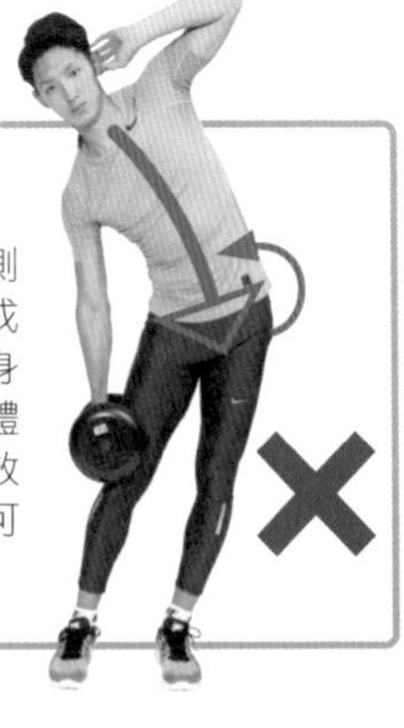

頸部肌群

藉自體重量施加負荷的項目，以及運用槓片的項目

對頭部往前擺動的頸部屈曲與往後方擺動的頸部伸展施加負荷

頸部屈肌群的主要作用

↓

頸部屈曲

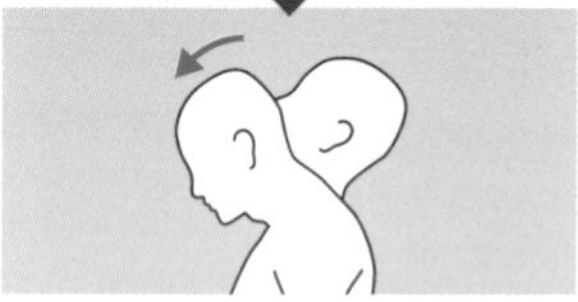

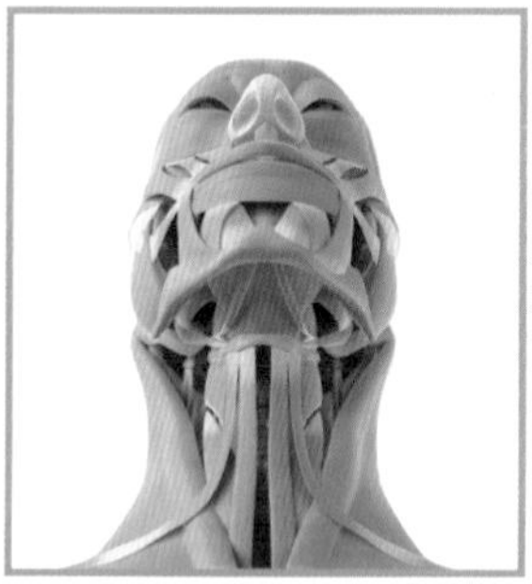

頸部伸肌群的主要作用

↓

頸部伸展

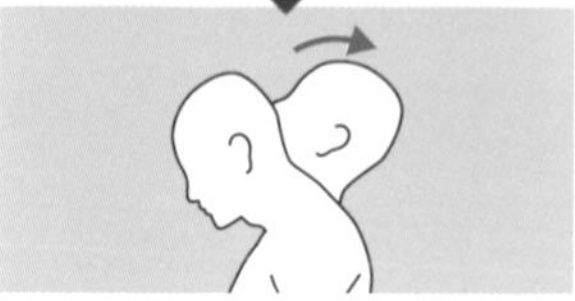

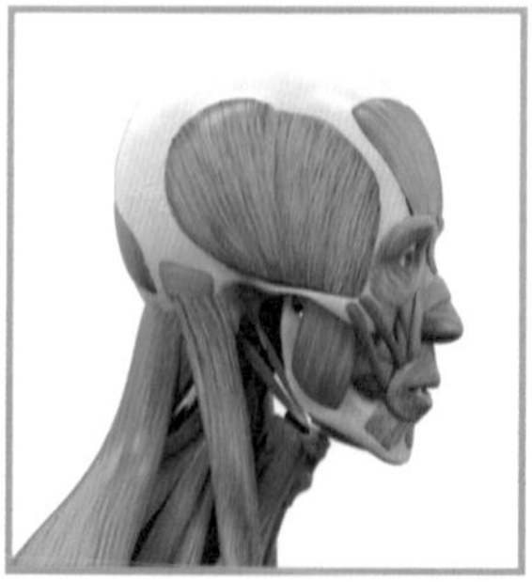

以自體力量施加負荷的頸部屈曲與頸部伸展訓練，能夠藉由動作避免負荷流失，提高對伸張狀態時的負荷。臥姿項目則可帶來更強的負荷。

頸部屈肌群 項目一覽與選擇基準

▶選擇基準 / ▼項目名稱	運動量	負荷流失的難易度	伸張狀態時的負荷	伸展效果	運動方式難易度	居家執行難易度
自體 頸部屈曲 ➡p.181	小	○	偏強	偏高	偏難	○
自由重量 臥姿頸部屈曲 ➡p.181	小	▲	中	中	簡單	×

頸部伸肌群 項目一覽與選擇基準

▶選擇基準 / ▼項目名稱	運動量	負荷流失的難易度	伸張狀態時的負荷	伸展效果	運動方式難易度	居家執行難易度
自體 頸部伸展訓練 ➡p.182	小	○	偏強	偏高	偏難	○

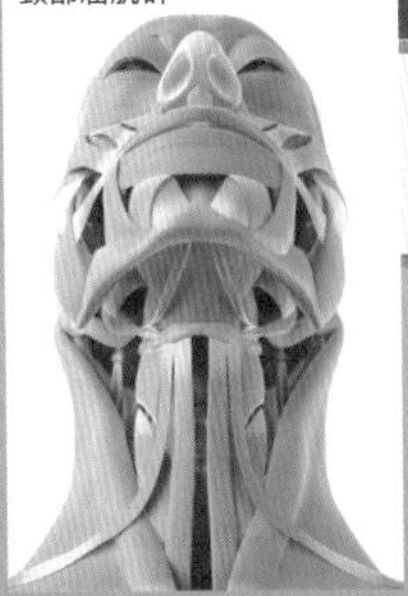
頸部屈肌群

頸部屈肌群項目

自體

頸部屈曲

以對抗手部施壓的方式，將頭部往前擺動

此項目最大的優點，就是偏離軌道時也能持續施加負荷。且能夠調節負荷強度，對伸張狀態的負荷與伸展效果俱佳。

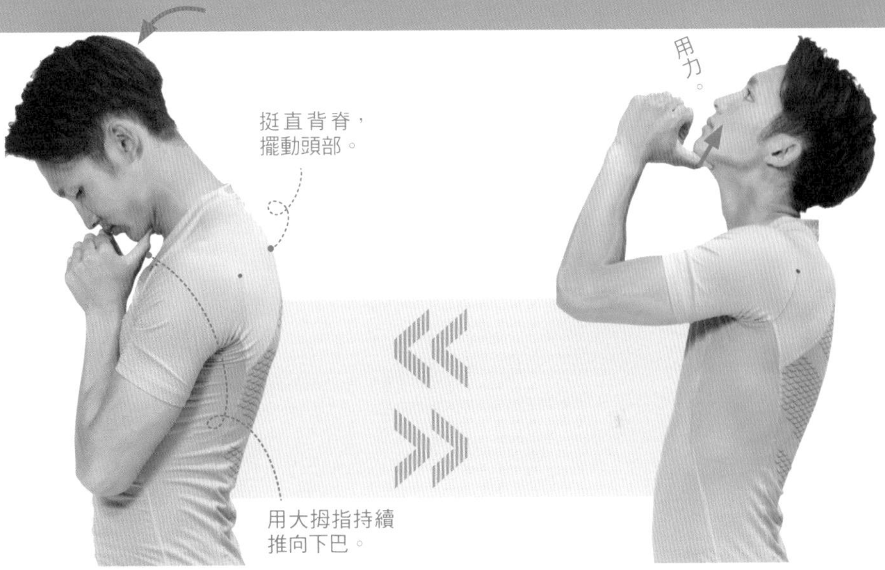
挺直背脊，
擺動頭部。
用大拇指持續
推向下巴。
用力。

2 對抗大拇指上推力量的同時，頭部緩緩往前擺動。接著大拇指持續施力，頭部則要在繼續用力對抗的情況下，慢慢往後方擺動，恢復 **1** 的姿勢。

1 背脊伸直，頭部往後仰，雙手併攏後以左右大拇指抵住下巴前端。接著用大拇指將下巴往上推，頭部則往前擺動對抗大拇指的力量。

延伸版本

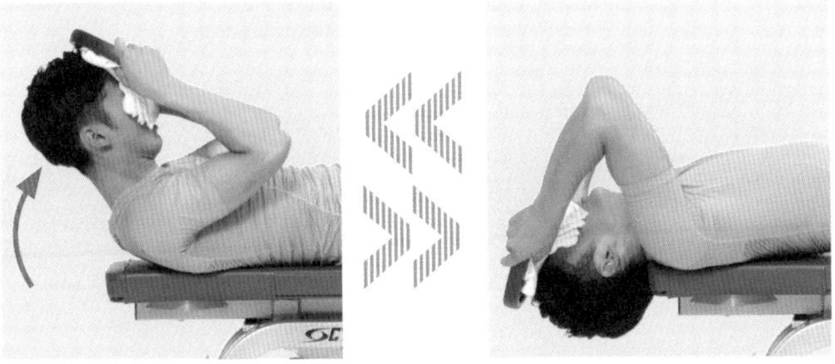

臥姿頸部屈曲

仰躺在健身椅上，頭部突出坐面，將槓片抵在下巴，頭部則要用力往前擺動。這個項目的負荷不易流失，且能夠以高負荷鍛鍊頸部屈肌群。執行時請在槓片與下巴之間墊上毛巾。

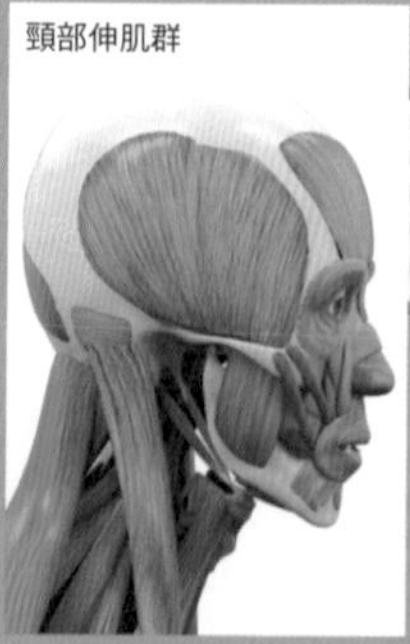
頸部伸肌群

頸部伸肌群項目

自體

頸部伸展訓練

對抗毛巾拉力的同時，頭部往後方擺動

最大的優點就回到起始動作時，能夠在持續施加負荷的同時伸展肌肉。由於負荷源自於自身力量，因此對伸張狀態的負荷與伸展效果都很好。

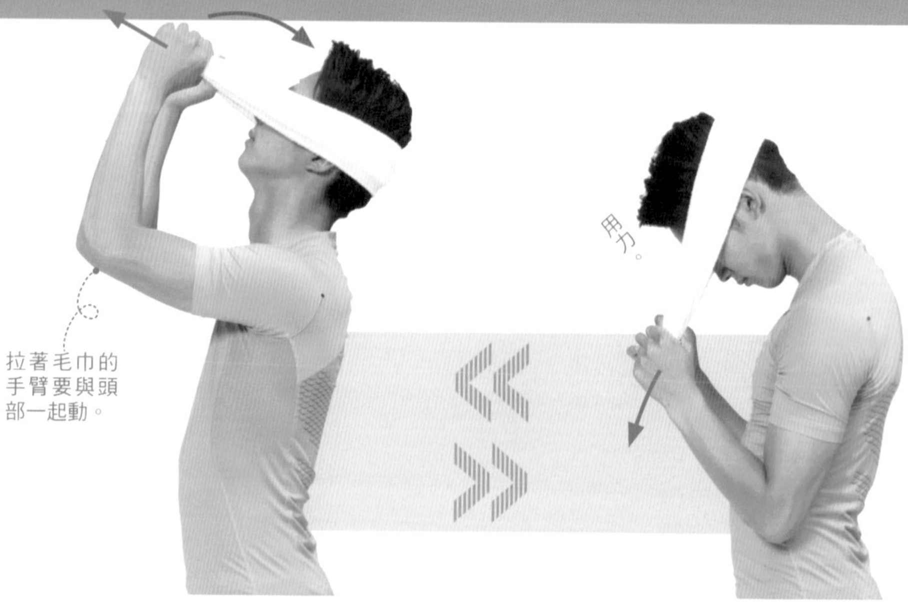
用力。
拉著毛巾的手臂要與頭部一起動。

2 對抗毛巾下拉力量的同時，頭部緩緩往後方擺動。接著頭部要在繼續用力對抗毛巾的情況下，慢慢往前方擺動，恢復 **1** 的姿勢。

1 雙手握住毛巾，背脊挺直，頭部往前方傾斜，將毛巾掛在靠近頭頂的後腦勺。接著雙手將毛巾往下拉，頭部則要往後方擺動，對抗毛巾下拉的力量。

延伸版本

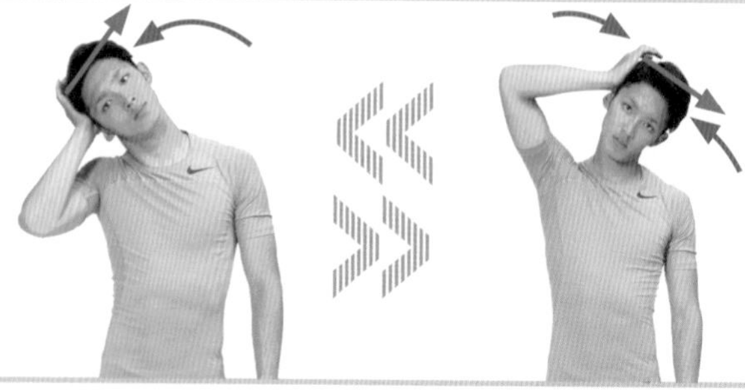

鍛鍊頸部側屈肌群的方法

頭部朝側邊傾斜，以鍛鍊頸部側屈肌群的版本。這時要以掌心按壓單邊的頭側，頭部則要藉頸部側屈的動作往側邊傾斜，以對抗手掌的力量。

第 6 章

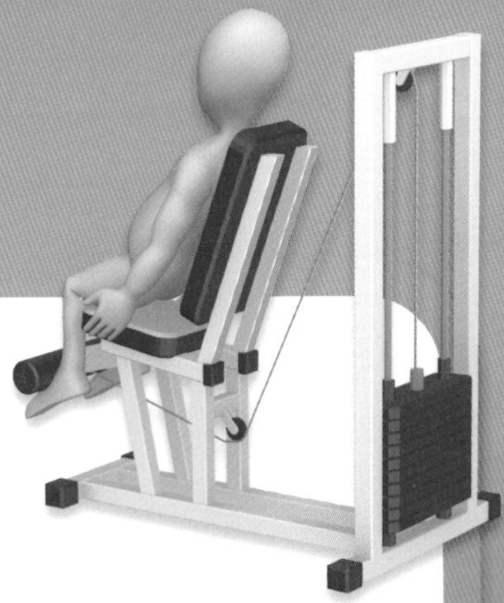

安排個人化鍛鍊菜單

接下來要依項目種類與部位，分別制定相應的鍛鍊方案。事前制定整週要執行的項目菜單，有助於持之以恆。各位剛開始不妨以本章方案為基礎，按照自己的體力等級與生活型態，打造出最適合自己的原創方案。

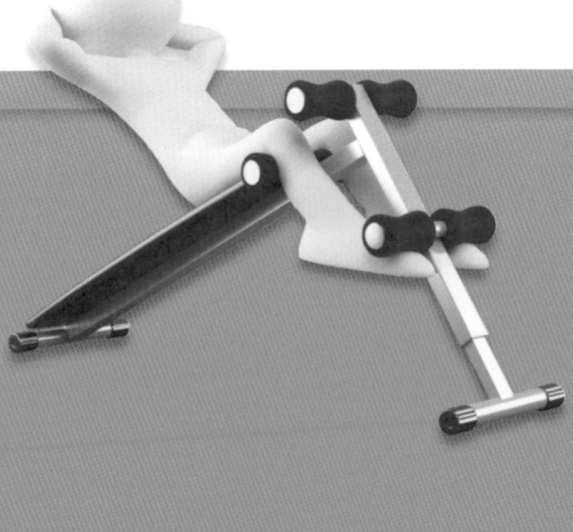

自宅篇 自體＆阻力帶全身鍛鍊方案

適合想在自宅鍛鍊的人，只要準備阻力帶即可。選用 2 m長的阻力帶，就能夠同時鍛鍊雙臂。打算將身體分成兩部分，分別在多天進行的話，建議切割成「下半身」＆「體幹」與「上半身」；想切割成三部分的話，則分成「下半身」、「體幹」與「上半身」。

各項目的執行次數建議為「10 次 ×3 組」。一週鍛鍊同部位兩天以上的話，中間最起碼要安排一天以上的恢復期。

●下半身

大腿前側、內側 **臀部** 印度深蹲（➡ p.133）

臀部 自體重量臀推（➡ p.113）

大腿後側 髖骨抬升訓練（➡ p.139）

●體幹

脊椎周邊 自體重量背部伸展訓練（➡ p.157）

腹部 捲腹（➡ p.163）

腹部 仰臥起坐（➡ p.164）

腹部 扭轉抬腿（➡ p.173）

●上半身

胸 寬距伏地挺身（➡ p.37）

背部側邊 阻力帶下拉（➡ p.63）

背部 仰臥懸垂臂屈伸（➡ p.55）

肩膀後方 阻力帶後舉（➡ p.81）

上臂後 **肩膀前方** 窄版伏地挺身（➡ p.98）

上臂前 阻力帶手臂屈曲（➡ p.89）

自宅篇 自體重量 & 啞鈴全身鍛鍊方案

適合想在自宅進一步鍛鍊的人，需要準備兩個啞鈴。這裡建議選擇可調整重量的啞鈴，才能夠按照項目增減槓片。脊椎一帶可藉「下半身」項目——單手單腳硬舉進行輔助型鍛鍊。「上半身」的上臂項目，可以與「下半身」或「體幹」項目做搭配。

啞鈴推舉請選擇 p.52 介紹的自宅版本。保加利亞單腳蹲、單臂啞鈴划船、俯臥抬腿則可用自宅椅子代替健身椅。

●下半身

臀部 **臀側** **大腿後側**
保加利亞單腳蹲（➡ p.116）

臀側 **臀部** **大腿後側** **脊椎周邊**
單手單腳硬舉（➡ p.124）

大腿內側、前面、後面 **臀部** 寬步幅深蹲（➡ p.147）

●體幹

腹部 捲腹（➡ p.163）

腹側 **腹部** 槓片腰部旋轉訓練（➡ p.176）※ 使用啞鈴

腹側 側傾（➡ p.179）

●上半身

胸 **肩膀前方** **上臂後面** 啞鈴推舉（➡ p.42）

背部 單臂啞鈴划船（➡ p.59）

肩膀中間 啞鈴側平舉（➡ p.78）

肩膀後面 啞鈴後舉（➡ p.80）

上臂後面 俯臥抬腿（➡ p.101）

上臂後面 啞鈴彎舉（➡ p.92）

※ 各項目均建議為「10 次 ×3 組」。一週鍛鍊同部位兩天以上的話，中間要安排一天以上的恢復期。

健身房篇 機械全身鍛鍊方案

適合想用機械鍛鍊的人，能夠輕易設定重量，姿勢也很安定。上臂後面可用胸推與肩上推舉這兩個項目進行輔助型鍛鍊。健身房沒有適合的機械時，也可以改用其他可鍛鍊同部位的項目。有機械下拉的話，可以改選擇動作相同的滑輪下拉（→ p.65）。

「上半身」的項目很多，所以切割成「下半身」、「體幹」與「上半身」這三部分鍛鍊時，也可以在進行「下半身」或「體幹」鍛鍊的日子，搭配二頭肌機器彎舉。

●下半身

臀部　大腿前面、內側　大腿推蹬訓練（➡ p.135）

臀側　機械髖外展（➡ p.122）

大腿前面　腿部伸展訓練（➡ p.134）

大腿後側　腿彎舉（➡ p.140）

●體幹

脊椎周邊　機械背部伸展訓練（➡ p.158）

腹部　腹部訓練機捲腹（➡ p.166）

腹側　腰部旋轉訓練（➡ p.174）

●上半身

胸　肩膀前方　上臂後面　胸推（➡ p.38）

肩膀前方、中間　上臂後面　機械肩上推舉（➡ p.84）

背側　機械下拉（➡ p.64）

背部　坐姿划船（➡ p.56）

肩膀後面　後束飛鳥（➡ p.81）

上臂後面　二頭肌機器彎舉（➡ p.90）

※各項目均建議為「10 次 ×3 組」。一週鍛鍊同部位兩天以上的話，中間要安排一天以上的恢復期。

（健身房篇）繩索全身鍛鍊方案

適合想藉自由重量鍛鍊的人，能夠以高重量挑戰肌肉極限。上半身的項目很多，所以可以與下半身、體幹的項目分開，獨立一天鍛鍊。鍛鍊上半身時，可以將會動用到部分共同肌肉的項目組合在一起，也可以分割成「胸」類＆「上臂後面」類、「背部」類＆「肩膀」＆「上臂前面」鍛鍊。

鍛鍊時最應留意的不是配重，而是以可動範圍寬廣的正確姿勢鍛鍊。藉自由重量項目操作高重量時，能夠輕易達到很大的運動量。

●下半身

大腿前面、內側 | 臀部 | 脊椎周邊　槓鈴深蹲（➡p.136）

臀側 | 臀部 | 大腿後側 | 脊椎周邊

單手單腳硬舉（➡p.124）

大腿後側 | 臀部　羅馬尼亞硬舉（➡p.144）

●體幹

脊椎周邊　體幹背部伸展訓練（➡p.159）

腹部　下斜仰臥起坐（➡p.169）

腹側　臥姿腰部旋轉訓練（➡p.178）

●上半身

胸 | 肩膀前方 | 上臂後面　仰臥推舉（➡p.44）

背側　寬握引體向上（➡p.66）

背部　屈體划船（➡p.60）

上背部　啞鈴直立上提（➡p.71）

肩膀前面、中間　槓鈴頸後推舉（➡p.86）

上臂前面　啞鈴彎舉（➡p.92）

上臂後面　臥姿伸張（➡p.102）

※各項目均建議為「10次×3組」。一週鍛鍊同部位兩天以上的話，中間要安排一天以上的恢復期。

健身房篇 上半身肌肉極限挑戰方案

搭配多種項目以挑戰上半身各部位的肌肉極限，適合中、高級的老手。這邊將上半身切割成「胸」、「背部與上背部」、「肩膀前面與中間」、「肩膀後面」、「上臂前面」、「上臂後面」這 6 個部位鍛鍊。可以每週安排兩天的時間，每次鍛鍊 3 個功能相近的部位，例如：「胸」、「肩膀前面與中間」、「上臂後面」，或是「背部與上背部」、「肩膀後面」、「上臂前面」。

每週安排三天，每次鍛鍊 3 個部位時，通常會切割成「胸」&「肩膀前面與中間」、「背部與上背部」&「肩膀後面」、「上臂前面」&「上臂後面」。另外也有人分成「胸」&「上臂後面」、「背部與上背部」&「上臂前面」、「肩膀前面與中間」&「肩膀後面」。

●胸

胸 肩膀前面 上臂後面 仰臥推舉（➡ p.44）
胸 胸飛鳥（➡ p.39）
胸上部 史密斯機上斜臥推（➡ p.48）

●背部、上背部

背側 滑輪下拉（➡ p.65）
背側 屈體划船（➡ p.60）
上背部 史密斯機聳肩（➡ p.70）

●肩膀前面、中間

肩膀前面、中間 槓鈴頸後推舉（➡ p.86）
肩膀中間 啞鈴側平舉（➡ p.78）

●肩膀後面

肩膀後面 啞鈴後舉（➡ p.80）
肩膀後面 後束飛鳥（➡ p.81）

●上臂前面

上臂前面 窄握推舉（➡ p.92）
上臂前面 臥姿伸張（➡ p.94）
上臂前面 下壓（➡ p.95）

●上臂後面

上臂後面 窄握推舉（➡ p.106）
上臂後面 臥姿伸張（➡ p.102）
上臂後面 下壓（➡ p.100）

※各項目均建議為「10 次 ×3 組」。一週鍛鍊同部位兩天以上的話，中間要安排一天以上的恢復期。

健身房篇 下半身&體幹肌肉極限挑戰方案

搭配多種項目以挑戰下半身與體幹各部位的肌肉極限，適合中、高級的老手。整體運動量很大，建議每週安排兩次鍛鍊，並分別安排以深蹲為主的日子，與單腳硬舉（或保加利亞單腳蹲）&羅馬尼亞硬舉為主的日子，兩者交互進行。

各部位的鍛鍊順序都是先自由重量，再使用機械或繩索項目。屬於下半身項目的槓鈴深蹲，也能鍛鍊到主掌體幹伸展的豎脊肌。「腹部」與「側腹」這類腹肌項目，則建議每週執行2～3次。

●下半身

大腿前面、內側 臀部 脊椎周邊

槓鈴深蹲（➡ p.136）

臀部 臀側 單腳硬舉（➡ p.117）

大腿後面 臀部 羅馬尼亞硬舉（➡ p.144）

大腿前面 腿部伸展訓練（➡ p.134）

大腿後面 腿彎舉（➡ p.140）

骨盆前面 機械髖關節屈曲（➡ p.128）

小腿肚 機械舉踵（➡ p.154）

●體幹

脊椎周邊 體幹背部伸展訓練（➡ p.159）

腹部 下斜仰臥起坐（➡ p.169）

腹側 臥姿腰部旋轉訓練（➡ p.178）

腹側 腰部旋轉訓練（➡ p.174）

※各項目均建議為「10次×3組」。一週鍛鍊同部位兩天以上的話，中間要安排一天以上的恢復期。

自宅篇&健身房篇　腹部緊實鍛鍊方案

能夠鍛鍊腹部前面的腹直肌、腹側的腹斜肌群，打造緊實腹部線條的方案。並分成能夠完全在自宅進行的「自宅篇」以及「健身房篇」。只要「自宅篇」能夠維持正確姿勢持之以恆，就能夠獲得與「健身房篇」相同的效果。

無論是「自宅篇」還是「健身房篇」，都請盡量一週安排 2 ～ 3 次，而非僅鍛鍊一次。每週只能去健身房 1 ～ 2 趟的人，可以交替運用「自宅篇」與「健身房篇」，並安排不同的項目組合，才不容易厭煩，有助於長久持續。

●自宅篇

- 腹部　捲腹（➡ p.163）
- 腹部　仰臥起坐（➡ p.164）
- 腹側　腹部　扭轉捲腹（➡ p.172）
- 腹側　槓片腰部旋轉訓練（➡ p.176）
- 腹側　扭轉抬腿（➡ p.173）

●健身房篇

- 腹部　繩索捲腹（➡ p.167）
- 腹部　骨盆前面　下斜仰臥起坐（➡ p.169）
- 腹側　腰部旋轉訓練（➡ p.174）
- 腹側　臥姿腰部旋轉訓練（➡ p.178）
- 腹側　側傾（➡ p.179）

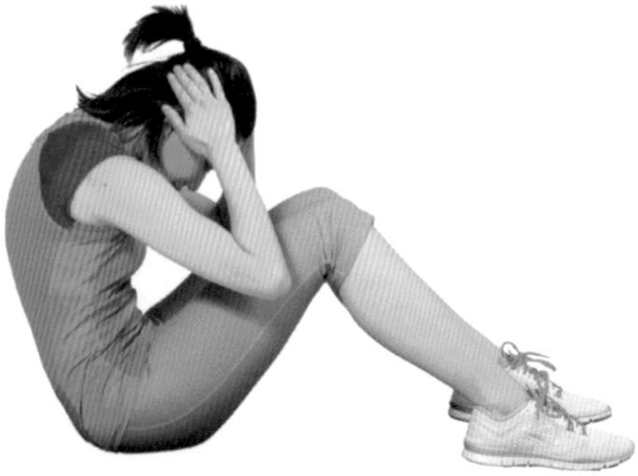

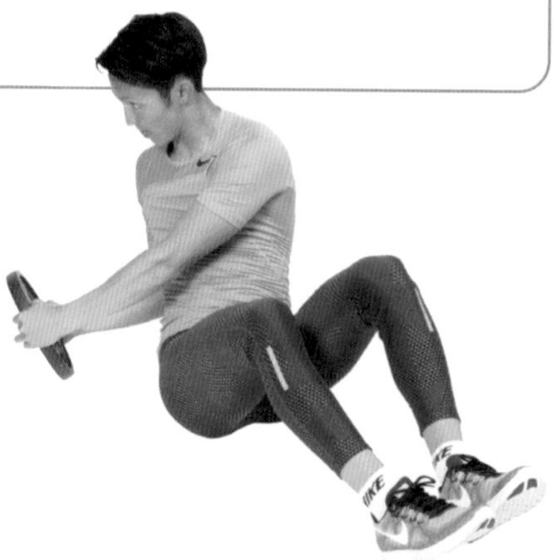

〈模特兒〉

秋山 翔飛（國際武道大學）

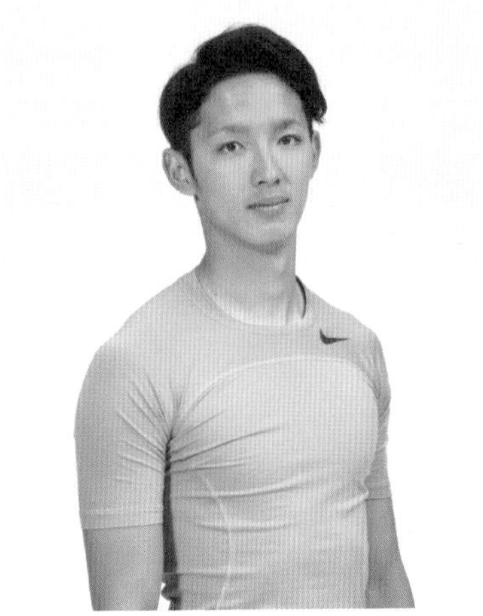

AYAKA（BRAFT）

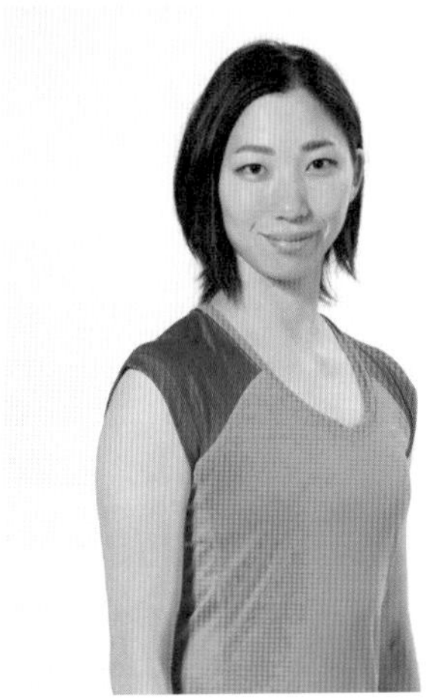

〈攝影協力〉國際武道大學

〈照片＆插圖協力〉Shutterstock

〈服裝協力〉Nike 日本

HealthTree
健康樹 健康樹系列 146

健身新手重訓攻略

世界一使える 筋トレ完全ガイド

作　　者　荒川裕志
譯　　者　黃筱涵
總 編 輯　何玉美
主　　編　紀欣怡
封面設計　張天薪
版型設計　楊雅屏
內文排版　許貴華
日本團隊　編輯製作：谷口洋一（ark COMMUNICATIONS）／設計：小林幸惠、玉井真琴（ERG 有限公司）／攝影：清水亮一（ARK Photoworks）

出版發行　采實文化事業股份有限公司
行銷企畫　陳佩宜・黃于庭・馮羿勳・蔡雨庭・曾陸桓
業務發行　張世明・林坤蓉・林踏欣・王貞玉・張惠屏
國際版權　王俐雯・林冠妤
印務採購　曾玉霞
會計行政　王雅蕙・李韶婉・簡佩鈺
法律顧問　第一國際法律事務所　余淑杏律師
電子信箱　acme@acmebook.com.tw
采實官網　www.acmebook.com.tw
采實臉書　www.facebook.com/acmebook01

ＩＳＢＮ　978-986-507-180-6
定　　價　360 元
初版一刷　2020 年 9 月
劃撥帳號　50148859
劃撥戶名　采實文化事業股份有限公司
10457 台北市中山區南京東路二段 95 號 9 樓
電話：（02）2511-9798　傳真：（02）2571-3298

國家圖書館出版品預行編目資料

健身新手重訓攻略 / 荒川裕志著 ; 黃筱涵譯 . -- 初版 . -- 臺北市 : 采實文化 , 2020.09
192 面 ; 17×23 公分 . -- (健康樹系列 ; 146)
譯自 : 世界一使える 筋トレ完全ガイド
ISBN 978-986-507-180-6(平裝)
1. 健身運動 2. 運動訓練
411.711　109010811

采實出版集團
ACME PUBLISHING GROUP